U0295809

陷胸汤类方
泻心汤类方
抵当汤类方
五苓散类方
四逆汤类方
理中汤类方
柴胡汤类方
承气汤类方
栀子豉汤类方
白虎汤类方
麻黄汤类方
桂枝汤类方

学经方
做临床

窦志芳 赵 琼——主编

山西出版传媒集团 山西科学技术出版社
太原

编 委 名 单

/前 言

"经方"一般指《伤寒论》和《金匮要略》中的方剂，即张仲景所创立的方剂。经方具有用药精当，剂量准确，组方严谨，配伍巧妙，剂型丰富，煎服有法等特点，常常起到效如桴鼓的效果。作者在长期的授课及临床实践中发现，将经方按照一定的标准归纳总结，通过比较理解记忆，是学习经方、运用经方的捷径，这种学习方法，尤其适用于中医、中西医学生以及中医初学者。因此，本书采用以方类证的方法将"经方"分为桂枝汤类方、麻黄汤类方、白虎汤类方、栀子豉汤类方、承气汤类方、柴胡汤类方、理中汤类方、四逆汤类方、五苓散类方、抵当汤类方、泻心汤类方、陷胸汤类方等，从组成服法、治则方解、辨证指要，仲景原文、注家新论、医案举例等方面对相关方证进行了梳理，全书力求全面系统地阐释经方的应用原则及方法，以期达到一书在手，会用经方。本书可以供中医、中西医、针灸在校学生，中医从业人员及中医爱好者使用。

在编写过程中窦志芳编写第一、八、十、十三、十九、二十章，赵琼编写第十、十二、十五、十六、十七、十八、

十九章，王轩编写第四、十、十二、十九，李孝波编写第
十六、十七、十八章；李东明编写第二、三、四、五、六、
七、九、十一、十八，陈富丽编写第四、十、十二、十五、
十七、十九，孙羽中编写第十四、十六，潘伟娟编写第四、
十五，史阳博编写第十五、十九，赵雨薇编写第十、十九章。

　　在编写本书时，尽管我们做了很大的努力，毕竟经验
有限，目前书中难免有一些不足之处，因此，仍然欢迎读
者提出批评，以便我们继续努力改进。

窦志芳

目 录

第一章 桂枝汤类方

一、桂枝汤

【组成及服法】

桂枝三两，炙甘草二两，大枣十二枚，芍药三两，生姜三两。

温服取微汗，服后，啜热稀粥，以助药力。汗出病瘥，停药。若服后不出汗，依前法再服。若不出汗，缩短服药时间，半日服三次。若病重，一天一夜服四次。服药期间，禁生冷、黏滑、面食、五辛、酒酪、臭恶等物。

【治则及方解】

病机：营卫不和，卫强营弱。

治则：解肌祛风，调和营卫。

方解：方中桂枝辛温发散，既调和营卫，又解肌祛风，为君药；芍药味酸收敛，养血和营，止烦，烦止汗亦止，为臣药。二药相配，一开一合，于发散中寓敛汗之旨，且于和营中有调卫之功，可使发汗而不伤阴，止汗而不留邪。生姜辛散助桂枝以解表，大枣佐芍药以和营益阴，二药共为佐药；炙甘草甘缓和中而调和诸药，为使药。诸药配伍，共奏解肌祛风、调和营卫之功。

【辨证指要】

桂枝汤为经方的代表方剂之一。仲景立方200余首，其用桂枝者60余方，以桂枝为主药者30方，本方被称为群方之首，为滋阴和阳、调和营卫、解肌发汗的总方。外证得之，解肌和营卫；内证得之，化气调阴阳。临床上只要见到头痛，发热，恶风，恶寒，脉浮弱，汗自出，辨证为营卫不和、卫强营弱者，不论有无外感，都可用本方发汗。

本方通过调和营卫而使邪从汗解，亦可止汗，对自汗、盗汗、下利、虚寒性胃痛、腹痛、妊娠恶阻等病证均有疗效。

此外，桂枝汤亦有温通血脉、促进血行之功，用于治疗月经闭止、月经延迟、经行腹痛、身痛等病。

服用本方需啜热稀粥以助药力，因谷气内充，则外邪不能再次侵入，且啜热稀粥可助汗源。使用本方时，桂枝和芍药的剂量要相等，否则起不到调和营卫的作用。

【仲景原文】

《伤寒论》第12条：太阳中风，阳浮而阴弱，阳浮者，热自发，阴弱者，汗自出，啬啬恶寒，淅淅恶风，翕翕发热，鼻鸣干呕者，桂枝汤主之。

《伤寒论》第13条：太阳病，头痛，发热，汗出，恶风，桂枝汤主之。

《伤寒论》第15条：太阳病，下之后，其气上冲者，可与桂枝汤，方用前法，若不上冲者，不得与之。

《伤寒论》第24条：太阳病，初服桂枝汤，反烦不解者，先刺风池、风府，却与桂枝汤则愈。

《伤寒论》第42条：太阳病，外证未解，脉浮弱者，当以汗解，宜桂枝汤。

《伤寒论》第44条：太阳病，外证未解，不可下也，下之为逆。欲解外者，宜桂枝汤。

《伤寒论》第45条：太阳病，先发汗不解，而复下之，脉浮者不愈，浮为在外，而反下之，故令不愈。今脉浮，故在外，当须解外则愈，宜桂枝汤。

《伤寒论》第53条：病常自汗出者，此为荣气和，荣气和者，外不谐，以卫气不共荣气谐和故尔。以荣行脉中，卫行脉外。复发其汗，荣卫和则愈。宜桂枝汤。

《伤寒论》第54条：患者脏无他病，时发热，自汗出而不愈者，此卫气不和也，先其时发汗则愈，宜桂枝汤。

《伤寒论》第56条：伤寒不大便六七日，头痛有热者，与承气汤。其小便清者，知不在里，仍在表也，当须发汗；若头痛者，必衄，宜桂枝汤。

《伤寒论》第57条：伤寒发汗，已解，半日许复烦，脉浮数者，可更发汗，宜桂枝汤。

《伤寒论》第95条：太阳病，发热汗出者，此为荣弱卫强，故使汗出，欲救邪风者，宜桂枝汤。

《伤寒论》第164条：伤寒大下后，复发汗，心下痞，恶寒者，表未解也，不可攻痞，当先解表，表解乃可攻痞，解表宜用桂枝汤，攻痞宜大黄黄连泻心汤。

《伤寒论》第234条：阳明病，脉迟，汗出多，微恶寒者，表未解也，可发汗，宜桂枝汤。

《伤寒论》第240条：病人烦热，汗出则解，又如疟状，日晡所发热者，属阳明也。脉实者，宜下之；脉浮虚者，宜发汗。下之与大承气汤，发汗宜桂枝汤。

《伤寒论》第276条：太阴病，脉浮者，可发汗，宜桂枝汤。

《伤寒论》第372条：下利腹胀满，身体疼痛者，先温其里，乃攻其表，温里宜四逆汤，攻表宜桂枝汤。

《伤寒论》第387条：吐利止，而身痛不休者，当消息和解其外，宜桂枝汤小和之。

《金匮要略·呕吐哕下利病脉证治第十七》：下利，腹胀满，身体疼痛者，先温其里，乃攻其表，温里宜四逆汤，攻表宜桂枝汤。

《金匮要略·妇人妊娠病脉证并治第二十》：师曰：妇人得平脉，阴脉小弱，其人渴，不能食，无寒热，名妊娠，桂枝汤主之。

《金匮要略·妇人产后病脉证治第二十一》：产后风，续之数十日不解，头微痛，恶寒，时时有热，心下闷，干呕，汗出。虽久，阳旦证续在耳，可与阳旦汤。

【注家新论】

1. 陈修园《长沙方歌括》：桂枝辛温，阳也，芍药苦平，阴也。桂枝又得生姜之辛，同气相求，可恃之以调周身之阳气。芍药而得大枣、甘草之甘，苦甘合化，可恃之以滋周身之阴液，师取大补阴阳之品，养其汗源，为胜邪之本，又啜粥以助之，取水谷之津以为汗，汗后毫不受伤，所谓立身于不败之地，以图万全也。

2.曹颖甫《伤寒发微》：桂枝汤方用桂枝以通肌理达四肢，芍药以泄孙络，生姜、甘草、大枣发助脾阳，又恐脾阳之不动也，更饮热粥以助之，而营阴之弱者振矣。

【医案举例】

1.张某，2岁。因秋天睡着时抱出，触冒风邪而发惊厥，症见自汗，发热，两目上视，角弓反张，手足抽搐，指纹赤而浮，舌淡苔薄白，脉浮缓。辨为卫强营弱，以桂枝汤原方加粳米同煎，嘱服后温覆取微汗，1剂尽，即熟睡，汗出热退，次日痊愈。辨证分析：本证由于小儿营卫未充，脏腑娇嫩，又外受风寒，使太阳经气运行不利。因此，卒然发作，而成急惊风证。用桂枝汤解肌祛风，调和营卫。

2.李某，男，67岁。素易感冒，感冒后缠绵不愈。症见：多汗，易疲劳，鼻塞，咳嗽，曾服玉屏风散半月，效差。予桂枝汤加黄芪后，感冒减少。辨证分析：玉屏风散用治虚人受邪，邪气留恋不解，通过益气以祛邪。黄芪、防风二药相畏相使，黄芪得防风，不虑其固邪，防风得黄芪，不虑其散表。二药相配散中寓补，补中寓疏，不以扶正固表为主，正虚之人感受风邪者服之效佳。桂枝汤以调和营卫为主，配伍黄芪以固表，能够助正祛邪。如无表邪，常服防风疏散，反而给外邪侵袭之机。

3. 任某，男。夏天天气炎热，周身汗出淋漓，遂开窗睡觉，夜半觉冷，加被再睡，仍恶寒不减，且越来越冷。天明来诊，症见：头汗出，手足心汗出，背部汗出不多，与桂枝汤原方，1剂。次日回访：服药后，汗出不少，病瘥。辨证分析：夏天汗出多，腠理疏松，夜半风邪乘虚侵袭，故恶寒，卫强营弱，故汗出。与桂枝汤解肌祛风，调和营卫。

4. 张某，女，55岁。阵发性发热汗出两年，每天发作2～3次，服药20余剂无效。饮食、二便正常，舌淡苔白，脉缓软无力。予桂枝汤原方，嘱服药后，啜热稀粥，覆取微汗，2剂后病瘥。辨证分析：仲景有"病常自汗出者，此为荣气和，荣气和者，外不谐，以卫气不共荣气谐和故尔。以荣行脉中，卫行脉中，复发其汗，荣卫和则愈。宜桂枝汤""患者脏无他病，时发热，自汗出而不愈者，此卫气不和也，先其时发汗则愈，宜桂枝汤。"本例无明显诱因而发热、汗出，为营卫不和，卫不护营所致，以桂枝汤调和营卫，用药汗以止病汗。

5. 骆某，男，42岁。因畏风寒，盛暑穿棉衣、棉裤，自汗出，汗越多畏风越甚。伴见纳食少，倦怠，乏力。予桂枝汤原方，5剂后已不畏风，已脱去棉衣，改穿夹衣，汗出亦减少，嘱再服3剂，病愈。辨证分析：患者恶风寒，且汗出，倦怠乏力，此为正气虚弱，营卫失调。治宜调和营卫。

6. 关某，女，42岁。每次月经干净后腹痛3～6天，历时两年，牵引大腿疼痛，伴腰酸困，大便正常，各项检查未发现器质性病变。曾有阵发性心悸病史。舌质淡红嫩，少苔，脉迟。予以桂枝加芍药汤加党参。服 14 剂后二诊，患者服中药后腹痛仍有发作，但疼痛程度减轻，历时变短，大便稀，怕冷，手指不暖，脉细小，舌淡润，效不更方，仍以前法治之，拟桂枝加芍药汤加减，服药 6 剂而愈。

辨证分析：本例患者行经后腹痛，行经后气血亏虚，脉迟，用桂枝汤化气和阴阳，加芍药缓急止痛，加党参益气扶正。

二、桂枝加葛根汤

【组成及服法】

葛根四两，芍药二两，桂枝二两，炙甘草二两，生姜三两，大枣十二枚。①

先煮葛根，后纳诸药，覆取微似汗，不啜粥，禁生冷、黏滑、肉面、五辛、酒酪等。

【治则及方解】

病机：太阳中风，风邪袭于肌表，入于太阳经腧。

治则：解肌祛风，升津舒筋。

方义：方中以桂枝汤解肌发表，调和营卫；加葛根升津以舒缓拘挛之经脉，通调郁滞之经气。

【辨证指要】

本方由桂枝汤加葛根而成。几几，如鸟飞伸颈之貌。项背强，又几几，应当无汗，此条反汗出恶风，因风盛于表，

①　注：从林亿之校本，故去麻黄。

葛根味甘辛而性平偏凉，具有解肌祛风、起阴气、升津液、舒筋脉之效，与桂枝汤相伍成桂枝加葛根汤，除具备桂枝汤解肌祛风、调和营卫之功外，尚有通调气血、升津和络以解痉缓急之效。用来治疗外有风寒表证，兼有项背强急之证。

本方可以治疗柔痉、肩凝症、落枕、头痛、项背痛、感冒等，病变与筋脉肌肉的拘急痉挛有关者，可以用之通调气血，解痉缓急。

【仲景原文】

《伤寒论》第14条：太阳病，项背强几几，反汗出恶风者，桂枝加葛根汤主之。

【注家新论】

1. 王子接《绛雪园古方选注》：桂枝加葛根汤，治邪从太阳来，才及阳明，即于方中加葛根，先于其所往，以伐阳明之邪。因太阳未罢，故仍用桂枝汤以截其后，但于桂枝、芍药各减一两，既不使葛根留滞太阳，又可使桂枝、芍药并入阳明，以监其发汗太过。其宣阳益阴之功，可谓周到者矣。

2. 张志聪《伤寒论集注》：太阳经脉，循于脊背之间，今风涉于表部，而经气不舒，故项背强而几几然也，是当无汗，反汗出者，肌腠不密也。肌腠虚故恶风，用桂枝汤，以解太阳肌中之邪，加葛根，宣通经脉之气，而治太阳经脉之邪。

【医案举例】

1. 刘某，男，45 岁。自汗，恶风，项背强紧，顾盼俯仰不能自如，大便稀，伴脱肛后重 3 个月，脉浮，苔白润。此为太阳阳明合病，处以桂枝加葛根汤。方药：桂枝 15 克，白芍 15 克，葛根 12 克，生姜 12 克，炙甘草 6 克，大枣 12 枚。不须啜粥，连服 5 剂，痊愈。辨证分析：本案自汗，恶风为太阳中风表虚证。大便稀，脱肛后重，此为阳明下利之证，以桂枝汤调和营卫，以解太阳在外之邪。加葛根升清阳止利，且升津液舒筋活脉。

2. 李某，男，51 岁。两个月前因突然吐血昏迷而入院，住院检查治疗两月余，诊断不明，但病情好转，故出院。现症：头晕，走路不稳，舌向右歪斜，苔薄白，脉沉迟，方用桂枝汤加天花粉、葛根治之。患者服上药 3 剂后，走路较稳，头晕好转。连服 15 剂后，诸症消失，舌正不歪，脉转和缓，随访至今未复发。辨证分析：患者主症为头晕、舌歪，为素体津亏，风邪入中，以桂枝汤调和气血，加天花粉生津润燥，加葛根升津舒筋。

三、桂枝加厚朴杏子汤

【组成及服法】

桂枝三两，芍药三两，厚朴二两，杏仁五十个，炙甘草二两，生姜三两，大枣十二枚。

水煎服，日 1 剂，分两次温服。覆取微似汗。

【治则及方解】

病机：风寒外束，营卫不和，肺气不宣。

治则：解肌祛风，调和营卫，降气定喘。

方义：本方由桂枝汤原方原量加厚朴、杏仁而成。方中桂枝汤解肌散寒，调和营卫，加用厚朴宽中消痰下气，杏仁温肺止咳平喘，与厚朴同用，温肺以降气，行气以化饮，寒饮去则气机畅。

麻杏甘石汤与本方同治头痛，发热，汗出而喘等症。但前者属太阳阳明合病，痰稠厚而少，色黄绿，难咳出，涕泪俱少，渴饮，烦躁，胸胁痛，舌苔黄厚。后者为太阳病，痰稀而较多，色白，不难咳出，鼻涕较多而稀薄，不渴，不烦，胸胁不痛，舌苔薄白，脉浮缓。

【辨证指要】

喘家，指平日素有喘之人。虽愈，但病又作，邪踞于表，表气不通而喘，桂枝汤解未尽之表邪，加用厚朴、杏仁以治新感所引动之咳喘。临证只要有发热，恶寒，汗出，兼有咳喘者，鼻塞流清涕，干呕，痰多而稀，舌苔白而滑，脉浮缓者，皆可用之。若素有痰喘而由外邪引动，或桂枝汤证兼有咳嗽者，皆可用本方治疗。

现代临床主要用本方治疗各种感冒、急慢性支气管炎、支气管哮喘、病毒性肺炎等。此外，治疗肺寒气逆之喘，不论有无表证，本方均可取效。

【仲景原文】

《伤寒论》第18条：喘家，作桂枝汤，加厚朴、杏子佳。

《伤寒论》第43条：太阳病，下之微喘者，表未解故也，桂枝加厚朴杏子汤主之。

【注家新论】

1. 张志聪《伤寒论集注》：此承上文言皮毛之邪不从肌腠而入于中胃，则闭扰皮毛而为喘。夫喘家肺气之不利，由于脾气之不舒，故桂枝汤加厚朴以舒脾气，杏子以利肺气乃佳，不宜但用桂枝以解肌也。

2. 钱天来《伤寒溯源集》：此示人以药之活法，当据理合法加减，不可率意背理妄加也。言凡作桂枝解肌之剂，而遇有气逆喘急之兼症者，皆邪壅上焦也。盖胃为水谷之海，肺乃呼吸之门，其气不利，则不能流通宣布，故必加入厚朴、杏仁乃佳。杏子，即杏仁也，前人有以佳字为仁字之讹者，非也。

【医案举例】

1. 李某，男。冬天感受风寒之邪，症见：自汗而喘，上喘息高，渐觉昏困，以桂枝加厚朴杏子汤治疗，一服喘定，再服微汗而解。辨证分析：桂枝加厚朴杏子汤用来治疗在卫强营弱基础上，又见咳嗽气喘者，用桂枝汤调和营卫，加厚朴、杏仁降气平喘。

2. 王某，男，40岁。感冒并发肺炎，抗菌治疗数日，热退，但仍有头痛，汗出，恶风，咳嗽少痰，气逆作喘，胸闷，周身骨节酸痛，舌苔薄白，脉浮弦。证属外受风寒，迫肺作喘。法当解肌祛风，温肺理气止喘。方药：桂枝9克，白芍9克，生姜9克，炙甘草6克，大枣12克，杏仁10克，厚朴12克。服药6剂，咳喘缓解，汗出，恶风，晨起吐稀白痰。上方桂枝、白芍、生姜增至15克，服至5剂，咳喘平，诸症除。

四、桂枝加附子汤

【组成及服法】

桂枝三两，芍药三两，炮附子一枚，炙甘草二两，生姜三两，大枣十二枚。

水煎服，日1剂，分两次温服。

【治则及方解】

病机：表证未解，阳气已虚，津液不足。

治则：扶阳解表。

方义：本方由桂枝汤加附子而成，以桂枝汤解肌祛风，加用附子温经扶阳。

本方与真武汤鉴别：真武汤所治之证属阳虚夹水，有水泛各症，纯里无表；本方所治之证属阳虚及阴，可兼有表证，无水泛为患之证。真武汤除阳虚见证外，可见心下悸、头眩、身𭉙动、振振欲擗地、下利等水气上冲或下泄各症。本方以"汗漏不止"为主症，兼见四肢微急，难以屈伸，小便难等液耗阴伤各症。

桂枝去芍药汤、桂枝去芍药加附子汤与桂枝加附子汤三方均可治疗外有太阳中风证，里有阳气不足证。桂枝去芍药汤重在胸阳不足而郁滞；桂枝去芍药加附子汤重在胸中阳气不足而兼虚；桂枝加附子汤重在阳虚，次在阴损。

【辨证指要】

本方可以治疗素体阳虚，复感风寒所致的外感中风表虚之证，在中风表虚证的基础上可以见到手足拘挛、肢厥、脉沉而弱等阳虚之症。本方也常用于治疗阳虚所致鼻出血等症，多伴见脉微芤迟、口淡、身无热象、苔白、尿清等阳虚症状。

临床见面色㿠白、头痛、微热、汗漏不止、倦怠无力、恶风寒、指尖冷、四肢拘挛疼痛、小便量少、频数而不畅、舌质淡白、脉浮而虚等症，辨证属阳虚兼有表证者，均可用本方加减治疗。

仲景回阳救逆用生附子，轻者一枚，重者大者一枚。如四逆汤、白通汤、通脉四逆汤等。治阳虚用炮附子一枚，如本方、附子汤、真武汤、芍药甘草附子汤等；治风湿疼痛，如甘草附子汤用炮附子两枚，桂枝附子汤用炮附子三枚。

"漏汗"除可以表示汗出外，亦可指体液因阳虚而漏泄不止者，如鼻衄、便血、尿血、二便漏泄不止、妇人漏经带下等。

【仲景原文】

《伤寒论》第20条：太阳病，发汗，遂漏不止，其人恶风，小便难，四肢微急，难以屈伸者，桂枝加附子汤主之。

【注家新论】

1. 许宏《金镜内台方议》：患者阳气不足，而得太阳病，因发汗，汗就出多不能止，名曰漏也。或至二三日不止，其人反恶风，此乃阳气内虚，而皮腠不固也。又小便难者，汗出多，则亡津液，阳气内虚，不能施化也。四肢者，诸阳之本，今亡而脱液，则四肢微急，难以屈伸。故与桂枝汤中加附子，以温其经而复其阳也。

2. 王子接《绛雪园古方选注》：桂枝加附子，治外亡阳而内脱液。熟附虽能补阳，终属燥液，四肢难以屈伸，其为液燥，骨属不利矣。仲景以桂枝汤轻扬力薄，必藉附子刚烈之性直走内外，急急温经复阳，使汗不外泄，正以救液也。

【医案举例】

1. 李某，男，40岁。外感后，多汗形寒不退来诊。现症：头不痛，无咳嗽，四肢不酸楚，但觉疲软无力。向来大便不实，已有10余年。脉沉细无力，舌苔薄白而滑。本证为卫气虚弱，服用温散之剂，势必汗更不止而恶寒加剧。改用桂枝加附子汤，因久泻中气不足，酌加黄芪，并以炮姜易生姜，2剂而愈。

2. 王某，男，30岁。患者身体盛壮，夏季与妻同房后，因觉燥热而置两腿于窗户之上，迎风取爽。几天后，左腿疼痛，左小腿拘挛而屈伸不利。针药屡治不效。脉弦迟，舌苔水滑。以桂枝加附子汤再加酸温之木瓜、祛风散寒之独活。2剂后，痛止腿伸痊愈。

3.范某，女，30岁。素体虚弱，外感后，症见：发热，微汗出，十指疼痛，脉沉细。本证因素体阳虚，感冒余邪未尽去，阳气愈虚，不能达于四末，故与桂枝加附子汤，3剂而痊愈。

五、桂枝去芍药汤

【组成及服法】

桂枝三两，生姜三两，大枣十二枚，炙甘草二两。
水煎服，日1剂，分两次温服。

【治则及方解】

病机：太阳病误下，表邪未解，胸阳受损。

治则：通阳解表。

方义：本方治太阳误下，胸阳被遏之证，解肌发汗之中兼有去阴复阳之法。方中以桂枝疏散表邪，宣通胸阳为君药，以姜、枣补中阳为臣药。芍药味微酸，因其阴柔有碍阳气恢复，故而去之。

本方应与桂枝去芍药加附子汤鉴别。二方均治胸阳受伤，表邪欲陷，兼见胸满之证。本方症见胸满脉促，因芍药阴柔，不利于通阳，故去之，以通阳解表。桂枝去芍药加附子汤因卫阳不足而见脉微恶寒，故加附子，以温经助阳。

【辨证指要】

本方由桂枝汤去芍药而成。芍药减去，则方中阴柔之力变弱，而通阳之功相对增强。因此，可用本方加减治疗各种原因所致的胸阳不振兼见表邪未解之证。表证误下所致的多种变证，也可酌情考虑选用本方加减治疗。

【仲景原文】

《伤寒论》第21条：太阳病，下之后，脉促胸满者，桂枝去芍药汤主之。

【注家新论】

1. 成无己《注解伤寒论》：太阳病下之，其脉促不结胸者，此为欲解。此下后脉促而复胸满，则不得为欲解，由下后阳虚，表邪渐入而客于胸中也。与桂枝汤以散客邪，通行阳气。芍药益阴，阳虚者非所宜，故去之。

2. 许宏《金镜内台方议》：太阳病不应下而下之，则脉促而满。此为表邪未尽，而动脏腑，则邪结于胸中而不得散。阳气内虚，荣卫奔乱，其脉促也。不可便言结胸，只属桂枝去芍药汤主之，芍药能益阴气，今邪客胸中，阳气内虚，不宜益其阴也，故去之。

3. 王子接《绛雪园古方选注》：芍药专益阴气。桂枝汤去芍药者，误下阳虚，浊阴必僭于中焦，故去芍药之酸寒，存一片阳和甘缓之性，得以载还中焦阳气，成清化之功。

【医案举例】

李某，女，45岁。因患心肌炎住院治疗，半夜胸中憋闷难忍，气短不足以息，靠吸氧才能得以缓解，舌淡苔薄白，脉弦缓。此为胸阳不振，阴气内阻证。投桂枝去芍药汤。方药：桂枝10克，生姜10克，大枣12枚，炙甘草6克。服药

2 剂后症状减轻，原方加附子 5 克，再服 3 剂后，症状消除。

六、桂枝去芍药加附子汤

【组成及服法】

桂枝三两，炙甘草二两，生姜三两，大枣十二枚，炮附子一枚。

水煎服，日 1 剂，分两次温服。

【治则及方解】

病机：太阳病误下，损伤胸阳。

治则：温补阳气，解肌散邪。

方义：方中以桂枝汤解肌发表，调和营卫；去芍药，因其性味酸敛，有碍阳气恢复；加附子振奋胸阳，以补阳气，配甘草、大枣固元阳；姜、枣补中阳，以利浊阴之气；仍藉生姜佐桂枝达表去邪。

【辨证指要】

本方在通阳散寒基础上，加温补阳气之附子，广泛适用于各种原因所致之心胸阳气不足而兼寒闭气郁之证。临床上多用于阳虚体质而感风寒者，或自汗背寒肢冷者，胸满闷者多去芍药。

【仲景原文】

《伤寒论》第22条：若微寒者，桂枝去芍药加附子汤主之。

【注家新论】

1.许宏《金镜内台方议》：太阳病，发汗后成漏者，为真阳虚脱也，故与桂枝加附子汤，以温其经而复其阳。今下后脉促，胸满，微恶寒者，亦为阳虚阴盛，邪在胸中，不可发汗，只得与附子以复阳温经，与桂枝以散其邪也。

2.陈修园《长沙方歌括》：若见恶寒，为阳虚已极，徒抑其阴无益，必加熟附以壮其阳，方能有济。

【医案举例】

1.王某，男，36岁。自诉胸中满闷，甚则作痛，冬季或者气候寒冷时加重，伴见咳嗽、气短。脉弦缓，手冷如冰，小便清长。此为胸阳不振有寒，因冬月阴寒最盛，故病情增剧。处以桂枝去芍药加附子汤。方药：附子9克，桂枝9克，生姜9克，大枣7枚。服药7剂后病愈。

2.王某，男，35岁。冬季伤寒，误服泻药而得病。症见：恶寒，腹胀，腹痛，不大便，脉浮大而缓。以不大便误为阳明腑证，误用大黄、芒硝等药下之，而见腹泻不止。仲景有云，表里同病，若表证为急者，以表为主，医者不明，误用下法，以致寒气凝结，上下不通，故不大便，腹胀大而痛更甚也，用桂枝去芍药加附子汤以温阳解表行之。方药：桂枝3克，炮附子3克，炙甘草1.5克，生姜3克，大枣2枚（去核）。服药后，未及10分钟，即大泻两次，恶寒、腹胀痛均除而愈。

七、桂枝新加汤

【组成及服法】

桂枝三两，芍药四两，生姜四两，大枣十二枚，人参三两，炙甘草二两。

水煎服，日 1 剂，分两次温服。

【治则及方解】

病机：汗后营阴受伤，筋脉肌肉失养。

治则：解肌祛风，益气和营。

方义：桂枝汤调和营卫，解肌祛风，重用芍药增强其滋阴养血、敛汗、解痉缓急之功；加用生姜宣通卫阳，并能解寒痛，因脉沉迟为荣中寒；加人参补益气血。桂枝得人参，大气周流，气血足而百骸理；人参得桂枝，通行内外，补荣阴而益卫阳，表虚身疼未有不愈者。

本方与桂枝加附子汤均可见筋脉失养、身疼痛等症，且二方均由桂枝汤加减而成。但就病机而言，本方以气阴虚为主，表证不显；桂枝加附子汤以阳虚为主，恶风寒明显。本方用人参益气养阴，而桂枝加附子汤中，加用附子补心阳之虚。

【辨证指要】

虚弱之人，发汗不当，可以出现伤阴和伤阳两种情况。若阳虚而汗漏不止者，则采用桂枝加附子汤；若阴血受损而身痛脉沉迟者，则用桂枝新加汤。

临床上，凡见由于气血虚损，不能濡养肌肉筋脉所致之肢体疼痛，以及倦怠、懒动、肌肉无力等症，均可用本方加减。本方所治身痛，其疼痛感觉为周身绵绵作痛，酸困的感觉多于疼痛，稍有劳累则疼痛加剧，休息后减轻，脉多现沉缓或细弱，经年累月不愈。大凡属肢体肌肉、筋脉失养之症，大抵应以调和营卫、通调血脉为前提，再配以益气补血之品方能起效。

本方运用时，不论有无表证，但见身疼痛，脉沉迟而属气阴不足者，均可投之。若未发汗，素体阴虚，外感有汗，身疼痛者亦可投之。

【仲景原文】

《伤寒论》第62条：发汗后，身疼痛，脉沉迟者，桂枝加芍药生姜各一两，人参三两，新加汤主之。

【注家新论】

1. 方有执《伤寒论条辨》：发汗后身疼痛，脉沉迟者，邪气骤去，血气暴虚也。用桂枝者，和其荣卫，不令暴虚易得重伤也。加人参、芍药者，收复其阴阳以益其虚也，加生姜者，健其乍回之胃，以安其谷也。曰新加者，得非足一百一十三而成之之谓邪。

2. 许宏《金镜内台方议》：发汗后身复痛者，余邪未尽也。脉沉迟者，荣血不足也。故与桂枝汤以解余邪，加白芍药以益血，加人参、生姜以益正气，而散其邪也。

【医案举例】

1. 王某，男，38岁。素体羸瘦，素患遗精，嗜酒，平日恶寒，少劳则喘促气上，此为阳气虚微，肾元亏损之证。于冬日醉酒饱食，深夜始归，又受风寒侵袭。次日即感不适，微热汗出，身胀，头隐痛，不恶寒。自煎服葱豉生姜汤，病未除。现症：精神不振，口淡不思食，脉微细无力，辨为阳虚感冒，与麻黄附子细辛汤、麻黄附子甘草汤两方无效。改用桂枝新加汤加炮附子。方药：党参15克，桂枝、芍药、甘草各10克，生姜3片，大枣5枚，炮附子9克。服药3剂后复诊：诸症悉已，食纳增，精神萎顿，脉仍微弱。此为阳气未复，犹宜温补，处以《伤寒论》附子汤加巴戟天、枸杞、鹿角胶、胡芦巴补肾阳之药，调理5剂而愈。

2. 樊某，新产之后，全身疼痛，其脉沉缓无力，舌淡苔白，嘱用桂枝新加汤，3剂而病愈。辨证分析：本证因在表之营卫气血不足，故服桂枝新加汤而愈。

3. 李某，男。自觉头重肢酸，恶寒，肢冷，乃饮酒取暖，晚上不禁房事。次日头痛更重，身烦热而畏风，骨节疼痛，目赤如醉眼，舌苔白腻，脉细而缓，体温37.5℃。以桂枝人参新加汤加紫河车，连服4剂，神气始复，眼赤亦消。

4. 杨某，女，28岁。身痛1年，既无太阳病史，亦未服发汗药。询知1年前服西药（药名不详）治疗血吸虫病，疗程将近结束，便觉身痛，呈游走性疼痛，并有抽掣感，四肢尤甚，一处作痛之后，迅速转移他处，移时缓解，旋复如故，痛苦不堪，不能参加劳动，脉弱，舌苔薄白。治疗未断，而病情逐渐加重。检阅前方，多是祛风胜湿辛燥之品，或为"消炎痛"之类。揆其机理，实由药物毒性损伤营气，筋脉失养所致，更兼久服辛燥，重伤营气，故反加重，经脉及其营气，无所不至，因之益气养营，即所以和利经脉，和利经脉即所以治身痛，遂仿桂枝新加汤意，方药如下：桂枝10克，白芍24克，炙甘草6克，生姜10克，黄芪15克，党参15克，当归10克，鸡血藤30克，忍冬藤15克，川芎6克。服药半月，身痛消失，可参加轻微劳动。

八、桂枝麻黄各半汤

【组成及服法】

桂枝一两十六铢，芍药、炙甘草、生姜、麻黄各一两，大枣四枚，杏仁二十四个。

先煎麻黄，去上沫，纳其他药物，去滓，分两次温服。

【治则及方解】

病机：太阳病日久，表郁不解。

治则：解表散寒，小发其汗。

方义：本方由桂枝汤和麻黄汤各用原方三分之一量而成。方中桂枝、麻黄相合，桂枝重于麻黄，意在以和为主，佐以开腠散邪。麻黄、生姜、芍药、炙甘草用量相当。生姜助麻黄、桂枝以解表散邪，兼和中气；杏仁助麻黄以宣降肺气；芍药与桂枝合用，使桂枝、麻黄发汗解表而不伤营阴；炙甘草、大枣、芍药相合，助正充荣以抗邪；炙甘草调和诸药。

【辨证指要】

本方用于邪郁营卫，营卫抗邪之力不振之证。桂枝汤与麻黄汤合方后，桂枝、甘草用量相应增大，比例为5:3，而麻黄、生姜、芍药、甘草用量相当，麻黄汤中各药比例发生变化，麻黄:桂枝:杏仁:甘草比例由3:2:4:1变为3:5:4:3，复与桂枝汤合用，其解表发汗作用明显减弱，为发汗之轻剂。

本方证表证虽然较轻，但邪郁营卫，致营卫抗邪之力不振，治疗时必须兼顾正气，方可取得较好的治疗效果。

《伤寒论方古今临床》认为，凡病延日数较多，正气略虚，表邪未解而有面赤身痒，邪郁于表，欲汗出不得者，可用本方因势利导。

【仲景原文】

《伤寒论》第23条：太阳病，得之八九日，如疟状，发热恶寒，热多寒少，其人不呕，清便欲自可，一日二三度发，脉微缓者，为欲愈也；脉微而恶寒者，此阴阳俱虚，不可更发汗、更下、更吐也；面色反有热色者，未欲解也，以其不能得小汗出，身必痒，宜桂枝麻黄各半汤。

【注家新论】

柯韵伯《伤寒附翼》：此与前症大不同，前方（桂枝二麻黄一汤）因汗不如法，虽不彻，而已得汗，故取桂枝二分，入麻黄一分，合为二升，分再服而缓汗之。此因未经发汗，而病日已久，故于二汤各取三合，并为六合，顿服而急汗之。

两汤相合，泾渭分明，见仲景用偶方轻剂，其中更有缓急、大小、反佐之不同矣。原法两汤各煎而合服，犹水陆之师，各有节制，两军相为表里，异道夹攻之义也。

【医案举例】

1. 刘某，女，30岁。身热，头痛，无汗，大便不通，脉浮缓，恶风。此为表证，虽有大便不通，但腹不胀，且无所苦，不可用下法，当先解表，表解，乃可攻里，否则误用下法，邪乘虚入，不为结胸，必为热利也。投以桂枝麻黄各半汤与之，后以小柴胡汤，遍身汗出，大便亦通而愈。

2. 王某，男，41岁。辛苦劳累，加之淋雨受寒，未在意，因洗冷水澡后，全身遂起疹子，瘙痒难忍，搔破后皮肤出现一条条红色痕迹，自觉皮下烧灼，郁热不舒，微汗，烦躁不安，脉浮数而有力，舌苔薄白而润。用桂枝麻黄各半汤加味。方药：桂枝6克，麻黄6克，杏仁10克，赤白芍各5克，防风12克，僵蚕12克，路路通15克，炙甘草5克，生姜3片，大枣3枚，桑白皮15克。2剂后，瘙痒明显好转，皮下郁热感减轻，二便通畅，饮食正常，脉缓有力，舌苔白润，再服2剂，后痊愈。

3. 患者少年时期，因淋雨后，全身出现荨麻疹，未经治疗而自愈，但不时频作，多于阴雨天发作，出疹时奇痒，虽搔破出血亦不能缓解。西药溴化钙、葡萄糖酸钙、考的松和肾上腺素等药治疗均未获效。服清热解毒、祛风止痒类中药，效差，后用桂枝麻黄各半汤取微汗。方药：桂枝6

克，麻黄6克，赤芍6克，杏仁6克，生甘草3克，生姜3克，大枣3枚。2剂即获痊愈。

九、桂枝二麻黄一汤

【组成及服法】

桂枝一两十七铢，芍药一两六铢，麻黄十六铢，生姜一两六铢，杏仁十六个，炙甘草一两二铢，大枣五枚。

先煎麻黄，去上沫，后纳其他药物，去滓，分两次温服。

【治则及方解】

病机：正气内虚，邪气欲退。

治则：解肌散邪，微发其汗。

方义：本方与桂枝麻黄各半汤药味相同，但剂量较其为轻，取桂枝汤原方剂量十二分之五，麻黄汤原方剂量九分之二。桂枝汤略重，麻黄汤略轻，此则止汗之功甚于发汗之力。

【辨证指要】

本方用治太阳中风轻证，但因邪郁于营卫，单用桂枝减量，药力较为单薄。因此配以少量麻黄汤以宣营卫之郁，旨在调和营卫之际，其营阴郁滞的病机也随之而解。桂枝汤、麻黄汤二汤相合，且桂枝汤用量明显大于麻黄汤，麻黄汤的作用受芍药、大枣的牵制，因此既可以加强桂枝解肌祛风之功，又不至于伤正。

【仲景原文】

《伤寒论》第25条：服桂枝汤，大汗出，脉洪大者，与桂枝汤，如前法。若形似疟，一日再发者，汗出必解，宜桂枝二麻黄一汤。

【注家新论】

1. 许宏《金镜内台方议》：今此一证，乃是服桂枝汤大汗出后，其形如疟，日再发者，是原发汗不尽，余邪在经所致也。为其先发汗后，是以少与麻黄汤，多与桂枝汤，再和其荣卫，取微汗则解也。

2. 柯韵伯《伤寒附翼》：故取桂枝汤三分之二，麻黄汤三分之一，合而服之，再解其肌，微开其表，审发汗于不发之中，此又用桂枝后更用麻黄法也。

3. 陈修园《长沙方歌括》：服桂枝汤，宜令微似汗，若大汗出、脉洪大，为汗之太骤，表解而肌未解也，仍宜与桂枝汤，以啜粥法助之。若形似疟，日再发者，是肌邪、表邪俱未净，宜桂枝二以解肌邪，麻黄一以解表邪。

【医案举例】

1. 刘某，女，15岁。早春感受风寒邪气，头痛发热，自服发汗中药，服后汗出较多，汗出热退，第二天发热、恶寒如疟疾发作，上午1次，下午2次，脉浮数，舌苔薄白而润。本证由于发汗不得法，邪气未尽除之故，用桂枝二麻黄一汤小汗之法治疗。方药：桂枝6克，白芍6克，生姜6克，大枣3枚，麻黄3克，杏仁3克，炙甘草3克。1剂，药后得微汗出而解。

2. 李某，男，52岁。恶寒，发热，热后汗出身凉，1日发作1次，连续3日，伴头痛，腰疼，咳嗽，痰少，食欲不振，二便调，脉浮紧，舌苔白厚而滑。治宜桂枝二麻黄一汤微汗。方药：桂枝9克，白芍9克，杏仁6克，甘草6克，生姜6克，麻黄1克，大枣3枚。药后，寒热除，诸症悉解。

十、桂枝二越婢一汤

【组成及服法】

桂枝、芍药、麻黄、炙甘草各十八铢，大枣四枚，生姜一两二铢，石膏二十四铢。

先煎麻黄，去上沫，后下其余药，去滓，分两次温服。

【治则及方解】

病机：太阳表邪未解，而里有郁热。

治则：微发其汗，兼清里热。

方义：本方即大青龙汤以芍药易杏仁，名虽越婢辅桂枝，实则大青龙汤之变制。用桂枝汤二分、越婢汤一分合方而成，且绝对剂量很轻，是微汗发散风寒而兼清郁热之代表方。本方取桂枝、麻黄微发其汗，以散在表之邪，纳石膏之辛凉清泄，以解郁遏之热，为"微汗佐辛凉"之法。

【辨证指要】

本方辛温药中配石膏，开辛凉清解法之先河。本方由桂枝汤原方剂量 1/4、越婢汤原方剂量 1/8 组成。适用于风寒在表，兼肺蕴热邪之证，且其解肌祛风之力略强于清宣郁热之效，类于大青龙汤，然绝对剂量极其轻微。本方寓微汗于不发之中，与大青龙汤以石膏佐麻黄汤，为发汗祛热之重剂不同。

【仲景原文】

《伤寒论》第 27 条：太阳病，发热恶寒，热多寒少，脉微弱者，此无阳也，不可发汗，宜桂枝二越婢一汤。

【注家新论】

1. 方有执《伤寒论条辨》：是汤也，名虽越婢之辅桂枝，实则桂枝麻黄之合剂，乃大青龙以芍药易杏仁之变制耳。去杏仁者，恶其从阳而主气也；用芍药者，以其走阴而酸收也。以此易彼而曰桂枝二，则主之以不发汗可知。而越婢一者，乃麻黄、石膏之二物，则是寓微发于不发之中亦可识也。寓微发者，寒少也。主之以不发者，风多而宿疾在少阴也。

2. 柯韵伯《伤寒附翼》：考越婢方，比大青龙无桂枝、杏仁，与麻黄杏子石膏汤同为凉解表里之剂。此不用杏仁之苦而用姜、枣之辛甘，可以治太阳阳明合病，热多寒少而无汗者，尤白虎汤证背微恶寒之类，而不可以治脉弱无阳之证也。

3. 许宏《金镜内台方议》：今此一证，亦与前证大同，为脉微弱，此无阳，不可发汗，宜桂枝越婢汤。且此汤亦即桂枝麻黄各半汤中减杏仁加石膏也，杏仁能发汗，故去之；

石膏能去虚热，故加之。

【医案举例】

1.刘某，女，12 岁。受寒后，见发热恶寒，每日发作好几次，迁延数月未愈，脉浮无力，舌质红，苔薄白，二便、饮食均未见异常。辨为风寒郁表，日久不解，寒有化热之势。治用桂枝二越婢一汤。方药：麻黄 3 克，桂枝 5 克，白芍 5 克，生姜 3 克，大枣 4 枚，生石膏 6 克，炙甘草 3 克，玉竹 3 克。2 剂后，得微汗出而解。

2.王某，女，54 岁。经常感冒，发热，恶寒，略头痛，全身不舒，口干欲饮水，大便干，二三日一行，小便略黄，舌质红而干，舌尖红，苔薄略黄，脉浮。辨为风热袭表，卫热营灼。治以桂枝二越婢一汤加味治疗，以疏散风热，解表散邪。方药：桂枝 6 克，芍药 6 克，麻黄 6 克，炙甘草 6 克，大枣 6 枚，生姜 6 克，石膏 30 克，连翘 15 克，薄荷 10 克（后下）。3 剂，日 1 剂，水煎服。二诊：病证全除，为巩固疗效，以前方剂量减少一半，3 剂。随访半年，感冒未再发作。

十一、桂枝甘草汤

【组成及服法】

桂枝四两，炙甘草二两。
水煎服，日 1 剂，顿服。

【治则及方解】

病机：汗出太过，损伤心阳。

治则：辛甘化阳，温通心阳。

方义：本方为复心阳之祖方。以桂枝为君，倍炙甘草为臣，桂枝入心而温通心阳，入胃而和中补阳；炙甘草甘温，益气补中，且缓心之急，与桂枝相伍，辛甘化阳。此方为扶阳却阴之轻剂，故可治心阳虚，水邪上凌而悸动之轻症。

【辨证指要】

桂枝、甘草二药合用，对心阳不足而致心动悸及气上冲有显著疗效。临床用于治疗发汗过多，或平素心阳虚衰，以手按之较安，甚则耳聋，稍动则气促，心悸汗出，脉虚数无力等症，均可应用本方。如有水气者，可加茯苓、白术；如阳虚至甚，出现振振欲擗地者，则用真武汤。

【仲景原文】

《伤寒论》第64条：发汗过多，其人叉手自冒心，心下悸，欲得按者，桂枝甘草汤主之。

【注家新论】

1. 成无己《注解伤寒论》：桂枝之辛，走肺而益气；甘草之甘，入脾而缓中。

2. 方有执《伤寒论条辨》：汗多则伤血，血伤则心虚，心虚则动惕而悸，故叉手自冒，而欲得人按也。桂枝走表，敛液宅心，能固疏漫之表；甘草和里，补中益气，能调不足之中。合二物以为方，盖敛阴补阳之法也。

3. 王子接《绛雪园古方选注》：桂枝汤中采取二味成方，便另有精蕴，勿以平淡而忽之。桂枝复甘草，是辛从甘化，为阳中有阴，故治胸中阳气欲失。且桂枝轻扬走表，佐以甘草留恋中宫，载还阳气，仍寓一表一里之义，故得以外止汗而内除烦。

4. 许宏《金镜内台方议》：汗者心之液，汗出太多，则心液不足，故心下悸欲得按也。与桂枝之辛，走肺而益气；甘草之甘，入脾而缓中，又桂能益心气，故用此方主之也。

【医案举例】

1. 李某，女。素体卫阳不足，平素汗多，怕风，服黄芪建中汤后有所缓解。突然病者叉手自冒心间，脉濡弱，"发汗过多，其人叉手自冒心，心下悸，欲得按者，桂枝甘草汤主之"。本病由于汗出过多而心阳受伤。方药：桂枝12克，炙甘草6克。水煎顿服。与1剂良已。

2. 王某，女，31岁。因与邻居吵架，后郁郁寡欢，不欲多言，寐多不醒，呼之不应，或昏昏欲睡，时轻时重。多次求医未愈，迁延至今。症见：患者两手交叉护胸，言心中害怕，耳中如物阻塞，脉浮大，舌淡苔白。证属心阳虚损。方药：桂枝45克，甘草20克。2剂，水煎。服1剂后，精神好转。2剂后，患者嗜睡除，病情稳定，心慌、心悸消失，效不更方，继服2剂，痊愈。

十二、桂枝甘草龙骨牡蛎汤

【组成及服法】

桂枝一两,炙甘草二两,牡蛎二两,龙骨二两。

水煎服,日1剂,分两次温服。

【治则及方解】

病机:心阴、心阳俱损,热邪内迫。

治则:补益心阳,镇潜安神。

方义:方中用桂枝甘草汤温振心阳,龙骨、牡蛎潜镇安神。

【辨证指要】

本方用以治疗因误治而致阴阳离决的阳浮于上、阴陷于下之烦躁证。临床上若因误用辛燥刚烈的药品,致火热亢盛,而又用苦寒泻下,使阴气受伤于下,造成阴阳离决的烦躁之象,就可用本方治疗。本方还可用治心阳受伤,心阴不足,心神被扰所致之惊悸、失眠等疾患。

此外,临床由于精神因素而引起的心悸,或因气阴两伤后致烦躁者,亦可用本方治疗。

【仲景原文】

《伤寒论》第118条:火逆下之,因烧针烦躁者,桂枝甘草龙骨牡蛎汤主之。

【注家新论】

1. 成无己《注解伤寒论》：辛甘发散，桂枝、甘草之辛甘，以发散经中之火邪；涩可去脱，龙骨、牡蛎之涩，以收敛浮越之正气。

2. 王子接《绛雪园古方选注》：桂枝、甘草、龙骨、牡蛎，其义取重于龙、牡之固涩，仍标之曰桂甘者，盖阴纯之药，不佐阳药不灵，故龙骨、牡蛎之纯阴，必须藉桂枝、甘草之清阳，然后能飞引入经，收敛浮越之火，镇固亡阳之机。

3. 许宏《金镜内台方议》：先因火逆，复以下之。里气内虚，又加烧针，反为火热所烦，则心神不安，故烦躁。经曰：太阳伤寒者，加温针必惊也。故与桂枝以散经中之邪，除芍药恐益阴气，加龙骨、牡蛎以收敛浮越之正气也。

【医案举例】

1. 宋某，男，42岁。忽病心悸，严重时神不安宁，坐卧不安，脉弦缓，按之无力，舌淡而苔白。辨证分析：本患者因日夜辛苦，耗气伤神，心气虚而神不敛之所致。处以桂枝甘草龙骨牡蛎汤。方药：桂枝9克，炙甘草9克，龙骨12克，牡蛎12克。3剂而病愈。

2. 李某，男，42岁。项部自汗，终日淋漓不止，脉浮缓无力。辨证分析：项部为太阳专位，长期汗出，太阳经气向上冲逆，持久不愈，必致虚弱，因此以桂枝加龙骨牡蛎汤和阳降逆，协调营卫，收敛浮越之气。遂投以仲景之桂枝甘草龙骨牡蛎汤，服药4剂后，而汗自止，再服4剂，以巩固疗效。

3. 赵某，女，36岁。心悸，胸闷不适，心痛，气短，夜寐不安，舌质淡苔薄，脉沉细而代，心律不齐，未闻及杂音，血、尿常规正常，心电图示频发性早搏伴左束支传导阻滞，部分 T 波改变。中医诊断：胸痹并心悸。辨证：心阳不振，心气不足。治宜益气温阳，安神定悸。方药：桂枝10克，龙骨10克，牡蛎20克，炙甘草10克，红参10克，丹参15克，苦参10克，全瓜蒌10克，薤白10克，黄芪15克，郁金10克。其间略有增减，服药30剂后胸闷心悸、心痛气短、夜寐不安等症状消失，心电图未发现早搏。之后仍用原方加减服用20剂，半年内追踪未见复发。

十三、桂枝去芍药加蜀漆牡蛎龙骨救逆汤

【组成及服法】

桂枝三两，炙甘草二两，蜀漆三两，生姜三两，大枣十二枚，牡蛎五两，龙骨四两。

先煮蜀漆，后煮其余药物，去滓，分两次温服。

【治则及方解】

病机：伤寒火劫，亡失心阳。

治则：补益心阳，镇惊安神。

方义：本方用桂枝汤去芍药之阴柔，以求辛甘化阳，温复阳气；蜀漆即常山苗，透发阴邪之积，使心胸空旷；龙骨镇惊安神；牡蛎补养心气而安神，与龙骨相用，以潜镇心阳而守神；炙甘草调和诸药。先煮蜀漆是为了减其毒性及燥烈

之性，使其药性温和，尽力发挥作用。

【辨证指要】

本方即桂枝汤去芍药加蜀漆、龙骨、牡蛎而成。胸阳不振，如出现胸满脉促者，用桂枝去芍药汤。若阳虚为甚，阴邪内凝，出现胸满烦惊、卧起不安等症，应以本方扶阳抑阴，涤痰开窍而镇惊安神。

【仲景原文】

《伤寒论》第112条：伤寒脉浮，医以火迫劫之，亡阳，必惊狂，卧起不安者，桂枝去芍药加蜀漆牡蛎龙骨救逆汤主之。

《金匮要略·惊悸吐衄下血胸满瘀血病脉证治第十六》：火邪者，桂枝去芍药加蜀漆牡蛎龙骨救逆汤主之。

【注家新论】

1. 王子接《绛雪园古方选注》：火迫心经之阳，非酸收可安，故去芍药，而用龙、牡镇摄，藉桂枝、蜀漆疾趋阳位，以救卒然散乱之神明。故先煮蜀漆，使其飞腾，劫去阳分之痰，并赖其急性，引领龙骨、牡蛎从阳镇惊固脱。方寸无主，难缓须臾，故曰救逆。

2. 张璐《伤寒缵论》：火迫惊狂，起卧不安者，火邪于心，神明散乱也。夫神散正欲其收，何桂枝方中，反去芍药，而增蜀漆、龙骨、牡蛎耶？盖阳神散乱，当求之于阳，桂枝汤阳药也，然必去芍药之阴重，始得疾达阳位，加蜀漆之性最急者，以迅扫其阴中之邪，更加龙骨、牡蛎以镇固阴中之怯也。

【医案举例】

董某，男，32岁。因精神受刺激后睡眠不佳，心中烦躁，不能自已，并有幻听、幻视、幻觉症状，时胆小、害怕，时悲泣欲哭，脉弦滑，舌苔白腻而厚。此为痰热上扰心宫。方药：蜀漆6克，黄连9克，大黄9克，生姜9克，竹茹10克，胆南星10克，菖蒲6克，郁金9克，桂枝6克，龙骨12克，牡蛎12克。2剂后而大便作泻，心胸舒畅，上方去大黄，又服3剂，突然吐出痰涎盈碗，从此，病情好转。

十四、桂枝加桂汤

【组成及服法】

桂枝五两，芍药三两，生姜三两，炙甘草二两，大枣十二枚。

水煎服，日1剂，分两次温服。

【治则及方解】

病机：素体阳虚，外受风寒，不能制水，水寒之气上逆。

治则：温通心肾，平冲降逆。

方义：本方以桂枝汤调和营卫，加重桂枝用量增强其通阳降冲之力。

【辨证指要】

本方所治之证以少阴阳虚为内因，外受风寒和精神刺激为诱因。临床上，凡奔豚气、神经官能症，或因风寒之气直中下焦而见心悸，气从少腹上冲胸咽，或腹部触之硬如板样，发作时自觉痛苦不堪，手足冷，舌淡苔白，脉弦等症者，均可用本方治疗。刘渡舟教授认为，临床常见的某些心脏病患者，可出现奔豚气，其人自觉气上冲胸时，便发生早搏、心律不齐、心悸、憋闷、窒息等症状，用本方治疗，效果满意。

【仲景原文】

《伤寒论》第 117 条：烧针令其汗，针处被寒，核起而赤者，必发奔豚。气从少腹上冲心者，灸其核上各一壮，与桂枝加桂汤，更加桂二两也。

【注家新论】

1. 方有执《伤寒论条辨》：与桂枝汤者，解其欲自解之肌也。加桂者，桂走阴而能伐肾邪，故用之以泄奔豚之气也。然则所加者，桂也，非枝也。方出增补，故有成五两云耳。

2. 王子接《绛雪园古方选注》：桂枝汤，太阳经药也。奔豚，肾邪上逆也。用太阳经药治少阴病者，水邪上逆，由于外召寒入，故仍从表治，惟加桂二两，便可温少阴而泄阴气矣。原文云更加桂二两者，加其两数，非在外再加肉桂也。

3. 尤在泾《金匮要略心典》：此肾气乘外寒而动，发为奔豚者。发汗后，烧针复汗，阳气重伤，于是外寒从针孔而入通于肾，肾气乘外寒而上冲于心，故须灸其核上，以杜再入之邪，而以桂枝汤外解寒邪，加桂内泄肾气也。

【医案举例】

张某，女，50岁。自觉一股气流，先从两腿内踝开始沿阴股往上滚动，至小腹则腹胀，至心胸则心悸不稳，头出冷汗，胸中憋气，精神极度紧张，有濒死的恐怖感，稍待一会儿，气往下行，症状随之减轻，每天发作三四次，兼见腰酸，白带较多。患者面色青黄不泽，舌胖色嫩，苔白而润，脉弦细数无力。此为阳虚阴搏之证，治当助心阳伐阴降冲。辨证分析：心阳虚而火不旺，肾之阴气得以上犯，阴来搏阳，虚阳被迫而与阴争，故脉虽数而按之无力。舌质胖嫩，为阳虚之象；阴来搏阳，凡阴气所过之处，则发胸闷、心憋、心悸不安等。方药：桂枝15克，白芍9克，生姜9克，炙甘草6克，大枣7枚。另送服"黑锡丹"6克。共服5剂，痊愈。

十五、桂枝加芍药汤

【组成及服法】

桂枝三两，炙甘草二两，芍药六两，生姜三两，大枣十二枚。

水煎服，日1剂，分两次温服。

【治则及方解】

病机：太阳表邪不解，邪陷太阴。

治则：温阳益脾，活血通络。

方义：方中桂枝温阳益脾，通畅气机；芍药破血中之气结，疗脾络瘀血；生姜温脾而散滞；大枣益气和中，使气能帅血而行；炙甘草补益中气，并调和诸药。

【辨证指要】

本方芍药量倍于桂枝，以和里为主。临床用治桂枝汤证兼见腹满时痛，虽不甚拒按，但按之有弹力，患者自觉不舒适者。

桂枝汤、桂枝加桂汤与桂枝加芍药汤三方，药物组成完全相同，但主治病证不同。桂枝汤主治太阳中风证，方中桂、芍、姜等量，功在调和营卫，解肌散邪；桂枝加桂汤，主治肾寒气逆证，病以气上冲咽喉为特点，方中桂枝用量由三两增为五两，功在平冲降逆。桂枝加芍药汤主脾瘀血轻证，病以脘腹时有疼痛，固定不移为特点，方中芍药由三两变为六两，功在温阳益脾，活血通络。

【仲景原文】

《伤寒论》第279条：本太阳病，医反下之，因尔腹满时痛者，属太阴也，桂枝加芍药汤主之。

【注家新论】

1. 王子接《绛雪园古方选注》：桂枝加芍药汤，此用阴和阳法也。其妙即以太阳之方，求治太阴之病。腹满时痛，阴道虚也。将芍药一味，倍加三两，佐以甘草，酸甘相辅，恰合太阴之主药。且倍加芍药，又能监桂枝深入阴分，升举其阳，辟太阳陷入太阴之邪，复有姜、枣为之调和，则太阳之阳邪，不留滞于太阴矣。

2. 钱天来《伤寒溯源集》：加芍药者，桂枝汤中已有芍药，因误下伤脾，故多用之以收敛阴气也。《神农本经》言其能治邪气腹痛。张元素云：与姜同用，能温经散湿通塞，利腹中痛、胃气不通，入脾经而补中焦，太阴病之所不可缺；得甘草为佐，治腹中痛。热加黄芩，寒加桂，此仲景神方也。李时珍云：白芍益脾，能于土中泻木，所以倍加入桂枝汤也。

【医案举例】

1. 王某，男，46岁。因细菌性痢疾未彻底治愈而变成慢性痢疾，每日少则三四次，多至五六次，里急后重，排便不爽，大便不成形，有红白黏液，伴有腹痛、肠鸣症。所服之方，寒热补涩之药尽服，均无效，脉沉弦而滑，舌红苔白。治宜调和脾胃，土中平木。方用桂枝加芍药汤。方药：桂枝9克，白芍18克，炙甘草9克，生姜9克，大枣12枚。服2剂，下痢减至日一二次，照方又服2剂而痊愈。

2. 王某，男，60岁。急性肺炎痊愈后，体力衰弱，纳食甚少，大便10余日一行，需服泻药始能排便，如羊粪状，形体瘦弱，唇暗，口干但不多饮，舌质红，脉沉细。此为大病后阴液大伤，肠枯不润，以桂枝加芍药汤为主方加当归、肉苁蓉，服药1剂，大便即下，腹不痛，胀亦消。连服6剂，每日均有大便，但量不多，食欲渐增。

十六、桂枝加大黄汤

【组成及服法】

桂枝三两，芍药六两，大黄二两，炙甘草二两，生姜三两，大枣十二枚。

水煎服，日1剂，分两次温服。

【治则及方解】

病机：太阳病误下，邪陷太阴，兼有里实。

治则：解肌祛邪，泻实和里。

方义：本方即桂枝加芍药汤加大黄组成。用桂枝加芍药汤治太阴脾虚气滞络瘀，加用大黄泻阳明胃腑之实滞。

【辨证指要】

本方可以认为是太阳病兼有里实。大黄、芍药均能损伤胃气，对脾胃不足的患者切勿轻投。对于中气较虚的患者，即使须用大黄、芍药，亦应适当减量，以免中焦受伤。

【仲景原文】

《伤寒论》第279条：本太阳病，医反下之，因尔腹满时痛者，属太阴也，桂枝加芍药汤主之；大实痛者，桂枝加大黄汤主之。

【注家新论】

1. 王子接《绛雪园古方选注》：大黄入于桂枝汤中，欲其破脾实而不伤阴也。大黄非治太阴之药，脾实腹痛是肠中燥屎不去，显然太阴转属阳明而阳道实，故以姜、桂入太阴，升阳分，杀太阴结滞，则大黄入脾反有理阴之功，即调胃承气之义。燥屎去，而阳明之内道通，则太阴之经气出注运行而腹痛减，是双解法也。

2.陈修园《长沙方歌括》：桂枝加大黄者，以桂、姜升邪；倍芍药引入太阴，鼓其陷邪；加大黄运其中枢，通地道，去实满；枣、草助转输，使其邪悉从外解下行，各不相背。

【医案举例】

1.李某，男，36岁。腹痛下利，里急后重，每日三四次，多方治疗无效，脉弦，舌苔黄而质绛。辨为脾胃气不和，中有积滞，法当通因通用，处方桂枝加大黄汤，服药不久而大便作泻，皆黏腻臭秽之物，下利渐少而至痊愈。

2.陈某，女，10岁。恶寒，微汗出，头痛不甚，脐腹疼拒按，大便3日未解，腹部胀满，呻吟不止，此太阳表证未罢兼里实也。治宜桂枝加大黄汤和表通里。方药：桂枝10克，芍药12克，炙甘草5克，生姜3片，大黄12克，郁金6克，大枣3枚。服3剂后，诸症悉解。

十七、小建中汤

【组成及服法】

桂枝三两，炙甘草二两，大枣十二枚，芍药六两，生姜三两，胶饴一升。

水煎去滓，胶饴烊化，分两次温服。

【治则及方解】

病机：脾胃虚寒，中气不足。

治则：温养脾胃，通阳和营。

方义：小建中汤由桂枝汤倍芍药加饴糖组成。方中饴糖为君，甘温入脾，温中补虚，和里缓急；桂枝温运脾阳；白芍和营止痛，与饴糖相配酸甘化阴以养营血；桂枝、甘草为桂枝甘草汤之意，可以辛甘化阳，以平心悸；生姜、大枣辛甘温，温中补虚，共为佐使。

【辨证指要】

本方由桂枝汤倍芍药加饴糖而成。不以桂枝加味名方，是因其重点不在于解表，而在于建中。本方的应用范围为：虚寒性腹痛，其痛时作时止，按之痛减，腹部濡软，口渴但必喜热饮，舌淡赤或淡白，苔白滑，脉弦缓而涩。

临床用本方治疗自汗、盗汗、黄胖病、虚劳证、虚寒型腹胀等病，只要辨证为脾胃虚寒，中气下陷者，均可用本方治疗。

本方与桂枝甘草汤都可治疗心悸，本方所主心悸由心气血虚所致，以心悸、心烦、短气为主要特征，治疗重在补气血；而桂枝甘草汤所主心悸由心阳虚所致，以心悸、喜按为特征，治疗重在温补阳气。

【仲景原文】

《伤寒论》第 100 条：伤寒，阳脉涩，阴脉弦，法当腹中急痛，先与小建中汤；不瘥者，小柴胡汤主之。

《伤寒论》第102条：伤寒二三日，心中悸而烦者，小建中汤主之。

《金匮要略·血痹虚劳病脉证并治第六》：虚劳里急，悸，衄，腹中痛，梦失精，四肢酸疼，手足烦热，咽干口燥，小建中汤主之。

《金匮要略·黄疸病脉证并治第十五》：男子黄，小便自利，当与虚劳小建中汤。

《金匮要略·妇人杂病脉证并治第二十二》：妇人腹中痛，小建中汤主之。

【注家新论】

1. 方有执《伤寒论条辨》：小建中者，桂枝汤倍芍药而加胶饴也。桂枝汤扶阳而固卫，卫固则荣和。倍芍药者，酸以收阴，阴收则阳归附也。加胶饴者，甘以润土，土润则万物生也。建，定法也，定法惟中，不偏不党，王道荡荡，其斯之谓乎。

2. 王子接《绛雪园古方选注》：建中者，建中气也。名之曰小者，酸甘缓中，仅能建中焦营气也。前桂枝汤是芍药佐桂枝，今建中汤是桂枝佐芍药，义偏重于酸甘，专和血脉之阴。芍药、甘草有戊己相须之妙，胶饴为稼穑之甘，桂枝为阳木，有甲己化土之义，使以姜、枣助脾与胃行津液者，血脉中之柔阳，皆出于胃也。

3. 张璐《伤寒缵论》：桂枝汤，方中芍药、桂枝等分，用芍药佐桂枝以治卫气；小建中方中加倍芍药，用桂枝佐芍药以治营气，更加胶饴以缓其脾，故名之曰建中，则其功用大有不同耳。

【医案举例】

李某，男，38 岁。慢性肝炎病史，肝区时有疼痛，周身倦怠乏力，舌淡而脉弦，按之则无力。辨为脾虚不能培木，肝不藏血，而作疼痛。以小建中汤，缓肝之急而止腹痛，服 3 剂而痛瘳。

十八、桂枝加龙骨牡蛎汤

【组成及服法】

桂枝三两，芍药三两，生姜三两，甘草二两，大枣十二枚，龙骨三两，牡蛎三两。

水煎服，日 1 剂，分两次温服。

【治则及方解】

病机：阴阳两虚。

治则：调和阴阳，潜阳固摄。

方义：方中桂枝汤补营卫，调阴阳。正如尤在泾所言"桂枝汤外证得之能解肌去邪气，内证得之能补虚调阴阳"；龙骨、牡蛎涩敛固精，潜阳入阴。如此则使阴阳相互维系，阳气固密，阴气内守，则精不外泄。

【辨证指要】

本方可用于虚劳阴阳两虚，症见男子失精，女子梦交，自汗盗汗，遗尿，少腹弦急，阴头寒，目眩，发落，脉极虚芤迟，为清谷、亡血，脉芤动微紧，心悸多梦，不耐寒热，舌淡苔薄，脉来无力者。主治癔病、失眠、遗精，或滑精、不孕症、先兆流产、久泻、更年期综合征、盗汗、小儿支气管炎等属上述病机者。

【仲景原文】

《金匮要略·血痹虚劳病脉证并治第六》：夫失精家，少腹弦急，阴头寒，目眩，发落，脉极虚芤迟，为清谷、亡血、失精，脉得诸芤动微紧，男子失精，女子梦交，桂枝龙骨牡蛎汤主之。

【注家新论】

1. 黄元御《金匮悬解》：桂枝龙骨牡蛎汤，桂枝、芍药，达木郁而清风燥，姜、甘、大枣，和中气而补脾精，龙骨、牡蛎，敛神气而涩精血也。

2. 徐忠可《金匮要略论注》：桂枝、芍药通阳固阴，甘草、姜、枣和中上焦之营卫，使阳能生阴，而以安肾宁心之龙骨、牡蛎为辅阴之主，后世喜用胶、麦而畏姜、桂，岂知阴凝之气非阳不能化耶。

【医案举例】

蒲某，男，33岁。遗精已数年，常以补肾之法治疗，无效，近年来加重，每周1~3次，常有汗出恶风，腰酸痛，舌苔白，舌尖红，脉浮而虚。予二加龙骨牡蛎汤：桂枝10克，赤芍10克，生龙骨15克，生牡蛎15克，生姜10克，大枣4枚，炙甘草

6克，川附子6克，白薇12克。上药服6剂后，遗精未作。

十九、黄芪建中汤

【组成及服法】

桂枝三两，炙甘草二两，大枣十二枚，芍药六两，生姜三两，胶饴一升，黄芪一两半。

水煎，去滓，纳胶饴，分两次温服。

【治则及方解】

病机：阴阳两虚。

治则：补气建中，调和阴阳。

方义：胶饴甘温，为主药，益脾养阴，温补中焦；黄芪补气；辅以生姜、桂枝、炙甘草，辛甘化阳，温通血脉通卫；助以芍药、炙甘草，酸甘以化阴，和营缓急。阴阳既补且和，虚劳得解，悸、烦、腹痛等阴虚，或阴虚而致的阴阳两虚，寒热错杂之证得解。

【辨证指要】

本方是于小建中汤内加黄芪，以增强益气建中之力，阳生阴长，诸虚不足之症自除。主治中焦虚寒之虚劳里急证。症见腹中时时拘急疼痛，喜温喜按，少气懒言，或心中悸动，虚烦不宁，劳则愈甚，面色无华，伴神疲乏力，肢体酸软，手足烦热，咽干口燥，舌淡苔白，脉细弦。

【仲景原文】

《金匮要略·血痹虚劳病脉证并治第六》：虚劳里急，诸不足，黄芪建中汤主之。气短胸满者加生姜；腹满者去枣，加茯苓一两半；及疗肺虚损不足，补气加半夏三两。

【注家新论】

1.徐忠可《金匮要略论注》：小建中汤，本取化脾中之气，而肌肉乃脾之所生也。黄芪能走肌肉而实胃气，故加之以补不足，则桂芍所以补一身之阴阳，而黄芪、饴糖又所以补脾中之阴阳也。若气短胸满加生姜，谓饮气滞阳，故生姜以宣之；腹满去枣加茯苓，蠲饮而正脾气也；气不顺加半夏，去逆即所以补正也。

2.程林《金匮要略直解》：生姜泄逆气，故短气胸满者加生姜；甘令中满，故去大枣，淡能渗泄，故加茯苓，茯苓能止咳逆，故疗肺虚不足。

【医案举例】

张某，男，34岁。因过食生冷，胃脘疼痛，服阿托品片好转，后胃脘反复疼痛，均服阿托品，两年来不能间断。如停服阿托品，则感脘腹疼痛加重，腹胀如鼓，不思饮食，小便不利，痛苦难以名状，继服阿托品则诸症立即消失。现症：面黄肌瘦，精神萎靡，畏寒肢冷，体倦乏力，下肢微肿，舌质胖嫩，边有齿痕，苔薄白，脉细无力。辨为阴阳两虚，偏于气虚之虚劳腹痛。以黄芪建中汤加味以温中益气，和营止痛。6剂后，诸症消失。后以香砂六君子丸调服，身体康复。随访5年胃痛未再复发，阿托品依赖症随之而除。

二十、大建中汤

【组成及服法】

蜀椒二合，干姜四两，人参二两，胶饴二升。

水煎三药，去滓，纳胶饴烊化，分温再服。服药期间应当喝粥，温覆。

【治则及方解】

病机：中阳衰弱，阴寒内盛。

治则：温中补虚，散寒止痛。

方义：方中人参甘温，补益中气；胶饴甘温，益脾养阴，温补中焦；干姜性辛热，温中散寒，和胃止呕；蜀椒性辛温，其气芳香，偏于行散，温通气机以止痛，且有驱蛔杀虫之功。诸药合用，共奏温中补虚、散寒止痛之功。

【辨证指要】

本方为温里剂，具有温中补虚、降逆止痛之功效。主治中阳衰弱，阴寒内盛之脘腹剧痛证，症见心胸中大寒痛，呕不能食，腹中寒，上冲皮起，出现有头足，上下痛而不可触近，手足厥冷，舌质淡，苔白滑，脉沉伏而迟。

【仲景原文】

《金匮要略·腹满寒疝宿食病脉证治第十》：心胸中大

寒痛，呕不能饮食，腹中寒，上冲皮起，出见有头足，上下痛而不可触近，大建中汤主之。

【注家新论】

1. 徐忠可《金匮要略论注》：以干姜、人参，合饴糖以建立中气，而以椒性下达者，并温起下焦之阳，为温中主方。

2. 沈明宗《金匮要略编注》：方用人参、胶饴、干姜，建其中气，而温散胸膈之寒；蜀椒能达浊阴下行，俾胃阳充而寒散痛止。此非肾经虚寒直中，故不用桂、附回阳耳。

3. 尤在泾《金匮要略心典》：故以蜀椒、干姜温胃下虫，人参、饴糖安中益气也。

【医案举例】

李某，男，32岁。腹中走窜疼痛两年，喜温喜按，严重时拒按，伴恶心，不能食，畏寒，苔薄白，脉沉细弦。证属里虚寒凝，治以温中祛寒，与大建中汤。方药：川椒12克，干姜15克，党参10克，饴糖45克，细辛6克。服3剂后，腹痛发作次数减少，大便下蛔虫5条，继服3剂而诸症痊愈。

二十一、桂枝去芍药加麻辛附子汤

【组成及服法】

桂枝三两，细辛二两，甘草二两，大枣十二枚，生姜三两，麻黄二两，炮附子一枚。

先煮麻黄，去上沫，后加入其余药物，水煎服，去滓，分两次服用。

【治则及方解】

病机：阳虚阴凝气分。

治则：温通阳气，散寒宣饮。

方义：方中用桂枝通阳化气；麻黄、细辛、炮附子温经散寒，温化水饮；甘草、生姜、大枣调中；芍药酸收，不利于温通阳气，故去之。诸药配伍，使阳气振奋，大气运转，寒饮内蠲，表寒外散。

【辨证指要】

本方由桂枝汤去芍药与麻黄细辛附子汤相协而成，主治阳虚阴凝之证，运用辛甘温药，行阳以化气，使阳气通行，阴凝解散，水饮自消。症见心下痞坚，大如盘状，边如旋杯，头痛身痛，恶寒无汗，手足逆冷，腹满肠鸣，相逐有声，肢节疼痛，手中麻木不仁，脉沉迟。

【仲景原文】

《金匮要略·水气病脉证并治第十四》：气分，心下坚，大如盘，边如旋杯，水饮所作，桂枝去芍加麻辛附子汤主之。

【注家新论】

陈修园《金匮方歌括》：此证是心肾交病，上不能降，下不能升，日积月累，如铁石难破。方中用麻黄、桂枝、生姜以攻其上，附子、细辛以攻其下，甘草、大枣补中焦以运其气。庶上下之气交通，而病可愈，所谓大气一转，其结乃散也。

【医案举例】

朱良春治一妪，61岁。凤患肺源性心脏病，因寒冷劳累后咳喘，夜难平卧，心下坚满，按之如盘如杯，腹大如鼓，面色灰滞，下肢浮肿，小便不多，舌质青紫，苔薄，脉沉细。此为阳虚阴凝气分病。治宜温阳散寒，通利气机，宣化水饮，方用桂枝去芍药加麻黄附子细辛汤原方治疗。原方连进5剂，咳喘平，心下坚满软，腹水稍退，但下肢仍浮肿，说明大气已运，寒饮渐去。以原方加黄芪、防己、椒目益气利水。连进8剂，腹水退净，下肢浮肿亦消十分之七，再以温阳益气，调补心肾之剂以善其后。

二十二、桂枝茯苓丸

【组成及服法】

桂枝、茯苓、牡丹皮、桃仁、芍药各等分。

炼蜜为丸，饭前服一丸，如无效果，则饭前服至三丸。

【治则及方解】

病机：瘀阻胞宫。

治则：化瘀消癥，养血和血。

方义：方中桂枝辛甘而温，温通血脉以行瘀滞，为君药；桃仁味苦甘平，活血化瘀消癥；牡丹皮味苦而微寒，活血以散瘀，又能清瘀久所化之热；芍药和血脉，缓急止痛；茯苓甘淡平，益脾气，利水以和血脉。丸以白蜜，甘缓而润，益气扶正，调和药性。诸药合用，共奏活血化瘀、缓消癥块之功，使瘀化癥消。

【辨证指要】

素有癥病，妊娠后又下血。停经前月经不正常，停经不到3个月腹中疼痛，流紫黑黯晦之瘀血不止，脐以上部位有跳动似有胎动。月经不调，痛经，经闭，白带增多，下腹疼痛拒按，可触及包块。面红或紫红，雀斑，舌质紫暗，或有瘀点、瘀斑，脉涩。

【仲景原文】

《金匮要略·妇人妊娠病脉证并治第二十》：妇人宿有癥病，经断未及三月，而得漏下不止，胎动在脐上者，为癥痼害。妊娠六月动者，前三月经水利时，胎也。下血者，后断三月，衃也。所以血不止者，其癥不去故也，当下其癥，桂枝茯苓丸主之。

【注家新论】

1.陈修园《金匮方歌括》：主以桂苓丸者，取桂枝通肝阳，芍药滋肝阴，茯苓补心气，丹皮运心血，妙在桃仁监督其间，领诸药抵于癥痼而攻之，使瘀结去而新血无伤。瘀既去，则新血自能养胎，虽不专事于安胎，而正所以安胎也。

2.徐忠可《金匮要略论注》：药用桂枝茯苓汤者，桂、芍，一阴一阳，茯苓、丹皮，一气一血，调其寒温，扶其正气；桃仁破恶血，消癥瘕，不嫌伤胎者，有病病当之也。且癥之初，必因于寒，桂能化气，消其本寒。癥之成，必挟湿热为窠囊，茯苓清湿气，丹皮清血热，芍药敛肝血而扶脾，使能统血，养正即所以去邪也。

【医案举例】

陈某，女，50岁。头晕心悸1年，不敢走路，伴气上冲胸闷，时有胸痛，汗出，失眠，身疲乏力，苔黄，脉弦迟。证属久有痰瘀阻滞，治以化痰祛瘀，与桂枝茯苓丸合大柴胡汤加减。上药服3剂后诸症均减，睡眠好转，胸痛也好转，上方加赤芍10克，继服，无不适，走路如常人。

二十三、桂枝芍药知母汤

【组成及服法】

桂枝四两，芍药三两，防风四两，甘草二两，麻黄二两，生姜五两，白术五两，知母四两，炮附子二两。

水煎服，日1剂，分两次温服。

【治则及方解】

病机：风湿痹阻关节，日久化热伤阴。

治则：祛风除湿，温经散寒，滋阴清热。

方义：君药炮附子，温经除寒，通经止痛；白术为臣药，配炮附子并逐水气，善止寒湿痹痛；麻黄、桂枝解表散寒祛湿；防风为佐药以疏风；芍药、甘草相合，缓急止痛，且解附子之毒；生姜既散水湿于表，又和胃止呕；知母入一派温药中，有祛湿不伤阴、散寒不助热之效，对风湿日久微有化热，或服祛风湿药久而化燥者，用之清热养阴，有相辅相成之妙。

【辨证指要】

全身多个关节肿大伴有疼痛、变形，面色暗黄或浮肿，身体消瘦，头眩短气，胃中泛泛欲吐。

【仲景原文】

《金匮要略·中风历节病脉证并治第五》：诸肢节疼痛，身体魁羸，脚肿如脱，头眩短气，温温欲吐，桂枝芍药知母汤主之。

【注家新论】

1.尤在泾《金匮要略心典》：桂枝、麻黄、防风，散湿于表；芍药、知母、甘草，除热于中；白术、附子，驱湿于下；而用生姜最多，以止呕降逆，为湿热外伤肢节，而复上冲心胃之治法也。

2.曹颖甫《金匮发微》：桂枝芍药知母汤方，唯知母一味，主治欲吐，余则桂、芍、甘草、生姜以通阳而解肌，麻黄、附子、白术以开表而去湿，防风以祛风，方治之妙，不可言喻。

【医案举例】

胡希恕治19岁男性，左足肿疼已近五六年，近两年加重。经X线片证实为跟骨骨质增生。现症：左足肿痛，怕冷，走路则痛甚，口中和，不思饮，苔薄白，脉沉弦。此属风寒湿客表，为少阴表证，治以强壮发汗祛湿，与桂枝芍药知母汤。方药：桂枝 10 克，白芍 10 克，知母 12 克，防风 10 克，麻黄 10 克，生姜 12 克，苍术 12 克，川附子 6 克，炙甘草 6 克。上药服 7 剂，左足跟痛减，走路后仍痛，休息后较治疗前恢复快。增附子为 9 克继服，1 个月后左足跟肿消，疼痛已不明显。

二十四、桂枝加黄芪汤

【组成及服法】

桂枝、芍药各三两，甘草二两，生姜三两，大枣十二枚，黄芪二两。

水煎，去滓，饭前温服，服后饮热粥，以助药力，并温覆取微汗，若不汗，再服。

【治则及方解】

病机：水湿停滞，湿郁热伏，交蒸于肌腠。

治则：调和营卫，固表散湿。

方义：方中以桂枝汤调和营卫，解肌表之邪，恐其药力较弱，啜稀粥以助其汗出，使邪从表而散；加黄芪益气固表，托邪外出，且杜绝外邪复入。

【辨证指要】

全身汗出色黄如柏汁而沾衣，腰以上汗出，腰以下无汗，恶风，腰髋部位疼痛沉重，如有物在皮中，严重者不能进食，身体疼痛而重，烦躁，小便不利。

【仲景原文】

《金匮要略·水气病脉证并治第十四》：黄汗之病，两胫自冷；假令发热，此属历节。食已汗出，又身常暮卧盗汗出者，此劳气也。若汗出已反发热者，久久其身必甲错；发热不止者，必生恶疮。若身重，汗出已辄轻者，久久必身瞤，瞤即胸中痛，又从腰以上必汗出，下无汗，腰髋弛痛，如有物在皮中状，剧者不能食，身疼重，烦躁，小便不利，此为黄汗，桂枝加黄芪汤主之。

《金匮要略·黄疸病脉证并治第十五》：诸病黄家，但利其小便。假令脉浮，当以汗解之，宜桂枝加黄芪汤主之。

【注家新论】

1. 尤在泾《金匮要略心典》：桂枝、黄芪，亦行阳散邪之法，而尤赖饮热稀粥取汗，以发交郁之邪也。

2. 陈修园《金匮方歌括》：黄本于郁热，得汗不能透彻，则郁热不能外达。桂枝汤虽调和营卫，啜粥可令发汗；然恐其力量不及，故又加黄芪以助之，黄芪善走皮肤，故前方得苦酒之酸而能收，此方得姜、桂之辛而能发也。前方止汗，是治黄汗之正病法；此方令微汗，是治黄汗之变证法。

【医案举例】

韩某，女，41岁。面色黧黑，肝脾肿大，常有胸胁窜痛，多年服中西药不效，初与疏肝和血药不效。后见其内衣领黄染，知其患病以来汗出恶风，内衣每日黄染，伴见腰髋痛重，行动困难，须有人扶持，舌苔白腻，脉沉细。证属表虚湿盛之黄汗，以桂枝加黄芪汤益气固表、利湿祛黄。方药：桂枝10克，白芍10克，炙甘草6克，生姜10克，大枣4枚，生黄芪10克。嘱其温服之，并饮热稀粥，盖被取微汗。上药服3剂，汗出身疼减，服6剂汗止，能自己走路。

二十五、瓜蒌桂枝汤

【组成及服法】

瓜蒌根二两，桂枝三两，芍药三两，甘草二两，生姜三两，大枣十二枚。

水煎，去滓，温服取微汗。如汗不出，食顷，啜热粥发之。

【治则及方解】

病机：风淫于外，津伤于里，筋脉失养。

治则：解肌祛邪，清热生津，舒缓筋脉。

方义：本方即瓜蒌根加桂枝汤而成。方中用桂枝汤外解风寒，加入瓜蒌根甘寒润燥而通津液，并且善通经络。配合成方，可收解表生津并重之效，表证解，津液通，经脉濡，而痉亦自愈。

【辨证指要】

本方所治之证，为痉病中之柔痉，是外有表邪，经络受阻，经脉拘急不舒，复因表虚汗出，津液不得濡润而成。症见颈项强直或四肢强直拘急，外感风寒，发热恶风，头痛汗出，身体强，几几然，舌质淡，苔薄少津，脉沉迟有力。

【仲景原文】

《金匮要略·痉湿暍病脉证治第二》：太阳病，其证备，身体强，几几然，脉反沉迟，此为痉，瓜蒌桂枝汤主之。

【注家新论】

1.喻嘉言《尚论篇》：瓜蒌根味苦入阴，擅生津彻热之长者为君，合桂枝汤和营卫、养筋脉而治其痉，乃变表法为和法也。

2.周扬俊《金匮玉函经二注》：瓜蒌根味苦入阴，用以生荣血，益阴分津液，养其筋经者为君，桂枝之辛以散，芍药之酸以收，一阴一阳，在里在表者为臣；甘草、姜、枣合辛甘之味，行脾之津液，而和荣卫者为使，立方之旨，其在斯欤。

【医案举例】

冯某，女，35岁。低热1年余，近1周来低热，面赤，口渴，汗出，恶风，头痛，身痛，上肢拘急，肩背酸痛，苔薄白，脉沉细。证属津液本虚，复受外邪，而致表虚肌不和，治以瓜蒌桂枝汤。方药：瓜蒌根12克，桂枝10克，白芍10克，生姜10克，大枣4枚，炙甘草6克。3剂而愈。

二十六、桂枝生姜枳实汤

【组成及服法】

桂枝、生姜各三两，枳实五枚。

水煎服，日1剂，分两次温服。

【治则及方解】

病机：寒饮内停，气机上逆。

治则：温阳化饮，下气降逆。

方义：桂枝温通心阳，平冲降逆；生姜振奋胃阳，散寒化饮，开结除痹；枳实下气消痞除满。

【辨证指要】

治寒邪或水饮停留于胃，向上冲逆，心下痞闷不适或疼痛，自觉有气向上冲逆，如有物向上牵拉，伴嗳气，心悸。

【仲景原文】

《金匮要略·胸痹心痛短气病脉证治第九》：心中痞，诸逆，心悬痛，桂枝生姜枳实汤主之。

【注家新论】

1. 程林《金匮要略直解》：心中痞，即胸痹也；诸逆，如胁下逆抢心之类；邪气独留于上，则心悬痛，枳实以泄痞，桂枝以下逆，生姜以散气。

2. 陈修园《金匮方歌括》：桂枝色赤，补心壮阳；生姜味辛，散寒降逆；佐以枳实之味苦气香，苦主泄，香主散，为泄痞散逆之妙品，领姜、桂之辛温，旋转上下，使阳光普照，阴邪尽扫而无余耳。

【医案举例】

吴某，男，45岁。自觉胸中郁闷，有压痛感，欲太息，胃中嘈杂，心悬如摆，短气不足以息，闻声则惊，稍动则悸，心烦失眠，精神困倦，口干不欲饮，小便短频，体肥胖，喜食肥甘，舌质胖苔薄白，脉弦而数。证属脾失健运，痰饮凌心。治宜驱逐痰饮，兼健运脾胃，方用桂枝生姜枳实汤加味。方药：桂枝5克，生姜5克，炒枳实6克，法半夏9克，鲜竹茹10克，茯苓10克，陈皮6克，全瓜蒌9克，薤白9克，炙甘草5克。服5剂后，胸满略舒，心痛已止，数脉转缓，苔薄腻，仍惊悸，仍宗上方去生姜、竹茹，加白术9克、九节菖蒲3克，服至20余剂，诸症若失。

第二章 麻黄汤类方

一、麻黄汤

【组成及服法】

麻黄三两，桂枝二两，炙甘草一两，杏仁七十个。

先煎麻黄，去上沫，再煎其余药物，去滓，温服，覆取微汗，禁生冷、黏滑、肉面、五辛、酒酪。

【治则及方解】

病机：风寒外束，营阴郁滞。

治则：发汗解表，宣肺平喘。

方义：麻黄辛温发汗，宣肺平喘；桂枝解表散寒，助麻黄发汗；杏仁宣肺降气，助麻黄平喘；炙甘草调和诸药。本方为辛温发汗峻剂，是治疗太阳伤寒之主方。

【辨证指要】

本方辛温开泄，其性峻猛，为发散风寒第一方。麻黄汤临床运用有八症，即头痛、发热、身痛、腰痛、骨节疼痛、恶风、无汗、气喘。运用本方时须恪守方中药物之间剂量的比例，麻黄：桂枝：杏仁：炙甘草用量之比为3：2：4：1。如果麻桂量相当，则会导致大汗出。

本方发汗解表，为辛温发汗峻剂，凡风寒犯肺之咳喘等证，属支气管炎、支气管肺炎、慢性肺源性心脏病、大叶性肺炎，均可用本方加减。

【仲景原文】

《伤寒论》第35条：太阳病，头痛发热，身疼腰痛，骨节疼痛，恶风，无汗而喘者，麻黄汤主之。

《伤寒论》第36条：太阳与阳明合病，喘而胸满者，不可下，宜麻黄汤。

《伤寒论》第46条：太阳病，脉浮紧，无汗，发热，身疼痛，八九日不解，表证仍在，此当发其汗。服药已微除，其人发烦目瞑，剧者必衄，衄乃解。所以然者，阳气重故也。麻黄汤主之。

《伤寒论》第51条：脉浮者，病在表，可发汗，宜麻黄汤。

《伤寒论》第52条：脉浮而数者，可发汗，宜麻黄汤。

《伤寒论》第55条：伤寒，脉浮紧，不发汗，因致衄者，麻黄汤主之。

《伤寒论》第232条：脉但浮，无余证者，与麻黄汤；若不尿，腹满加哕者，不治。

《伤寒论》第235条：阳明病，脉浮，无汗而喘者，发汗则愈，宜麻黄汤。

【注家新论】

1. 许宏《金镜内台方议》：麻黄味苦辛，专主发汗，故用之为君。桂枝味辛热，以辛热之气佐之散寒邪，用之为臣。杏仁能散气解表，用之为佐。甘草能安中，用之为使。经曰：寒淫于内，治以甘热，佐以辛苦，是也。

2. 吴谦《医宗金鉴》：名曰麻黄汤者，君以麻黄也。麻黄性温，味辛而苦，其用在迅升；桂枝性温，味辛而甘，其能在固表。证属有余，故主以麻黄必胜之算也；监以桂枝，制节之师也。杏仁之苦温，佐麻黄逐邪而降逆；甘草之甘平，佐桂枝和内而拒外。

【医案举例】

1. 王某，男。病伤寒，喘而胸满，身热头疼，腰脊强，鼻干不得眠，脉浮而长，此乃太阳阳明合病证，仲景曰："喘而胸满者，麻黄汤主之。"治以麻黄汤，得汗而解。

2. 刘某，男，50岁。隆冬季节，出差远行，不慎感受风寒之邪，发热（39.8℃），恶寒，虽加衣被，仍恶寒，发抖，关节疼痛，无汗，咳嗽不止，舌苔薄白，脉浮紧有力，辨为伤寒表实。治宜麻黄汤辛温发汗，解表散寒。方药：麻黄9克，桂枝6克，杏仁12克，炙甘草3克。1剂，服药后，温覆衣被，须臾，遍身汗出而解。

二、葛根汤

【组成及服法】

葛根四两，炙甘草二两，麻黄三两，桂枝二两，生姜二两，芍药二两，大枣十二枚。

先煮麻黄、葛根，去白沫，再煎其余药物，去滓，分温服，覆取微汗，禁生冷、黏滑、肉面、五辛、酒酪。

【治则及方解】

病机：太阳表邪不解，筋脉失于濡养。

治则：解表散邪，升津舒筋。

方义：本方为桂枝汤加麻黄、葛根而成。桂枝汤加麻黄发汗解表，调和营卫，而治本；加用葛根辛散祛邪，升津以舒缓拘挛之经脉。葛根汤与桂枝加葛根汤二方均可治疗项背强几几，但葛根汤由桂枝汤加麻黄、葛根而成，桂枝加葛根汤则为桂枝汤加葛根，桂枝加葛根汤证伴有表虚自汗，故减麻黄，而葛根汤证为表实无汗，故加麻黄。

【辨证指要】

葛根汤由桂枝汤减桂枝、芍药用量，加麻黄、葛根而成。在发散风寒基础上，兼有调和气血、解痉缓急、升清止利之功。除可治太阳伤寒兼项背强几几外，还用以治疗刚痉或者麻疹初起等证属风寒者。既能解散风寒，又无过汗之弊，而且还可升津液、舒筋脉。凡身体肢节疼痛、项强之类，由外感风寒所致者，皆可用之。因本方能外散风寒，起阴气上达而止利，故可以用于治疗消化系统疾病如痢疾、肠炎等。

【仲景原文】

《伤寒论》第31条：太阳病，项背强几几，无汗，恶风，葛根汤主之。

《伤寒论》第32条：太阳与阳明合病，必自下利，葛根汤主之。

《金匮要略·痉湿暍病脉证治第二》：太阳病，无汗而小便反少，气上冲胸，口噤不得语，欲作刚痉，葛根汤主之。

【注家新论】

1. 许宏《金镜内台方议》：葛根性平，能祛风，行于阳明之经，用之为君；麻黄为臣，辅之发汗解表；桂枝、芍药为佐，通行于荣卫之间；甘草、大枣之甘，生姜之辛，以通脾胃之津为使。此方乃治其表实，而兼治其合病、并病者也。

2. 吴谦《医宗金鉴》：是方，即桂枝汤加麻黄、葛根也。麻黄佐桂枝，发太阳荣卫之汗；葛根君桂枝，解阳明肌表之邪。不曰桂枝汤加麻黄、葛根，而以葛根命名者，其意重在阳明，以呕利多属阳明也。二阳表急，非温服复而取汗，其表未易解也。或呕，或利，里已失和，虽啜粥而胃亦不能输精于皮毛，故不须啜粥也。

【医案举例】

李某，男，39岁。右侧头痛，常连及前额及眉棱骨，无汗，恶寒，颈项转动不利，鼻塞流清涕，心烦，失眠，面赤，头晕，苔白，脉浮略数。辨为寒邪客于太阳经脉，太阳经气不利。治以葛根汤发汗祛邪。方药：葛根18克，麻黄4克，桂枝12克，白芍12克，炙甘草6克，生姜12克，大枣12枚。药后覆取微似汗，避风寒。3剂药，全身汗出，头痛，项急随之而减。原方再服15剂后，痊愈。

三、葛根加半夏汤

【组成及服法】

葛根四两，大枣十二枚，麻黄三两，芍药二两，炙甘草二两，桂枝二两，生姜二两，半夏半升。

先煎葛根、麻黄，去白沫，后煎其余药物，去滓，分温服，覆取微似汗。

【治则及方解】

病机：太阳阳明合病呕吐。

治则：解表散邪，和胃降逆。

方义：以葛根汤解表散寒，加半夏和胃降逆止呕。

【辨证指要】

本方由葛根汤加半夏而成。在发汗解表的基础上，兼有降逆和胃止呕之功。本方近代多用于治胃肠型感冒，症见太阳伤寒证，兼见下利或呕逆。

【仲景原文】

《伤寒论》第33条：太阳与阳明合病，不下利，但呕者，葛根加半夏汤主之。

【注家新论】

1.成无己《注解伤寒论》：邪气外甚，阳不主里，里气不和，气下而不上者，但下利而不呕；里气上逆而不下者，但呕而不下利，与葛根汤以散其邪，加半夏以下逆气。

2.徐灵胎《伤寒论类方》：此条乃太阳阳明合病，故用葛根汤全方，因其但呕，加半夏一味以止呕，随病立方，各有法度。

【医案举例】

1.王某，女，30岁。春寒料峭，感受风寒，头痛面赤，恶寒发热，呕吐，舌质淡苔薄白而润，脉浮。辨为风寒之邪侵袭阳明，胃气上逆。治以葛根加半夏生姜汤。方药：葛根12克，麻黄6克，桂枝6克，生姜9克，半夏9克，炙甘草6克，白芍6克，大枣5枚。服2剂后，汗出身凉，呕吐乃愈。

2.任某，女，21岁。感冒后头痛头晕，身疼腰痛，骨节疼痛，恶心呕吐，恶寒，素有腹痛，大便溏泻，舌苔白，脉浮数。此证属太阳阳明合病，与葛根加半夏汤。方药：葛根12克，麻黄10克，桂枝10克，生姜10克，白芍10克，大枣4枚，炙甘草6克，半夏12克。2剂痊愈。

3.李某，女，50岁。冬日受寒后现恶寒，发热，头痛，乏力，心慌，恶心，自服感冒冲剂，肌注安痛定2ml后，体温恢复正常，余症未除，现症咳嗽，咳少许白色黏痰，量不多。心电图检查未见异常，心肌酶谱正常。服止咳化痰药，咳嗽无明显改善。舌质淡苔白，脉浮紧，辨为葛根加半夏汤证。方药：葛根 12 克，麻黄 9 克（两药先煎去上沫），清半夏 9 克，桂枝 6 克，白芍 6 克，炙甘草 3 克，大枣 6 枚，生姜 6 克。水煎服，1 剂汗出，症减，2 剂饮食如常，3 剂咳嗽停。

四、葛根芩连汤

【组成及服法】

葛根半斤，炙甘草二两，黄芩三两，黄连三两。

先煎葛根，后煎取其余药物，去滓，分温服。

【治则及方解】

病机：太阳病误下，表邪不解，邪热内陷。

治则：清热止利。

方义：方中葛根外疏风热，内醒肠胃，升津液而止利；黄连、黄芩苦寒，清热解毒，燥湿止利；炙甘草和胃安中，并调和诸药。

【辨证指要】

本方具有解表清里，坚阴止利之功，临床上急性肠炎、细菌性痢疾、小儿腹泻、慢性泄泻等病，症见发热口渴，泻下臭秽，尿短而赤，苔黄腻，脉濡数或滑数者，皆可选用。

本方虽为表里双解之剂，但侧重于清里热，止热利，其病位并不局限于肠，某些肺热壅盛者亦可选用，但需根据表里邪热之轻重及其兼症随症加减。

黄芩汤、白头翁汤与葛根芩连汤均可治疗邪热下利证。黄芩汤主治太阳与少阳合病所致之下利；白头翁汤主治热毒深陷血分，下迫大肠所致之下利；葛根芩连汤主治湿热壅滞大肠所致之下利，病位在大肠，其病以腹痛、下利、肛门灼热为主要特点，治当清热燥湿止利。

大承气汤、小承气汤与葛根芩连汤均主治下利。大承气汤与小承气汤所主之下利均由邪热与肠中糟粕相结，燥热之邪迫津从旁而下，所下之物为清水而无粪便。葛根芩连汤所主之下利，由湿热之邪浸淫而扰乱大肠气机所致，利下之物多腥臭秽浊，治以清热止利为主。

【仲景原文】

《伤寒论》第34条：太阳病，桂枝证，医反下之，利遂不止，脉促者，表未解也；喘而汗出者，葛根黄芩黄连汤主之。

【注家新论】

1. 成无己《注解伤寒论》曰：甘发散为阳。表未解者，散以葛根、甘草之甘；苦以坚里，气弱者，坚以黄芩、黄连之苦。

2. 王子接《绛雪园古方选注》：是方即泻心汤之变，治表寒里热，其义重在芩、连肃清里热，虽以葛根为君，再为先煎，无非取其通阳明之津，佐以甘草缓阳明之气，使之鼓舞胃气，而为承宣苦寒之使。清上则喘定，清下则利止，里热解，而邪亦不能留恋于表矣。

【医案举例】

1. 患儿，3岁。麻疹透发不畅，唇干，目赤，伴下利臭秽，日行10余次，舌质红绛，苔白腐，脉数，辨为葛根芩连汤证。方药：葛根5克，川连3克，淮山药5克，生甘草6克，黄芩6克，天花粉10克，升麻2克。服2剂后，下利减少，出疹畅快，逐渐调理而安。

2. 姜佐景治一儿童，满舌遍布口疮，环唇纹裂，不能吮乳，吮则痛哭，身热尿少，脉洪而数，常烦躁不安，大便自可，拟葛根芩连汤加味。方药：葛根12克，黄芩4.5克，黄连3克，甘草9克，灯心草1克，芦根30克。

3. 王某，女，56岁。身热恶寒，头痛汗出，口干而渴10天，咳痰黄而黏稠，不易咳出，舌红苔黄腻，脉浮数。辨证为风热犯肺，用葛根芩连汤加味治之。方药：葛根、黄芩各10克，生甘草5克，浙贝母、杏仁、炒苏子各10克，黄连6克，豆卷10克，菊花15克。3剂后，体温渐降，咳嗽、咳痰减少，续服7剂，体温正常，痊愈。

五、麻黄杏仁甘草石膏汤

【组成及服法】

麻黄四两，杏仁五十个，炙甘草二两，石膏半斤。

先煎麻黄，去上沫，后煎其他药物，去滓，分温服。

【治则及方解】

病机：外邪化热，邪热迫肺，肺气壅遏。

治则：清宣肺热，降逆平喘。

方义：本方即麻黄汤去桂枝加石膏而成，其中麻黄增一两，炙甘草增一两，杏仁减二十个。麻黄汤去桂是减其发汗之力，杏仁清肃肺气，石膏内清肺热，制约麻黄之温性而不助热，炙甘草补益肺气，且调和诸药。

【辨证指要】

麻杏甘石汤治疗汗下后，邪热壅肺之喘，其有清热宣肺平喘之功。凡见发热，咳喘，鼻煽，口干渴，烦躁，便秘，尿赤，舌红苔黄，脉数等症，即可应用本方。肺与大肠相表里，邪热壅肺，势必影响大肠之传导功能，因此肠疾、痔疮等症见肺热者，亦可用本方治疗。

使用本方要注意掌握石膏与麻黄的用量比例，原方二药用量为 2∶1，如肺热较重，可加大石膏用量，用至 5∶1~10∶1。若表证未解，不汗出者，麻黄∶石膏用量之比可为 1∶2~1∶3。若热盛津伤而无汗者，可用至 1∶10，以增强清热生津之功，亦可再酌加天花粉、生地黄等具有生津作用的中药。小儿体弱者，石膏用量不宜过大，可加淮山药以益气健脾。

【仲景原文】

《伤寒论》第63条：发汗后，不可更行桂枝汤，汗出而喘，无大热者，可与麻黄杏仁甘草石膏汤。

《伤寒论》第162条：下后，不可更行桂枝汤，若汗出而喘，无大热者，可与麻黄杏仁甘草石膏汤。

【注家新论】

1. 成无己《注解伤寒论》：《内经》中有"肝苦急，急食甘以缓之。风气通于肝，风邪外甚，故以纯甘之剂发之"之说。

2. 王子接《绛雪园古方选注》：喘家作桂枝汤，加厚朴、杏子，治寒喘也。今以麻黄石膏加杏子，治热喘也。麻黄开毛窍，杏仁下里气，而以甘草载石膏辛寒之性，从肺发泄，俾阳邪出者出，降者降，分头解散。喘虽忌汗，然此重在急清肺热以存阴，热清喘定，汗即不辍，而阳亦不亡矣。观二喘一寒一热，治法仍有营卫分途之义。

【医案举例】

1. 李某，男。高热不退（体温40℃），咳嗽剧，呼吸喘促，胸膈疼痛，痰中夹血，血色带褐，间有谵语，如见鬼状，脉洪大，辨证属邪热壅肺之证，处以麻黄杏仁甘草石膏汤。方药：石膏72克，麻黄9克，杏仁9克，甘草6克。用麻黄、杏仁宣肺气，疏肺邪，石膏清里热，甘草和中缓急，1剂后，症状减。后用生脉散合泻白散加减，服药2剂后，痊愈。

2. 廖某，男，5岁。酷暑贪凉饮冷，又临风脱衣，当晚即觉闷热而思饮，倦怠乏力，次日自觉恶寒发热，头痛，头晕，四肢酸困疼痛，未在意。第三天，症见壮热，烦渴，喜饮冷，小便短赤，纳呆，多方治疗未效。现症：肌肤皆热，无汗，气息喘促，呻吟不已，面赤唇红而焦，舌红苔燥，脉浮弦而数。

辨为暑邪伤阴，邪热内壅，复被风寒外束，为表寒里热证。法当表里双解，拟麻杏甘石汤辛凉解表主之。方药：生麻黄12克，生石膏24克（碎，布包），杏仁10克，甘草10克。服1剂后，汗出如洗，病势顿除，脉静身凉，头疼体痛痊愈。仍渴喜冷饮，以白虎加人参汤合生脉散培养真阴，清解余热。方药：沙参24克，石膏15克（碎，布包），知母12克，麦门冬24克，五味子3克，甘草6克，粳米10克。服1剂后，渴止，食量增加，小便短赤，上方石膏加滑石40克、生地黄40克。服后小便清而长，余热已尽，诸证全瘳。

3.闻某，男，3个月。高热无汗而烦5天。现症：高热不退，灼热无汗，唇绀面赤，喘急气促，胸高膈煽，昏迷抽风，舌质红苔薄白，脉浮数。辨为风温犯肺，卫气郁闭证。用麻杏甘石汤辛凉清解以开闭。方药：麻黄1.5克，杏仁3克，竹叶3克，生石膏9克，僵蚕3克，甘草1.5克，前胡1.5克，桔梗1.5克，牛蒡子3克，葱白2节。服2剂后，高热未退，喘促未平，周身皮肤微润，抽风减少，舌质仍红，苔转微黄，脉微数，原方去桔梗、葱白，加钩藤3克以息风，苏子2.4克，莱菔子3克，1剂后高热平，喘促、抽风止，神志逐渐清醒，调理而愈。

六、大青龙汤

【组成及服法】

麻黄六两，桂枝二两，杏仁四十枚，生姜三两，大枣十枚，石膏（如鸡子大），炙甘草二两。

先煮麻黄，去上沫，后煎其余药物，去滓，分温服，取微似汗。服后汗出，不可再次服用。

【治则及方解】

病机：外受风寒，内有郁热。

治则：解表散邪，清宣肺热。

方义：本方为麻黄汤重用麻黄，加石膏、生姜、大枣而成。方中以麻黄汤加生姜辛温发散，而除表闭；石膏辛寒，清泻在里之蕴热而止烦躁；大枣甘温培中，以资汗源，且调和诸药。

【辨证指要】

大青龙汤证多表现为伤寒表实和阳热内郁之证。多见恶寒发热，身痛或重，不汗出而烦躁，脉浮紧或浮缓。其所治烦躁由表实不解，阳气内郁，郁而化热所致，与阳明热证烦躁而兼有烦渴者不同。

【仲景原文】

《伤寒论》第38条：太阳中风，脉浮紧，发热恶寒，身疼痛，不汗出而烦躁者，大青龙汤主之；若脉微弱，汗出恶风者，不可服之，服之则厥逆，筋惕肉瞤，此为逆也。

《伤寒论》第39条：伤寒脉浮缓，身不疼，但重，乍有轻时，无少阴证者，大青龙汤发之。

《金匮要略·痰饮咳嗽病脉证并治第十二》：病溢饮者，当发其汗，大青龙汤主之，小青龙汤亦主之。

【注家新论】

1.许宏《金镜内台方议》:故用麻黄为君,而散浮紧之脉;桂枝为臣,而治不汗之风;杏仁、甘草、生姜、大枣合而为使,石膏为佐,而解风寒之并于经而加烦躁者也。

2.尤在泾《金匮要略心典》:大青龙合桂、麻而去芍药,加石膏,则水气不甚而挟热者宜之,倘饮多而寒伏,则必小青龙为当也。

【医案举例】

1.李某,女,32岁。因冬天用冷水洗衣物后,自觉寒气刺骨,自此便发现两手臂肿胀疼痛,沉重难以抬举,现症:形体盛壮,脉浮弦,舌质红绛苔白。本证属水寒之邪郁遏阳气,津液不得流畅的"溢饮"证。仲景云:"病溢饮者,大青龙汤主之,小青龙汤亦主之。"用大青龙汤以解表散邪,清宣肺热。方药:麻黄10克,桂枝6克,生石膏6克,杏仁10克,生姜10克,大枣2枚,炙甘草6克。服药1剂,得汗出而解。

2.程某,男,58岁。自觉心烦,全身疼痛,难以转侧,发热,恶寒,无汗,精神倦怠,神志模糊,脉浮微数,辨为大青龙汤证,双解表里邪热。方药:生石膏30克,麻黄、桂枝、杏仁、生姜各9克,炙甘草6克,大枣5枚,水煎服。因其年龄较大,不可发汗太过,以防伤阳,嘱其分三次服药,如得汗出,即停服。服药两次,全身微汗出而病愈。

七、小青龙汤

【组成及服法】

麻黄、干姜、芍药、细辛、炙甘草、桂枝各三两，五味子半升，半夏半升。

先煮麻黄，去上沫，后煎其他药物，去滓，分温服。

【治则及方解】

病机：外受风寒，内停水饮。

治则：温肺化饮，解表散邪。

方义：麻黄、桂枝外解表邪；细辛、半夏、干姜温化水饮；芍药味酸，敛营阴而防汗出太过；炙甘草补中土以胜水；五味子敛肺气；加入干姜之辛以防五味子之酸敛。

【辨证指要】

小青龙汤为治外寒内饮之良方。既可治表寒内饮之证，亦可治寒水内蓄而无表寒者。临床上，寒饮咳喘之证，无论表证有无，皆可用之。辨证指要为：咳嗽，喘息，痰多而清稀，恶寒，特别是背部有明显的寒凉感；干呕，甚则呕吐清水，多因咳而诱发，苔白滑，脉浮紧，或弦滑、细滑、弦细；不渴，或发热，一般热势不高。

本方不可久服，久服恐伐肾根。若病情缓解后，即以苓桂术甘汤调理善后。下虚人误用本方，能引起冲气上逆，而出现手足厥逆，气从少腹上冲胸咽，手足痹，面部翕热如醉状等症。

【仲景原文】

《伤寒论》第 40 条：伤寒表不解，心下有水气，干呕，发热而咳，或渴，或利，或噎，或小便不利，少腹满，或喘者，小青龙汤主之。

《伤寒论》第 41 条：伤寒心下有水气，咳而微喘，发热不渴，服汤已渴者，此寒去欲解也，小青龙汤主之。

《金匮要略·痰饮咳嗽病脉证并治第十二》：病溢饮者，当发其汗，大青龙汤主之，小青龙汤亦主之。

《金匮要略·痰饮咳嗽病脉证并治第十二》：咳逆倚息不得卧，小青龙汤主之。

《金匮要略·妇人杂病脉证并治第二十二》：妇人吐涎沫，医反下之，心下即痞，当先治其吐涎沫，小青龙汤主之。涎沫止，乃治痞，泻心汤主之。

【注家新论】

1. 方有执《伤寒论条辨》：夫风寒之表不解，桂枝、麻黄、甘草所以解之；水寒之相搏，干姜、半夏、细辛所以散之；然水寒欲散而肺欲收，芍药、五味子者，酸以收肺气之逆也。然则是汤也，乃直易于散水寒也。其犹龙之不难于翻江倒海之谓欤？

2. 许宏《金镜内台方议》：以麻黄为君，桂枝为臣，芍药行荣，而散表邪。干姜、细辛、半夏之辛为使，而行水气止呕咳，以五味子之酸而敛肺之逆气，以甘草之甘而和诸药为佐。

【医案举例】

李某，男，5岁。夜间感冒风寒，咳嗽痰黏，声音嘶哑，涎壅痰鸣，气急鼻煽，烦躁不安，大小便不利，脉右伏，左弦细，辨为内有水饮，外受风寒之证，与小青龙汤原方。方药：桂枝3克，白芍15克，半夏15克，干姜3克，细辛3克，炙麻黄3克，炙甘草3克，五味子3克。1剂而喘平，2剂咳止，大小便通利。

八、麻黄细辛附子汤

【组成及服法】

麻黄二两，炮附子一枚，细辛二两。

先煮麻黄，去上沫，再与其余药物同煎，去滓，分温服。

【治则及方解】

病机：太少两感。

治则：温经解表。

方义：方中麻黄解表邪，附子温肾阳，细辛气味辛温雄烈，既可佐附子温经，又可助麻黄解表，三药合用，补散兼施，共奏温经解表之功。

【辨证指要】

麻黄细辛附子汤为温阳散寒之剂，对于阳虚外感风寒之证，均可辨证使用。本方所治之证既有少阴里虚，又见太阳表实。若服后病不愈，此为阳虚抗邪无力，不能祛邪外出，当用四逆汤先救其里。

本方不但能温阳散寒，还能温经除痹。并不仅用于少阴兼表证，也不一定必见发热。反复发作的风寒头痛、齿痛、关节痛亦都可用本方加减治之。

【仲景原文】

《伤寒论》第301条：少阴病，始得之，反发热，脉沉者，麻黄细辛附子汤主之。

【注家新论】

1. 成无己《注解伤寒论》：《内经》曰，寒淫于内，治以甘热，佐以苦辛，以辛润之。麻黄之甘，以解少阴之寒，细辛、附子之辛，以温少阴之经。

2. 许宏《金镜内台方议》：故用附子为君，以温经散寒；细辛之辛，以散少阴之寒邪为臣；麻黄能发汗，用之为佐使。以此三味之剂发汗，非少阴则不敢用之。

【医案举例】

张某，男，41岁。素体肾元亏虚，淋雨后得病，初起发热恶寒，头痛体痛，嗜睡，兼见渴喜热饮，脉沉细而紧，舌质青紫，苔白滑。辨为太少两感，以麻黄细辛附子汤，温经解表，扶正祛邪。方药：附子30克（先煎），麻黄10克，细辛6克，桂枝12克。服上方1剂即汗，身热退，尚觉头晕，咳嗽，精神差，此为表邪虽解，肺寒尚未肃清，阳气尚虚，以四逆汤合二陈汤加细辛、五味子，以温阳祛寒，散寒化饮。方药：附子50克（先煎），干姜20克，甘草10克，陈皮10克，法半夏12克，茯苓12克，细辛3克，五味子3克。

1剂尽，咳嗽止，精神恢复而痊愈。辨证分析：本证由于素体肾气亏虚，阳虚无力卫外，以至风寒邪气乘虚直中少阴，阻塞真阳运行之机，而成本证。

九、麻黄附子甘草汤

【组成及服法】

麻黄二两，炮附子一枚，炙甘草二两。

先煎煮麻黄，去上沫，后与其余药物同煎，去滓，分温服。

【治则及方解】

病机：素体阳虚，复感外邪。

治则：温补阳气，解表散邪。

方义：本方为麻黄细辛附子汤去细辛加炙甘草而成。因病情较麻黄细辛附子汤证为轻为缓，故去辛窜之细辛，加入甘缓之炙甘草，缓麻黄辛散之性，防其发汗太过。

【辨证指要】

麻黄附子甘草汤临床运用基本与麻黄细辛附子汤相同。可以用本方治疗肺源性心脏病、冠心病心律失常、病态窦房结综合征、肾炎水肿等病。

【仲景原文】

《伤寒论》第302条：少阴病，得之二三日，麻黄附子甘草汤微发汗。以二三日无证，故微发汗也。

【注家新论】

1.成无己《注解伤寒论》：麻黄、甘草之甘，以散表寒，附子之辛，以温寒气。

2.方有执《伤寒论条辨》：虽曰微发汗，而用甘草以易细辛，盖亦和解之意也。

【医案举例】

张某，女，24岁。半月前因感冒，引起发热，恶寒，咽喉痛，眼睑及两脚浮肿，尿少，腰痛，日渐加重，纳呆。双脚极度浮肿，踝关节不见，皮肤发凉，皮肤皱纹消失，眼睑浮肿。舌质淡，边有齿痕，苔白滑，脉关滑尺沉紧。本病为正水，辨为太少两感，治以麻黄附子甘草汤解表温里，化气行水。方药：麻黄9克，炮附子3克，炙甘草6克。服1剂后，尿量增多，小腿及足部浮肿去大半。服3剂后，浮肿全消，纳增，随访1年无复发。

十、麻黄连轺赤小豆汤

【组成及服法】

麻黄二两,连轺(连翘根)二两,炙甘草二两,生姜二两,赤小豆一升,生梓白皮一升,杏仁四十个,大枣十二枚。

先煮麻黄,去上沫,再与其余药物同煎,去滓,分温三服。

【治则及方解】

病机：寒邪外束，湿热内蕴。

治则：解表散邪，清热利湿。

方义：本方为麻黄汤去桂枝加味而成。用麻黄汤发汗解表，恐桂枝助热，而去之，加连翘清热透表；赤小豆化瘀利湿；生梓白皮达皮而清湿热；姜、枣调营卫而补正。生梓白皮可以用桑白皮代之，或加茵陈清热利湿以退黄。若表证除，则去麻黄、生姜等辛温之品，本方不宜久服。

【辨证指要】

本方是表里双解剂，外解表邪郁闭，内清湿热蕴结，适用于湿热发黄而又兼表证者。临床上除治疗急性黄疸型肝炎外，可广泛用于消化、泌尿、神经、循环、呼吸等各系统疾病。

【仲景原文】

《伤寒论》第262条：伤寒瘀热在里，身必黄，麻黄连轺赤小豆汤主之。

【注家新论】

1. 成无己《注解伤寒论》曰：湿上甚而热，治以苦温，佐以甘平，以汗为故止，此之谓也。又煎用潦水者，亦取其水味薄，则不助湿气。

2. 方有执《伤寒论条辨》：麻黄、甘草、杏仁利气以散寒，麻黄汤中之选要也；连轺、小豆、梓皮行湿以退热，去瘀散黄之领袖也；姜、枣益土，为克制；潦水无力不助湿。

【医案举例】

1. 高某，男，17岁。全身皮疹，色红成片，奇痒难忍，用手搔之，则有划痕且高出皮肤。多方治疗无效。现症：全身遍布红疹，瘙痒难忍，微恶风寒，小便短赤不利，舌质淡，苔白腻，脉浮弦。辨为风湿客表，阳气怫郁化热。处以麻黄连轺赤小豆汤，以解表散邪，清热利湿。方药：麻黄9克，连翘9克，生姜12克，炙甘草3克，杏仁9克，桑白皮9克，赤小豆30克，大枣7枚。2剂后，微汗出而瘥。

2. 沈某，女，8岁。近日来外感风寒而见咳喘，并起疹块，点状，色红，迅速满布全身，瘙痒难忍，抓之更甚，身体灼热，不寐，舌苔白，脉细，处以麻黄连轺赤小豆汤加僵蚕、荆芥炭。服1剂后，病减大半，当夜即能熟睡。服药2剂疹子消失，随访未复发。

十一、麻黄加术汤

【组成及服法】

麻黄二两，桂枝二两，炙甘草一两，杏仁七十个，白术四两。

先煮麻黄，去上沫，与其余药物同煎，去滓，覆取微似汗。

【治则及方解】

病机：寒湿外侵，寒湿在表。

治则：发汗散寒，祛风除湿，温经止痛。

方义：本方治疗寒湿在表的风湿病。方中之麻黄汤可发汗散寒，温通经脉止痛。白术"主风寒湿痹与止汗"（《神农本草经》），一防麻黄汤过汗，二可祛除肌腠湿邪。喻嘉言指出，麻黄得术虽发汗而不致多汗，术得麻黄可并行表里之湿，下趋水道。仲景时代苍术、白术不分，直至南北朝《本草经集注》才有苍术、白术之别。苍术味偏辛，祛湿力较强；白术味偏甘，健脾为胜。本方苍术、白术并用，效果更佳。

【辨证指要】

此方为治疗寒湿在表之代表方，寒湿在表的辨证要点是身烦疼或重痛。以方测证还当有无汗，恶寒，发热，苔白滑，脉象浮紧或弦紧等太阳表证。

【仲景原文】

《金匮要略·痉湿暍病脉证治第二》：湿家身烦疼，可与麻黄加术汤发其汗为宜，慎不可以火攻之。

【注家新论】

1. 魏念庭《金匮要略方论本义》：麻黄散太阳表寒，桂枝祛太阳表湿，杏仁降泄逆气，甘草、白术燥补中土，更以取微汗，为治表之金针，此固以之治表邪也，而内因之湿为寒因为热因，俱兼里而无妨碍矣。

2. 李彣《金匮要略广注》：麻黄、桂枝发邪于表，杏仁利气于中。然恐过于发散，故加甘草，甘以缓之，所以缓麻黄之峻烈也。白术苦以燥之，所以燥脾土之湿滞，且白术益脾，又有无汗则发，有汗则止之功。

【医案举例】

单某，女，40岁。初冬时节因淋雨后，发热，恶寒，周身疼痛而酸重，头痛如裹，少汗，舌苔白而滑，脉浮紧。此为寒湿在表证。治当发汗解表，除湿散寒，方用麻黄加术汤加味。方药：麻黄6克，桂枝6克，杏仁10克，甘草4克，苍术12克，生姜3片，大枣3枚。4剂，水煎服。苍术与白术均能健脾燥湿，白术以补脾益气为主，补胜于散，能止汗；苍术以燥湿健脾为主，散多于补，能发汗。

十二、麻黄杏仁薏苡甘草汤

【组成及服法】

麻黄半两，炙甘草一两，薏苡仁半两，杏仁十个。
水煎服，日1剂，分两次温服。取微汗，避风。

【治则及方解】

病机：风湿在表，郁而化热。
治则：轻清宣化，祛风除湿。
方义：麻黄、杏仁、炙甘草宣散在表之风湿，而不致过汗；薏苡仁偏于凉散，一可清热，二可监制麻黄之热，三可透散湿邪于表。轻清宣化，一体现在麻黄仅半两，且无桂枝，配伍杏仁、炙甘草宣散风湿于表；二用散剂，令微汗，风湿俱去。

【辨证指要】

本方为风湿在表，有化热、化燥倾向之证，除主症外，以发热午后为重、无汗、恶风为特征。

【仲景原文】

《金匮要略·痉湿暍病脉证治第二》：病者一身尽疼，发热，日晡所剧者，名风湿。此病伤于汗出当风，或久伤取冷所致也，可与麻黄杏仁薏苡甘草汤。

【注家新论】

李彣《金匮要略广注》：麻黄发表，杏仁利气。甘草和荣卫，又以缓麻黄之迅烈。薏仁去湿，入肺、脾二经，肺主通调水道，脾土既燥，则自能制湿矣。

【医案举例】

1. 患者，男，70岁。头晕，恶寒，四肢沉重，午后2~3点发热，高至38℃，晚上则至39℃以上，苔白腻，脉滑细数。辨为太阳与阳明合病，湿热郁表，治以麻黄杏仁薏苡甘草汤加味。方药：麻黄10克，杏仁6克，薏苡仁18克，炙甘草6克，苍术15克。服1剂后，小便增多，日晡未见身热，尚有微恶寒，服第2剂后，症状全消。

2. 王某，男，36岁。汗出风吹后，发热，10余日不解，下午热势增剧，全身重着疼痛，恶寒，无汗，伴咽痛，红肿，咳嗽，痰白黏稠，舌苔白腻，脉濡缓略浮。辨为风湿在表，郁而化热。治以轻清宣化，解表祛湿清热，方用麻黄杏仁薏苡甘草汤加味。方药：麻黄、杏仁各10克，薏苡仁40克，甘草5克，秦艽8克。水煎服。服1剂后，微汗出而热退身安，咽不痛，再服2剂，以巩固疗效。

十三、麻黄附子汤

【组成及服法】

麻黄三两，炮附子一枚，甘草二两。

先煎麻黄，再煎取其余药物，分温服。

【治则及方解】

病机：肺、脾、肾三脏功能失调，以肾阳虚为主。

治则：发汗散湿，温肾助阳。

方义：麻黄附子汤即麻黄附子甘草汤。方中麻黄发汗以去水，附子温经助阳，甘草缓解和中。诸药合用，标本兼顾，扶正祛邪。

【辨证指要】

麻黄附子汤有温经发汗之功，适用于肾阳虚之正水，症见：腹满，浮肿，咳喘，小便不利，脉沉小。现代常用本方治疗急慢性肾炎、肺心病之浮肿咳喘等属于肾阳虚不能化气行水，水寒射肺者。小便不利者加桂枝、茯苓；浮肿甚者加白茅根、浮萍、防己。

【仲景原文】

《金匮要略·水气病脉证并治第十四》：水之为病，其脉沉小，属少阴；浮者，为风；无水虚胀者，为气。水发其汗即已，脉沉者宜麻黄附子汤；浮者宜杏子汤。

【医案举例】

覃某，女，55岁。初病眼睑浮肿，继则全身肿胀，指压有凹陷，行动困难，不欲饮食，大便溏薄，小便不利，脉象沉小。服五苓散、济生肾气丸之药无效。辨证分析：虽然本病起病类似风水，但无恶风等表证，且脉不浮而沉小，辨为正水。治宜温肾助阳，宣肺散水，方用麻黄附子汤原方。服药后，即汗出，虽全身舒适，但水肿未消。继用五苓散合肾气丸，5 剂后，小便清长，10 天后，肿胀消失，痊愈。

十四、麻黄升麻汤

【组成及服法】

麻黄二两半，升麻一两一分，芍药六铢，天门冬六铢，桂枝六铢，当归一两一分，知母十八铢，黄芩十八铢，葳蕤十八铢，茯苓六铢，白术六铢，炙甘草六铢，石膏六铢，干姜六铢。

先煎麻黄，去上沫，后入其余药物，去滓，分温服。

【治则及方解】

病机：表邪不解，气郁不伸，上热下寒。

治则：发越郁阳，温暖脾阳。

方义：方中重用麻黄发越郁阳，升麻升达阳气，与麻黄相伍升发郁阳；石膏清肝中郁热，并监制阳药发越太过；当归补血活血，生阴血；白术、茯苓健脾益气；黄芩清热；芍药养肝阴；葳蕤、知母、天门冬滋肝阴，使阴以涵阳，阳气不郁；干姜温脾散寒；桂枝温补阳气；炙甘草益气，一以发越郁阳而不伤阳，二以清肝热而不寒凝，三则益气补阳，且能调和诸药。

【辨证指要】

麻黄升麻汤为清上温下，发越郁阳之剂。本方药味多，剂量小，寒热并用，攻补兼施，重在宣发郁阳，扶正达邪。用于治疗外感温热病后期邪陷于里，阳郁不伸，上热下寒，寒热错杂之证。

【仲景原文】

《伤寒论》第 357 条：伤寒六七日，大下后，寸脉沉而迟，手足厥逆，下部脉不至，喉咽不利，唾脓血，泄利不止者，为难治，麻黄升麻汤主之。

【注家新论】

1. 张锡驹《伤寒直解》：麻黄、升麻启在下之阴，以上通于阳；当归、芍药、天冬、葳蕤治阴以止脓血；干姜、桂枝助阳以止泄利；知母、黄芩降火热而利咽喉；苓、术、甘草益中土，以培血气之本；石膏质重，引麻黄、升麻直从里阴而透达于肌表。阳气下行，阴气上升，阴阳和而汗出愈矣。

2. 尤在泾《伤寒贯珠集》：方用麻黄、升麻，所以引阳气发阳邪也，而得当归、知母、葳蕤、天冬之润，则肺气已滋，而不蒙其发越之害矣。桂枝、干姜，所以通脉止厥也，而得黄芩、石膏之寒，则中气已和，而不被其燥热之烈矣。其芍药、甘草、茯苓、白术则不特止其泄利，抑以安中益气，以为通上下和阴阳之用耳。

【医案举例】

李某，女，22岁。咳嗽半月未治疗，近日咳嗽加剧，自汗乏力，恶寒，发热，腹痛自利，手足逆冷，咽痛异常。3日后，咳吐脓血，脉轻取微数，尺部略重，本证寒热难分，遂与麻黄升麻汤。方药：麻黄6克，升麻3克，当归5克，知母2克，黄芩3克，玉竹3克，白芍2克，天门冬1克，桂枝1克，茯苓2克，甘草1克，生石膏3克，白术1.5克，干姜1.5克。1剂，微汗出，手足温暖，自利。第二日脉趋平和。后以五味异功散合生脉散治之，数剂而安。

十五、射干麻黄汤

【组成及服法】

射干十三枚，麻黄四两，生姜四两，细辛、紫菀、款冬花各三两，五味子半斤，大枣七枚，半夏半升。

先煎麻黄，去上沫，后入其余药物，分温服。

【治则及方解】

病机：寒饮郁肺，肺气失宣，痰阻气逆。

治则：散寒宣肺，降逆化痰。

方义：方中射干开结消痰、利咽喉、开提肺气，善治痰鸣气喘；麻黄宣肺平喘化痰；生姜、细辛、半夏辛温宣肺，降逆逐饮；五味子收敛肺气，防他药宣散太过；紫菀、款冬花降气止咳化痰；生姜、大枣调和营卫。

【辨证指要】

本方临床常用于治疗哮喘、肺胀等肺系病证，临床以咳喘、喉中痰鸣、咳痰色白为使用依据，若咳痰色黄当慎用或加减运用。若患者胸膈满闷较重，可加杏仁、厚朴；若痰涎壅盛，可加紫苏子、浙贝母；喘甚不能平卧，可加葶苈子；兼见水肿，可加桑白皮、葶苈子；汗多，可加白芍；痰黄、口渴、舌红苔黄，则去干姜、细辛，加黄芩、桑白皮。

需要注意的是，对于哮喘反复发作者，本方为发时治标之剂，病情缓解后应扶正培本，并指导患者饮食起居调理，以巩固疗效，防止复发，或减轻复发频率与程度。

【仲景原文】

《金匮要略·肺痿肺痈咳嗽上气病脉证治第七》：咳而上气，喉中水鸡声，射干麻黄汤主之。

【注家新论】

程林《金匮要略直解》：《内经》曰，肺苦气上逆，急食苦以泄之。射干、紫菀之苦，所以泄逆气也。以辛泻之，麻黄、细辛、生姜、半夏、款冬之辛，所以泻风邪也。以酸收之，以酸补之，五味之酸以补不足。虚则补其母，大枣之甘所以补母。

【医案举例】

李某，男，49岁。受寒后咳喘，喉中痰鸣，白黏痰，不能平卧，量多，头痛，背痛，口干不思饮，苔白腻，脉浮弦。证属外寒内饮，与射干麻黄汤。方药：麻黄12克，射干10克，款冬花 10 克，紫菀 10 克，五味子 10 克，清半夏 15 克，细辛 10 克，生姜 12 克，大枣 4 枚。3 剂后，咳喘减，稍能平卧。因其口渴较为明显，且汗出较多，加生石膏 45 克，服 7 剂后，咳喘明显减轻，可以平卧。

十六、厚朴麻黄汤

【组成及服法】

厚朴五两，麻黄四两，小麦一升，石膏如鸡子大，杏仁半升，半夏半升，干姜二两，细辛二两，五味子半升。

先煎小麦，熟，去滓，后煎其他药物，去滓，分两次服用。

【治则及方解】

病机：内饮外寒，郁而化热，上迫于肺，肺气胀满。

治则：散饮降逆，止咳平喘。

方义：方中厚朴、杏仁止咳降气以治其标；麻黄宣肺平喘，配石膏发散水气；干姜、细辛、五味子、半夏温肺化饮止咳、降逆平喘；小麦安中益气。

【辨证指要】

本方主要治寒饮夹热之证，病位近于上，近于表。主症见咳喘，胸满，烦躁，咽喉不利，痰声辘辘，但头汗出，咳逆倚息不能平卧，舌苔滑，脉浮等。

临床上常用于急慢性气管炎、哮喘等出现饮邪夹热郁肺之证。若有表寒证可加桂枝；喘甚倚息不得卧可加葶苈子；无烦躁口渴可去石膏；腹胀不思饮食可加大腹皮、鸡内金、焦三仙等；咳痰黄稠则去干姜、细辛，加竹沥、桑白皮。

【仲景原文】

《金匮要略·肺痿肺痈咳嗽上气病脉证治第七》：咳而脉浮者，厚朴麻黄汤主之。

【注家新论】

1. 徐忠可《金匮要略论注》：咳而脉浮，则表邪居多，但此非在经之表，乃邪在肺家气分之表也，故以小青龙去桂、芍、草三味，而加厚朴以下气，石膏以清热，小麦戢心火而安胃。

2. 吴谦《医宗金鉴》：咳者，水寒射肺也。脉浮者，停水而又挟风以鼓之也。麻黄去风散肺逆，与半夏、细辛、干姜、五味子、石膏同用，即前小青龙加石膏，为解表行水之剂也。然土能制水，而地道壅塞，则水亦不行，故用厚朴疏敦阜之土，使脾气健运，而水自下泄矣。杏仁下气去逆，小麦入心经能通火气，以火能生土助脾，而共成决水之功也。

【医案举例】

1. 李某，男。素有哮喘，发作时胸满烦躁，咳痰黄稠，呼吸不利，有哮鸣音，口干口渴，舌红苔黄，脉浮数。定喘汤服后，咳痰好转，但哮喘仍发。服定喘汤后咳痰好转，哮喘仍发，说明热势减轻而伏饮仍在，此为寒饮夹热郁肺之哮证。治宜散寒化饮，宣肺平喘，兼以清热，方用厚朴麻黄汤。方药：厚朴10克，麻黄3克，法半夏10克，干姜3克，细辛2克，五味子2克，杏仁10克，生石膏10克，小麦 10 克。3 剂，水煎服。服 3 剂，咳喘止。

2. 董某，男，1 岁。经常患肺炎，素多贪食，7 日前，感冒后，腹胀，发热，咳嗽，夜间较重，呕吐痰涎，不思饮食，指纹沉滞，舌苔薄白稍厚腻，脉浮滑。辨为伤食停饮夹感冒，治以厚朴麻黄汤加减。方药：厚朴 3 克，杏仁 2 克，半夏 1 克，细辛 0.2 克，麻黄 3 克，生石膏 15 克，五味子 0.5 克，小麦 6 克，瓜蒌皮 6 克，焦三仙 10 克。水煎分服。2 剂后，咳嗽明显减轻，腹胀好转，食欲稍增。又服上方 2 剂而愈。

十七、甘草麻黄汤

【组成及服法】

甘草二两，麻黄四两。

先煎麻黄，去上沫，后入甘草同煎，如不出汗，再服。服药期间慎风寒。

【治则及方解】

病机：脾失健运，水湿泛溢。

治则：发表散湿，温化水邪。

方义：湿性黏滞重着，故用麻黄强力发汗以散水；甘草缓麻黄峻汗之力，使其微微汗出，风湿俱去，从而水去肿消。

【辨证指要】

甘草麻黄汤证属皮水表实。症见无汗，身肿，口不渴，咳嗽气喘，小便不利，治用甘草麻黄汤宣肺利水。

【仲景原文】

《金匮要略·水气病脉证并治第十四》：里水，越婢加术汤主之；甘草麻黄汤亦主之。

【注家新论】

1.吴谦《医宗金鉴》：皮水表虚有汗者，防己茯苓汤固所宜也；若表实无汗有热者，则当用越婢加术汤；无热者，则当用甘草麻黄汤，发其汗使水外从皮去也。

2.曹颖甫《金匮发微》：里水一证，用越婢加术，使水湿与里热悉从汗解，前文已详言之矣。此节特补出甘草麻黄汤方治，用麻黄汤之半以发表汗为急务，盖专为无里热者设也。

【医案举例】

王某，男，3岁。一周前发热，咽痛，治疗后热退，因汗出过多，其母用凉毛巾揩之，之后突然出现眼睑和脸部浮肿，诊为急性肾炎。西药效差，转中医诊治。现症：目下有卧蚕，全身浮肿，以头面和下肢为甚，睾丸肿大如小杯，尿几闭，不欲饮食，呼呼作喘，此为《金匮要略》"气强则为水""风气相击"，与甘草麻黄汤发表散湿，温化水邪。方药：麻黄15克，甘草15克。水煎，少量频服。半小时后，第一次排尿（300ml），又隔半小时，第二次排尿（700ml），喘促减，嘱其尽剂，夜间服5～6次，次日清晨，肿消，全身渍渍汗出，改用培土利湿法以善其后。

十八、半夏麻黄丸

【组成及服法】

半夏、麻黄各等分。

筛末，炼蜜为丸，每次 3 丸，每日 3 次。

【治则及方解】

病机：水逆凌心，心阳被遏。

治则：宣阳通气，降逆除饮。

方义：方中麻黄宣发太阳之气而泄水；半夏蠲饮而降逆，以达宣通阳气、除饮降逆之功效，但阳气不能过发，停水不易速消，故以丸剂小量服用，缓缓图之。

【辨证指要】

半夏麻黄丸主治心悸由饮盛阳郁所致者。由于脾胃运化失常，水津不得四布，水饮停留，饮邪上凌于心，遏阻心阳，导致以心下悸动为主症，兼见胸脘痞闷、咳喘、呕吐清稀痰涎等肺气闭郁，胃失和降之表现。

炙甘草汤与半夏麻黄丸均可治疗心悸、气短。炙甘草汤证伴见虚羸少气，懒言，神疲，自汗或盗汗，舌瘦小，光红少苔，脉结代等心阴阳气血两虚之象。半夏麻黄丸证伴见心悸怔忡，胸满气短，舌体胖大，苔白腻，脉结等水逆凌心，心阳不振被遏之象。

【仲景原文】

《金匮要略·惊悸吐衄下血胸满瘀血病脉证治第十六》：心下悸者，半夏麻黄丸主之。

【注家新论】

1.唐容川《金匮要略浅注补正》:《伤寒论》心下悸用桂枝以宣心阳,用茯苓以利水邪,此用半夏、麻黄,非故歧而二之也。盖水气凌心则心下悸,用桂枝者,助心中之火以敌水也;用麻黄者通太阳之气以泄水也。彼用茯苓,是从脾利水,以渗入膀胱,此用半夏,是从胃降水,以抑其冲气,冲降则水随而降。方意各别,学者正宜钩考,以尽治法之变。

2.曹颖甫《金匮发微》:半夏麻黄丸用生半夏以去水,生麻黄以发汗,不治悸而悸当自定,所以用丸者,欲其缓以攻之。盖因水气日久化为黏滞之湿痰,非如暴感之证,水气尚清,易于达毛孔而为汗也。

【医案举例】

李某,女,39岁。自觉心悸怔忡,气短,胸部胀闷,舌苔白腻,脉结。服炙甘草汤方无效,故改用瓜蒌薤白剂益气通阳,宣痹散结,无效。后辨为水饮凌心证,治以蠲饮通阳,降逆定悸,方用半夏麻黄丸加味。方药:麻黄9克,半夏12克,茯苓15克。2剂,水煎服。因阳气不可过发,且凌心之水不易速消,改用丸剂,缓缓图之,半夏100克,麻黄100克,炼蜜为丸,早晚各服6克,服药两个月后痊愈。

第三章　白虎汤类方

一、白虎汤

【组成及服法】

知母六两，石膏一斤，炙甘草二两，粳米六合。

石膏先煎半小时，再加入其余药物，米熟后，去滓，分温服。

【治则及方解】

病机：无形邪热炽盛，充斥表里。

治则：辛寒清热。

方义：方中石膏辛甘寒，清肺胃之邪热；知母苦寒而润，清阳明胃热，生津除烦而止渴，二者相伍，清阳明燥热而保胃津；粳米益胃顾津，炙甘草和中，制约知母、石膏，防其苦寒伤气，且调和诸药。

【辨证指要】

白虎汤是阳明经证的主方，具有辛寒清热之功，关于其主症，后世归纳为身大热、大汗出、大烦渴、脉洪大，对临床有着重要指导意义。

　　本方既能清肺胃之热，又具有滋阴润燥之功，无论外感内伤，只要辨证符合里热炽盛这一病机即可应用。使用时应注意剂量、煎服法及加减变化。凡治外感病，石膏当打碎先煎，并用量宜大。

【仲景原文】

　　《伤寒论》第 176 条：伤寒，脉浮滑，此表有热，里有寒，白虎汤主之。

　　《伤寒论》第 219 条：三阳合病，腹满身重，难以转侧，口不仁，面垢，谵语，遗尿。发汗则谵语，下之则额上生汗，手足逆冷。若自汗出者，白虎汤主之。

　　《伤寒论》第 350 条：伤寒，脉滑而厥者，里有热，白虎汤主之。

【注家新论】

　　1. 方有执《伤寒论条辨》：知母、石膏，辛甘而寒，辛者金之味，寒者金之性，辛甘且寒，得白虎之体焉。甘草、粳米，甘平而温，甘取其缓，温取其和，缓而且和，得伏虎之用焉。饮四物之成汤，来白虎之嗥啸。阳气者，以天地之疾风名也。汤行而虎啸者，同气相求也。虎啸而风生者，同声相应也。风生而热解者，物理必至也。抑尝以此合大小青龙、真武而论之，四物者，四方之通神也，而以命方，盖谓化裁四时，神妙万世，名义两符，实自然而然者也。

2. 王子接《绛雪园古方选注》：白虎汤，治阳明经表里俱热，与调胃承气汤为对峙，调胃承气导阳明腑中热邪，白虎泄阳明经中热邪。石膏泄阳，知母滋阴，粳米缓阳明之阳，甘草缓阳明之阴。因石膏性重，知母性滑，恐其疾趋于下，另设煎法，以米熟汤成，俾辛寒重滑之性得粳米、甘草载之于上，逗留阳明，成清化之功。名曰白虎者，虎为金兽，以明石膏、知母之辛寒，肃清肺金，则阳明之热自解，实则泻子之理也。

【医案举例】

汪某，男，56岁。因感冒发热，高达38℃。曾屡进西药退热剂，旋退旋起，持续高热10日。现症：口渴，汗出，咽痛，脉浮大，舌质红，苔薄黄。辨为热入阳明经，因处白虎汤加味以治。方药：生石膏60克，粳米12克，炙甘草9克，知母12克，鲜芦根30克，鲜白茅根30克（后下），连翘12克。水煎米熟汤成，温服。服2剂后，体温降至38℃以下，石膏降至45克，续进2剂，体温降至37.4℃。续进2剂，体温复常，口不渴，舌苔退，以补气健脾药善后。

二、白虎加人参汤

【组成及服法】

知母六两，石膏一斤，炙甘草二两，粳米六合，人参三两。

石膏先煎半小时，再加入其余药物，米熟后，去滓，分温服。

【治则及方解】

病机：阳明热邪炽盛，津气两伤。

治则：清热生津，益气养阴。

方义：方中石膏辛甘寒，清肺胃之邪热；知母苦寒而润，清阳明胃热，生津除烦而止渴；人参益气而生津；粳米补中益气而生津，与人参相伍，使津复热退；炙甘草补气和中，并制知母、石膏苦寒之性，且调和诸药。

【辨证指要】

本方由白虎汤加人参而成。重在清泄邪热，益气生津，为清补合用之剂。对阳明热证气阴两伤者，具有满意疗效。临床上以壮热，烦渴，大汗，舌红少津，脉洪大而芤为指征，严重者伴有少气懒言，精神疲惫。

【仲景原文】

《伤寒论》第26条：服桂枝汤，大汗出后，大烦渴不解，脉洪大者，白虎加人参汤主之。

《伤寒论》第168条：伤寒，若吐、若下后，七八日不解，热结在里，表里俱热，时时恶风，大渴，舌上干燥而烦，欲饮水数升者，白虎加人参汤主之。

《伤寒论》第169条：伤寒无大热，口燥渴，心烦，背微恶寒者，白虎加人参汤主之。

《伤寒论》第170条：伤寒脉浮，发热无汗，其表不解，不可与白虎汤；渴欲饮水，无表证者，白虎加人参汤主之。

《伤寒论》第222条：若渴欲饮水，口干舌燥者，白虎加人参汤主之。

《金匮要略·痉湿暍病脉证并治第二》：太阳中热者，暍是也，汗出恶寒，身热而渴，白虎加人参汤主之。

【注家新论】

1.方有执《伤寒论条辨》：所以用白虎两解表里之热，加人参润其燥而消其渴也。

2.陈修园《长沙方歌括》：主以石膏之寒以清肺，知母之苦以滋水，甘草、粳米之甘，人参之补，取气寒补水以制火，味甘补土而生金，金者水之源也。

【医案举例】

1.李某，男，55岁。口渴多饮，饮后复渴，饮不解渴。尿糖（＋），血糖高于正常。症见：渴而能饮，纳食少，大便不秘结，小便黄赤而利，脉软大，舌光红无苔。此病属"上消"，辨为肺胃热盛，气阴两伤，治以清上中之热而滋气阴之虚。方药：生石膏40克，知母10克，人参10克，天花粉10克，甘草6克，粳米一大撮。服5剂后，口渴大减，体力与精神好转，血糖、尿糖仍高于正常，但较前有所减轻，转方用益气养阴为法，用沙参12克，麦门冬30克，天花粉10克，太子参15克，甘草6克，知母6克。10余剂后，改丸药巩固疗效。

2.刘某，女，50岁。因汗出受凉后两腿酸痛，头晕，身重，口渴无汗，自服解热止痛药，1小时后大汗出不止，现症：发热，不恶寒反恶热，口中如含火炭，舌苔白，脉滑数。辨为阳明病热盛津伤，治用白虎加人参汤清热生津。方药：生石膏60克，知母15克，炙甘草6克，粳米30克，人参9克。服1剂后，汗止，渴减，热退，再服1剂，诸症痊愈。

三、竹叶石膏汤

【组成及服法】

竹叶二把，麦门冬一升，石膏一斤，半夏半升，人参二两，炙甘草二两，粳米半升。

石膏先煎半小时，再加入其余药物，米熟后，去滓，分温服。

【治则及方解】

病机：病后余热未解，气液两亏。

治则：清热益气，生津和胃。

方义：本方由白虎加人参汤加减而成。方中竹叶甘寒，清热除烦，生津止渴；石膏清热泻火，生津除烦；人参、麦门冬益气生津而养阴；半夏辛温，降逆和胃。粳米补益中气，调和脾胃；炙甘草益气和中，以制寒凉伤胃，并调和诸药。

【辨证指要】

本方论中用于治疗大病瘥后，虚羸少气，乏力，气逆欲吐者。临床上辨证属气阴两伤，余热未清，肺胃气逆者，均可用本方治疗，取其清虚热、益气阴、降逆气之功。

本方系白虎汤加减而成。白虎汤以清热为主，生津为辅，而本方则以补益气阴为主，清热为辅。两方都用石膏，而白虎用知母，不用麦门冬。竹叶石膏汤则不用知母而用麦门冬。麦门冬以补液为长，而知母则长于清热。

本方由《金匮要略》麦门冬汤加减而来，由麦门冬汤去大枣，加竹叶、石膏而成。二者均属阴虚气弱证，但麦门冬汤证偏于肺阴虚，竹叶石膏汤偏于胃阴虚。

【仲景原文】

《伤寒论》第397条：伤寒解后，虚羸少气，气逆欲吐，竹叶石膏汤主之。

【注家新论】

1. 成无己《注解伤寒论》：辛甘发散而除热，竹叶、石膏、甘草之甘辛，以发散余热。甘缓脾而益气，麦门冬、人参、粳米之甘，以补不足。辛者散也，气逆者，欲其散，半夏之辛，以散逆气。

2. 尤在泾《伤寒贯珠集》：竹叶石膏汤乃白虎汤之变法，以其少气，故加参、麦之甘以益气，以其气逆有饮，故用半夏之辛以下气蠲饮，且去知母之咸寒，加竹叶之甘凉，尤以胃虚有热者为有当耳。

【医案举例】

1. 张某，女，25岁。乳腺炎术后，体温高至39.5℃，用各种抗菌药，皆无效。又用西药发汗，热甚即汗，汗后又热，屡经发汗，身体虚羸，心烦，头晕，呕吐，而不欲饮食，肢体震颤，口干，舌质红而苔白黄，脉数软无力，辨为气阴两伤，胃中津液竭乏，方用竹叶石膏汤。方药：生石膏30克，竹叶10克，党参10克，麦门冬25克，炙甘草10克，半夏10克，粳米15克。服4剂后，热退呕止，能食而病愈。

2.李某，女，45岁。慢性肾炎8年，今感受外邪，发热，恶寒，咳嗽，经治疗后，咳嗽好转，仍发热。现症：头晕，发热，倦怠无力，腰部背痛，恶心呕吐，小便短少，舌质红苔薄黄，脉细而无力。实验室检查：尿蛋白（＋＋＋＋）、红细胞（＋）、白细胞（＋），辨为热邪伤及气阴，胃气虚弱，余热未除。予竹叶石膏汤，清热益气养阴。方药：竹叶15克，生石膏30克，半夏10克，麦门冬20克，太子参18克，甘草5克，粳米10克。5剂后，尿蛋白（±），红、白细胞消失，体温正常，继上方去石膏加黄芪30克、益母草15克，服15剂后痊愈。

四、小青龙加石膏汤

【组成及服法】

麻黄、甘草、芍药、桂枝、细辛、干姜各三两，石膏二两，五味子、半夏各半升。

先煎麻黄，去上沫，再放入其余药物，去滓，分温服。

【治则及方解】

病机：外寒束肺，饮邪内停，兼有郁热，肺失宣降。

治则：化饮解表，清热除烦。

方义：方中小青龙汤温肺化饮为主，兼解表邪；加石膏清解郁热以除烦。

【辨证指要】

小青龙加石膏汤证的辨证要点为咳而上气，烦躁而喘，喘咳并重，脉浮。主要治疗小青龙汤证兼有烦躁者。

小青龙加石膏汤证与越婢加半夏汤证区别：二者均属于内外合邪，肺气胀满之证，均有脉浮、咳喘之症。小青龙加石膏汤证为风寒内饮夹热，咳喘不能平卧，吐清稀泡沫痰为主，兼有烦躁，麻、桂相配以发汗解表为主，少量石膏清郁热而除烦躁。越婢加半夏汤证为外寒内饮向上冲逆，以咳喘、目如脱状、脉浮大为主症，属于饮热互结，热重于饮，重用生石膏半斤以清热，配麻黄发越水气。

小青龙加石膏汤证与厚朴麻黄汤证区别：小青龙加石膏汤证表寒重，且无胸满，以麻、桂相配，发散表寒。厚朴加麻黄汤证，表寒不明显，重用厚朴配杏仁，可知气机不利明显，有胸满。

【仲景原文】

《金匮要略·肺痿肺痈咳嗽上气病脉证治第七》：肺胀，咳而上气，烦躁而喘，脉浮者，心下有水，小青龙加石膏汤主之。

【注家新论】

1.陈修园《金匮要略浅注》：心下有水，咳而上气，以小青龙汤为的剂，然烦躁则挟有热邪，故加石膏，参用大青龙之例，寒温并进，而不相碍。

2.曹颖甫《金匮发微》：脉但浮，则水气甚于里热，故用蠲饮之小青龙汤加石膏以定喘，重用麻、桂、姜、辛，以开表温里，而石膏之剂量独轻，观麻杏石甘之定喘，当可悟二方之旨矣。

【医案举例】

1.王某，女，32岁。咳嗽半月，吐白痰，头痛恶寒，时感胸闷，心烦，口干不欲饮，舌苔白，根部腻，脉浮弦。证属外寒内饮而热壅于上，治以解表化饮兼清郁热，与小青龙加石膏汤。方药：麻黄10克，生石膏45克，桂枝10克，半夏10克，干姜6克，细辛6克，白芍10克，五味子10克，杏仁10克，炙甘草6克。3剂后，咳喘减轻，继服4剂，痊愈。

2.孙某，女，46岁。夏季，夜开空调，受凉后咳嗽气喘。多方治疗未效，现症：咳逆倚息，心烦，舌质红绛，苔水滑，脉浮弦而大。辨为肺胀之寒饮夹热证，治宜散寒解表，温化水饮，兼清郁热，方用小青龙加石膏汤。方药：麻黄4克，桂枝6克，五味子6克，白芍6克，炙甘草4克，干姜6克，细辛3克，半夏12克，生石膏20克。2剂，水煎服。服2剂后，喘止人安，伏枕而眠。

五、麻黄杏仁甘草石膏汤

【组成及服法】

麻黄四两，杏仁五十个，炙甘草二两，石膏半斤。
先煎麻黄，去上沫，后煎其余药物，去滓，分温服。

【治则及方解】

病机：风热袭肺，或风寒郁而化热，热壅于肺。

治则：清宣肺热，下气平喘。

方义：方中麻黄宣肺止咳平喘，石膏清透肺脏邪热，麻黄之辛温与石膏之辛寒相配，互相佐制，宣肺平喘而不温燥，清泄肺热而不凉滞。杏仁宣降肺气，协同麻黄以平喘；甘草和中缓急，调和诸药。

【辨证指要】

本方为清泄肺热之要方，临证当以身热、喘急、脉数为使用依据。症见身热不解，有汗或无汗，咳逆气急，甚或鼻煽，口渴，舌苔薄白或黄，脉浮滑而数。

【仲景原文】

《伤寒论》第63条：发汗后，不可更行桂枝汤，汗出而喘，无大热者，可与麻黄杏仁甘草石膏汤。

《伤寒论》第162条：下后，不可更行桂枝汤，若汗出而喘，无大热者，可与麻黄杏子甘草石膏汤。

【注家新论】

尤在泾《伤寒贯珠集》：故以麻黄、杏仁之辛而入肺者，利肺气，散邪气；甘草之甘平，石膏之甘辛而寒者，益肺气，除热气，而桂枝不可更行矣。盖肺中之邪，非麻黄、杏仁不能发；而寒郁之热，非石膏不能除；甘草不特救肺气之困，抑以缓石膏之悍也。

【医案举例】

陈某，男，32岁。因不慎感受外邪，而见身疼，咳喘，吐白痰，口干欲饮，舌苔薄白，舌尖红，脉滑数。辨证属外受风寒里有郁热，太阳与阳明合病，治以解表清里，方用麻杏石甘汤加减。方药：麻黄18克，杏仁10克，炙甘草10克，生石膏45克，半夏12克。服2剂后，汗出，喘减。继以桑杏汤加减，7剂后，痊愈。

六、越婢汤

【组成及服法】

麻黄六两，石膏半斤，生姜三两，大枣十五枚，甘草二两。

先煎石膏半小时，再煎麻黄，去上沫，后入其余药物，去滓，分温服。恶风者，加炮附子一枚；风水加白术四两。

【治则及方解】

病机：风水泛滥，热盛津伤。

治则：发汗散水，清宣郁热。

方义：方中麻黄辛温，石膏辛凉，两药相配，发越水气以消肿，兼清解郁热；生姜与麻黄配伍，解表祛风，宣散水湿；甘草、大枣一者补中益脾以滋汗源，一者防辛温药发散太过，以致风去湿存。若水湿过盛，可上方再加白术以增强消退水肿的作用。恶风者加炮附子，以防汗多伤阳，因炮附子有温经复阳止汗之力。

【辨证指要】

本证为风水夹热证，症见全身浮肿，以面目先肿，或面目及腰以上肿甚，恶风为主症，可见发热而渴、脉浮等症。其发病特点是起病急，发展迅速，属实证，为阳水。

风水表虚证，虽亦见身肿、汗出恶风、脉浮，但其肿势较重，恶风，避之则减，可有恶寒、不发热、自汗出等症。而本证是肿势较甚，不恶寒发热，恶风，避之不减，热迫汗出。皮水为全身浮肿，小便不利，无汗不恶风，脉浮，不兼表证，肿势较重，起病缓，病程长。

【仲景原文】

《金匮要略·水气病脉证并治第十四》：风水，恶风，一身悉肿，脉浮不渴，续自汗出，无大热，越婢汤主之。

【注家新论】

1. 徐忠可《金匮要略论注》：麻黄发其阳，石膏清其热，甘草和其中，姜、枣以通营卫而宣阳气也。此方剂独重，盖比前风多气多则热多，且属急风，故欲一剂铲之。若恶寒，知内虚，故加附子。《古今录验》加术，并驱湿矣。

2. 尤在泾《金匮要略心典》：此与上条（防己黄芪汤）颇同而治特异。麻黄之发阳气，十倍防己，乃反减黄芪之实表，增石膏之辛寒，何耶？脉浮不渴句，或作脉浮而渴。渴者热之内炽，汗为热逼，与表虚出汗不同，故得以石膏清热，麻黄散肿，而无事兼固其表也。

【医案举例】

1. 李某，男，63岁。患有肾炎，尿蛋白波动在（＋）～（＋＋＋），西药治疗效差。现症：颜面四肢肿，皮肤灰黑，腹部肿大，与肚脐平，不思饮食，小便少，汗出而不恶寒，舌苔白腻，脉沉细。此属水饮内停，外邪郁表，郁久化热，与越婢汤原方。方药：麻黄12克，生姜10克，大枣4枚，炙甘草6克，生石膏45克。服1剂后，小便即增多，继服20余剂，浮肿、腹水均消，尿蛋白（－），诸症愈。

2. 史某，男，9岁，因感冒高热数日后，出现全身浮肿。化验检查：尿蛋白（＋＋＋＋），白细胞（＋）。诊为急性肾小球肾炎。服西药治疗半月余不效。现症：头面四肢高度浮肿，眼睑尤甚，发热，汗出，恶风，口渴，咳嗽，心烦，小便短赤，舌红苔黄，脉浮数，体温39.6℃。本病起病急骤，发展迅速，为风水之证，辨为风水夹热证，治宜发越水气，清透郁热，方用越婢汤加味。方药：麻黄10克，炙甘草6克，生姜4片，大枣4枚，生石膏20克，杏仁10克。水煎服，3剂，服药后，浮肿部分消退，咳嗽缓减，仍发热，汗出，恶风，体温38.5℃，舌苔白，脉浮缓。原方加苍术8克，以助脾运，服药3剂后，热退肿消，诸症悉除，尿蛋白（－），白细胞（－）。

七、越婢加半夏汤

【组成及服法】

麻黄六两,石膏半斤,生姜三两,大枣十五枚,甘草二两,半夏半升。

先煎石膏半小时,然后煎麻黄,去上沫,后煎其余药物,去滓,分温服。

【治则及方解】

病机:饮热迫肺,热重于饮,肺气胀满。

治则:宣肺泄热,化饮降逆。

方义:麻黄、石膏宣肺平喘,辛凉配伍发越水气兼清里热;生姜、半夏散饮降逆;甘草、大枣、生姜安中补脾,调和营卫。

【辨证指要】

本证因外感风热与内饮相合,饮热郁肺,热重于饮,导致肺气胀满。辨证要点为咳而上气,其人喘,目如脱状,喘重于咳,脉浮大有力。常用于呼吸系统疾病中辨证属饮热闭肺之证者。此外,亦可治疗饮热闭肺,水液内停而致的水肿。若痰热内盛,痰黏不易咯出,可加鱼腥草、瓜蒌皮、鲜竹沥、海蛤粉等;喘息不得卧可加葶苈子;热盛津伤,口舌干燥可加天花粉、知母;咳甚可加前胡、杏仁、僵蚕。

【仲景原文】

《金匮要略·肺痿肺痈咳嗽上气病脉证治第七》:咳而

上气，此为肺胀，其人喘，目如脱状，脉浮大者，越婢加半夏汤主之。

【注家新论】

1.陈修园《金匮方歌括》：方用麻黄、生姜，直攻外邪，石膏以清内热，甘草、大枣，可补中气，加半夏以开其闭塞之路，俾肺窍中之痰涎净尽，终无肺痈之患也。

2.李彣《金匮要略广注》：脾运水谷，主为胃行津液，取卑如婢，汤名越婢者，取发越脾气，通行津液之义也。今治肺胀，则麻黄散表邪，石膏清内热，甘草、大枣养正缓邪，半夏、生姜散逆下气也。

【医案举例】

詹某，女，41岁。受凉后见咽痛，咳喘，喉中痰鸣，咳则两眼发胀，头痛，呼吸不畅，舌苔白腻，脉浮弦。此证辨为外寒内热，饮气上逆，治以宣肺泄热，化饮降逆，与越婢加半夏汤加味。方药：麻黄12克，炙甘草6克，大枣5枚，半夏12克，生石膏45克，杏仁10克。上药服2剂而咳喘减，其余诸症均去，继服2剂，咳喘亦止，痊愈。

第四章　栀子豉汤类方

一、栀子豉汤

【组成及服法】

栀子十四枚，香豉四合。

先煎栀子，后入豆豉，去滓，分温服。得吐，则停药。

【治则及方解】

病机：太阳病下后，无形邪热留扰胸膈。

治则：清宣郁热。

方义：栀子味苦性寒，清透郁热而解郁除烦。豆豉气味清轻，清宣郁热，益气和胃。

【辨证指要】

本方组成精炼，后世多在此基础上加味变化，据临床实践，泄热除烦，栀子以生用为妥，炒用反会减低效应。若用于止血，传统上多炒黑用。脾胃虚寒或泄泻者，忌用本方。

【仲景原文】

《伤寒论》第76条：发汗后，水药不得入口为逆，若更发汗，必吐下不止。发汗吐下后，虚烦不得眠，若剧者，必反复颠倒，心中懊㑱，栀子豉汤主之。

《伤寒论》第77条：发汗，若下之，而烦热，胸中窒者，栀子豉汤主之。

《伤寒论》第78条：伤寒五六日，大下之后，身热不去，心中结痛者，未欲解也，栀子豉汤主之。

《伤寒论》第221条：阳明病，脉浮而紧，咽燥口苦，腹满而喘，发热汗出，不恶寒反恶热，身重，若发汗则躁，心愦愦反谵语；若加温针，必怵惕，烦躁不得眠；若下之，则胃中空虚，客气动膈，心中懊㑱，舌上苔者，栀子豉汤主之。

《伤寒论》第228条：阳明病下之，其外有热，手足温，不结胸，心中懊㑱，饥不能食，但头汗出者，栀子豉汤主之。

《伤寒论》第375条：下利后更烦，按之心下濡者，为虚烦也，宜栀子豉汤。

《金匮要略·呕吐哕下利病脉证治第十七》：下利后更烦，按之心下濡者，为虚烦也，栀子豉汤主之。

【注家新论】

1. 尤在泾《金匮要略心典》：香豉、栀子能撤热而除烦，得吐则热从上出而愈，因其高而越之之意也。

2. 徐忠可《金匮要略论注》：故以栀、豉轻涌之，以彻其热。盖香豉主烦闷，亦能调中下气，而栀子更能清心、肺、胃、大小肠郁火也。

【医案举例】

1.袁某，男，26岁。因感受寒邪，而见恶寒，发热，头痛，无汗，服麻黄汤原方，1剂后，汗出即瘥。半日后，患者突感心中烦，逐渐加剧，有时闷乱不堪，神若无主，辗转无眠。症见：患者神情急躁，脉微浮带数，两寸尤显，舌尖红苔白，身无寒热，胸腹柔软无所苦，自言心乱如麻。辨为余热扰乱心神，用栀子豉汤清宣胸膈郁热。方药：栀子9克，淡豆豉9克。先煎栀子后纳豆豉。一服烦稍安，再服病愈。

2.张某，男，50岁。伤寒10余日，身热无汗，心中懊恼，怫郁，烦闷，辨为无形邪热留扰胸膈之烦，处以栀子豉汤原方。方药：栀子10克，淡豆豉10克。嘱先煎栀子后纳豆豉。1剂后病大为减轻，再以大柴胡汤，下其燥屎，服2剂后，怫郁除而能安睡，调理数日而病愈。

二、栀子厚朴汤

【组成及服法】

栀子十四枚，厚朴四两，炙枳实四枚。

水煎服，日1剂，分两次温服，得吐者止后服。

【治则及方解】

病机：伤寒下后，热邪郁结胸膈兼腹满。

治则：清热除烦，宽胸消满。

方义：方中栀子清解郁热；枳实苦寒，消胀满，破结气，与栀子相伍，辛开苦降，清热理气；厚朴苦辛温，苦以消胀除满，辛以行气下气，温以通达，兼制栀子、枳实寒凉之性。

【辨证指要】

本方为栀子豉汤和小承气汤两方加减而成。临床上见到心烦、腹满等症状，均可以本方加减治疗。

【仲景原文】

《伤寒论》第79条：伤寒下后，心烦，腹满，卧起不安者，栀子厚朴汤主之。

【注家新论】

1. 成无己《注解伤寒论》：酸苦涌泄。栀子之苦，以涌虚烦；厚朴、枳实之苦，以泄腹满。

2. 尤在泾《伤寒贯珠集》：下后心烦，证与上同，而加腹满，则邪入较深矣……故去香豉之升散，而加枳、朴之降泄。若但满而不烦，则邪入更深，又当去栀子之轻清，而加大黄之沉下矣；此栀子厚朴汤所以重于栀豉而轻于承气也。

【医案举例】

1. 董某，女，57岁。心烦懊恼极甚，每每跑到旷野喊叫方安，述其脘腹气胀，如有物阻其中而不下，小便色黄，但大便不秘。切其脉弦数，舌尖红绛，根部苔腻。辨证分析：热郁心胸，胃气壅塞而不通畅，此时若大便秘结，则治以小承气汤。但今为大便畅通，则知其为烦热未能成实，亦即《伤寒论》所谓之"虚烦"是也。故法当泻热除满，理气和胃。方药：生山栀 12 克，枳实 9 克，厚朴 9 克。服 1 剂即愈。

2. 李某，男，27 岁。近 1 个月以来脘腹胀满，右胁下隐隐作痛，心烦失眠，卧起不安，常常服用安眠药才能勉强入睡。于 1 周以前出现呕恶，口干苦，厌食油腻，小便少而色黄，大便秘结。昨天在某院检查，提示肝功异常，诊断为"急性黄疸型肝炎"。观其白睛及全身皮肤有轻度黄染，舌质红苔黄腻，脉滑数。此证当为阳黄黄疸，湿热熏蒸，热重于湿，故法当清热利湿除烦，行气宽中消满。方药：生山栀 15 克，厚朴 10 克，枳实 10 克，茵陈蒿 30 克。水煎服。服上方 7 剂后复诊：口苦及腹满均已减轻，食纳已可，心情舒畅，安卧如常。已取效，守方稍做调整：原方及甘露消毒丹加减交替服用，2 月有余而病愈。1 年后随访，肝功正常，身体健康。

三、栀子干姜汤

【组成及服法】

栀子十四枚，干姜二两。

水煎服，日 1 剂，分两次温服，得吐者，止后服。

【治则及方解】

病机：上热下寒，虚实错杂。

治则：清上温下，调和脾胃。

方义：栀子苦寒，清胸膈之热；干姜辛热，温脾胃之寒。二者寒温异性并用，相反相成，既可防苦寒伤脾胃，亦可防湿热扰胸膈。

【辨证指要】

本方栀子苦寒，干姜辛热，亦可属于"辛开苦降"之法，常与泻心汤合用，治疗寒热错杂证。临床上凡症见身热心烦，下利腹痛，证属上焦有热，中焦有寒者，均可加减应用。

本方与甘草泻心汤同属辛开苦降之法，但二方有别。甘草泻心汤所治之证病机为邪热未除而更下，导致水谷不化而下利不止，方用黄芩、黄连以清上热，本方仅用一味苦寒之栀子。甘草泻心汤用干姜、人参、甘草、大枣以温中健脾，而本方只用一味干姜以温中，临床应用时二方可配合使用。

【仲景原文】

《伤寒论》第 80 条：伤寒，医以丸药大下之，身热不去，微烦者，栀子干姜汤主之。

【注家新论】

1. 成无己《注解伤寒论》：苦以涌之，栀子之苦以吐烦。辛以润之，干姜之辛以益气。

2. 方有执《伤寒论条辨》：栀子酸苦，涌内热而除烦；干姜辛热，散遗毒而益气。吐能散滞，辛能复阳，此之谓也。

3. 王子接《绛雪园古方选注》：烦皆由热，而寒证亦有烦，但微耳。干姜和太阴在里之伤阳，而表热亦去，栀子清心中之微热，而新烦亦除。立方之义，阴药存阴，阳药和阳，是调剂阴阳，非谓干姜以热散寒也。

4.钱天来《伤寒溯源集》：以身热微烦，用栀子之苦寒，以涌胸中之邪。误下伤胃，取干姜之辛热，以守胃中之阳，则温中散邪之法尽之矣。

5.张锡驹《伤寒论直解》：此热在上而寒在中也，故用栀子导阳热以下行，用干姜温中土以上达，上下交而烦热止矣。按，栀子、干姜一寒一热，亦调剂阴阳，交媾坎离之义也。

【医案举例】

王某，男，45岁。素来有胃痛病史，时发时止，正值端午，中午食粽子贪嘴多吃了几个，又饮烈酒数杯。大醉而午睡，梦中忽然大呼胃痛。予适在其邻家作客，即往诊治，见患者面赤，唇红，苔黄，脉弦数。自述胸中烦热疼痛，心烦急躁，腹痛欲便，便溏而手不温，胸腹胀而不拒按，据患者所述，其向来消化不良，大便日2次而稀溏者居多，其面赤唇赤舌红，宜苦寒以清火；而素体便溏，手足不温，又似属脾阳不足，宜温运之剂。见其院中晒着不少老姜，受到启发，苦寒用栀子，温阳可用干姜，止胃痛用枳实，醒酒又可用葛花。遂急开一方，用此四药各9克。服药半小时之后，患者胸痛渐减，安然入睡，亦已不欲大便。

四、栀子柏皮汤

【组成及服法】

栀子十五枚，黄柏二两，炙甘草一两。

水煎服，日1剂，分两次温服。

【治则及方解】

病机：湿热郁滞三焦，热重于湿。

治则：泻热利湿退黄。

方义：栀子苦寒，清内热；黄柏苦寒，清热燥湿；炙甘草补中气，以防栀、柏苦寒伤中。

【辨证指要】

栀子柏皮汤证的基本病机是湿热郁蒸，热重于湿，肝胆疏泄失职，胆汁外溢。临床上凡见身目俱黄，黄色鲜明如橘子色，小便短少，色如浓茶样，身热，口渴，心烦，舌苔黄，脉数者，均可选用本方治疗。

本方与茵陈蒿汤同为治疗湿热之证的常用方剂，后者湿热并重，症见脘痞，呕恶，苔黄腻较重。本方则以热为重。

本方与麻黄连轺赤小豆汤相比，后者多用于湿热而兼有表邪之证，除身黄外，尚可见发热、恶寒、无汗、头身痒等症。

【仲景原文】

《伤寒论》第261条：伤寒，身黄，发热，栀子柏皮汤主之。

【注家新论】

1.许宏《金镜内台方议》：今此身黄发热者，为表里有热，其热未宣，不可汗之，故与栀子为君，能泻相火，去胃热，利小便；黄柏为臣，能去郁滞之热；甘草为佐为使，能缓其中，以泻经中之热也。

2.舒驰远《伤寒集注》：栀子苦寒，能使瘀壅之湿热屈曲下行，从小便而出，故以为君。黄柏辛苦入肾，益水以滋化源，除湿清热为臣，甘草和中，为清解湿热之佐使也。

3.钱天来《伤寒溯源集》：栀子苦寒，解见前方。黄柏苦寒，《神农本草经》治五脏肠胃中结热黄疸，泻膀胱相火，故用之以泻热邪，又恐苦寒伤胃，故以甘草和胃保脾，而为调剂之妙也。

4.李中梓《伤寒括要》：身黄者，本于湿热，去湿热之道，莫过于清膀胱，故投黄柏直入少阴，以达膀胱之本；投栀子导金水而下济；甘草入中宫，调和升降，剖别清浊，庶几直捣黄症之巢矣。

【医案举例】

1.治一人。脉沉。湿热在里，蕴蒸发黄，脘痞恶心，便结尿赤，此三焦病也。当以苦辛寒主之。方药：杏仁、法半夏、生姜汁、生石膏、山栀子、黄柏、枳实。

2.曾治一男孩，10岁。患黄疸型肝炎，已然病久，黄疸指数一直很高。前医曾多次投茵陈蒿汤，住院期间也多次用过茵陈蒿、大黄等注射液，但是疗效不佳。症见身目黄染，两足发热，心烦，便溏，舌黄。遂投栀子柏皮汤，5剂后便黄退而诸症渐愈。

3. 曹某，男，42 岁。患有早期肝硬化，下午一般会有轻度潮热，胃脘满闷，巩膜及皮肤黄染，小便涩，脉弦数，舌苔黄腻。其证当属肝郁化热发黄，投以栀子柏皮汤加疏肝和胃之品。方药：生栀子 10 克，黄柏 10 克，茵陈蒿 15 克，桃仁 15 克，甘草 3 克。水煎服。服药 3 剂后复诊：下午潮热已然不作，小便增，眼睛及皮肤黄染逐渐减轻。后又连服 13 剂，巩膜及皮肤黄色均已显退，后以健脾和胃之剂调理善后。

五、栀子甘草豉汤

【组成及服法】

栀子十四个，香豉四合，炙甘草二两。

水煎服，先煮栀子、炙甘草，再纳香豉，日 1 剂，分两次温服。得吐者，止后服。

【治则及方解】

病机：邪热留扰胸膈，中气不足。

治则：清宣郁热，补中益气。

方义：方中栀子苦寒，既可清透郁热，解郁除烦，又可导上焦之热从小便而去；香豉气味清轻，宣郁热，和胃降逆；炙甘草补中益气。

【辨证指要】

本方为栀子豉汤加炙甘草而成,临床上多用于治疗虚烦不眠、心中懊憹、少气等症,具有镇静、解热、消炎、利胆、利尿、止血等功效。

栀子甘草豉汤与栀子豉汤均为余热未尽,热邪留扰胸膈之证而设,栀子甘草豉汤在栀子豉汤证的基础上,兼有少气。

【仲景原文】

《伤寒论》第76条:发汗后,水药不得入口为逆,若更发汗,必吐下不止。发汗吐下后,虚烦不得眠,若剧者,必反复颠倒,心中懊憹,栀子豉汤主之。若少气者,栀子甘草豉汤主之。

【注家新论】

1.成无己《注解伤寒论》:少气者,热伤气也,加甘草以益气……少气,则气为热搏散而不收者,甘以补之可也。

2.王子接《绛雪园古方选注》:栀子豉汤,吐胸中热郁之剂。加甘草一味,能治少气,而诸家注释皆谓益中,非理也。盖少气者,一如饮家之短气也,热蕴至高之分,乃加甘草载栀、豉于上,须臾即吐,越出至高之热。

3.陈修园《长沙方歌括》:汗吐下后,中气虚不能交通上下,故加甘草以补中。

【医案举例】

1.钱某,女,37岁。中风表解之后,热邪未清,郁滞于胸膈，以至于心烦不得眠，口干不欲饮，食少神倦，舌淡苔黄，脉虚数。遂拟栀子豉汤与之。服2剂，心烦减，但仍不得眠，且自觉气短，精神困顿，大便微溏。此乃素来中气虚弱，经过汗后，中气已伤，又再以苦寒之栀子豉，更伤胃气，故出现气短、神疲等症。此时本可以补气健脾安神，但惧其邪热未尽，温补之药不可，故以加味栀子甘草豉汤与之。方药：生栀子10克，淡豆豉10克，生甘草12克，杭寸冬10克，丹参10克，肥玉竹12克，生山药12克，茯苓10克，琥珀1.5克。冲，连服4剂之后，气短愈，心烦宁，其后又以养脾阴清虚热之剂调理善后而愈。

2. 宋某，女，产后出血过多，忽然唇舌色白，气陷如眠，脉若有若无，恐殆将死矣，乃以栀子甘草豉汤加川芎、苦酒与之，约半时许，尽五六帖，忽大寐而寤。

3. 梁某，男，57岁。先后做过3次痔核手术，现遗留肛周发痒。医师给予药膏外涂罔效，夜间瘙痒严重而致不能入眠，观其无蛲虫，肛周色青而干燥，与服栀子甘草豉汤3周，基本治愈。

六、栀子生姜豉汤

【组成及服法】

栀子十四个，生姜五两，香豉四合。

水煎服，先煮栀子、生姜，再纳香豉，日1剂，分两次温服。得吐者，止后服。

【治则及方解】

病机：无形邪热留扰胸膈，胃气上逆。

治则：清宣郁热，兼以降逆止呕。

方义：方用栀子豉汤，加生姜以和胃降逆，且助栀子、香豉透发邪热。

【辨证指要】

本方用于栀子豉汤症见呕吐者。

栀子生姜豉汤与栀子豉汤二证，均为汗、吐、下之后，或病之后期，邪热留扰胸膈之证，均可见虚烦不得眠、卧起不安、身热等症，但栀子生姜豉汤所治之证还可见呕吐。

【仲景原文】

《伤寒论》第76条：发汗后，水药不得入口为逆。若更发汗，必吐下不止。发汗吐下后，虚烦不得眠，若剧者，必反复颠倒，心中懊侬，栀子豉汤主之。若少气者，栀子甘草豉汤主之。若呕者，栀子生姜豉汤主之。

【注家新论】

1. 钱天来《伤寒溯源集》：若加干呕者，是汗、吐、下后，胃中阳气已伤，中焦虚冷，胃气不和，气上逆而干呕也，故加生姜之辛温，以宣达胃中之阳，和暖中州之气，则虽更用吐法，亦无伤于胃阳，而气自和平矣。

2. 吴谦《医宗金鉴》：若呕者，是热迫其饮也，加生姜以散之。

3.陈修园《长沙方歌括》：呕者，汗、吐、下后胃阳已伤，中气不和而上逆，故加生姜暖胃，解秽而止逆也。

4.左季云《伤寒论类方汇参》：虚热相搏者多呕，生姜散逆止呕，栀、豉泻热化浊，而虚热自平，胃气自调，呕无不止。

【医案举例】

1.郑某，胃脘痛。前医治之，病不减，而反添大便秘结，胸膈满闷不舒，懊憹欲吐，辗转难眠，神疲食少，经七八日，切其脉沉弦而滑，观其舌黄腻而浊，前医用方多桂附香砂之类，而此病只系宿食为患，初时只须消导，或可获愈。而今迁延多日，已然酿成夹食致虚之状，补之不可，下亦不可，乃投之以栀子生姜豉汤。方药：生栀子9克，生姜9克，香豉15克。分温作两服，尽剂后，再未发生呕吐，诸症均瘥，昨夜已经可以安然入睡，今晨大便已下，并能进食少许。

2.陈某，男，13岁。一周之前感冒发热，服感冒药有所好转，五天之前夜里再次发热，仍服前药，但热不退，且加心烦、心悸、睡眠差。经某医院检查，心电图示Ⅰ度房室传导阻滞，T波低平，诊断为"病毒性心肌炎"，经门诊治疗三天无任何效果而转诊中医。现症见发热，心烦，心悸，心慌，失眠，纳呆，恶心，呕吐，舌苔薄黄，脉数。其证当属邪热内羁，热扰心窍，法当清宣郁热，宁心除烦。方药：山栀子10克，淡豆豉15克，淡生姜3片，姜竹茹6克。水煎服。服3剂后复诊：心烦心悸、恶心呕吐诸症见减，但仍纳差，苔薄黄，脉稍数。起效当守方，故上方加鸡内金6克、淮山药 15 克。又服 2 剂之后，心烦、心悸、恶心、呕吐均止，饮食渐增。复查心电图为窦性心律。予一味薯蓣饮调理善后。

七、枳实栀子豉汤

【组成及服法】

炙枳实三枚，栀子十四个，香豉一升。

水煎服，先煮枳实、栀子，再纳香豉，日 1 剂，分两次温服。加衣盖被取微汗。若有宿食者，再纳大黄。

【治则及方解】

病机：大病后劳复。

治则：清热除烦，调中化滞。

方义：本方由栀子豉汤加重豆豉再加枳实而成。方中枳实宽中行气以除痞满；栀子清热除烦；重用香豉宣透郁热。清浆水煮药，取其性凉善走，调中开胃助消化。

【辨证指要】

本方用于大病或久病初愈，因过劳或饮食不节而复发者，症见发热，口渴，心烦懊忱，心下痞塞，食少纳呆，苔薄黄略腻，脉滑数。

【仲景原文】

《伤寒论》第 393 条：大病瘥后，劳复者，枳实栀子豉汤主之。

【注家新论】

1. 成无己《注解伤寒论》：枳实栀子豉汤，则应吐剂，此云覆令微似汗出者，以其热聚于上，苦则吐之；热散于表者，苦则发之。《内经》曰：火淫所胜，以苦发之。此之谓也。

2. 方有执《伤寒论条辨》：枳实宽中破结，栀子散热除烦，香豉能解虚劳之热，清浆则又栀子之监制，故协三物之苦寒，同主劳伤之复热，而与发初病之实热不同论也。宿食，陈宿之积食也。食能生热，故须去之，大黄者，去陈以致新也。

3. 许宏《金镜内台方议》：以枳实为君而下气，以栀子为臣而散劳热，以豉为佐而泻热。若有宿食者，加大黄以利之也。此本栀子豉汤加枳实，则应吐下，今反取汗者，乃热聚于表，若以发之也。

【医案举例】

1. 近翁同道友也，夏月患感证，自用白虎汤治愈后，因饮食不节，病复发热腹胀，服消导药不效。再服白虎汤，亦不效，热盛口渴，舌黄便闭，予曰此食复也，投以枳实栀子豉汤加大黄，一剂知，二剂已，仲景祖方，用之对证，无不桴鼓相应。

2. 许某，女，28岁。患春温证，治疗将近月余，病体才得以恢复正常。初愈后，自觉腹空而索食，家人因遵循医师告诫，始终予以容易消化之食物。后因想食水饺，家人认为病愈近旬，脾胃已恢复而与食。由于患者贪食不节，下午发生胃脘膨闷，嗳气不除，入夜心烦不寐，身现发热（38℃），头部眩晕，不思饮食，脉象浮大，此次家人恐慌，认为气血虚弱至此，而宿疾复发。迨余诊后，知此证由于饮食不节，停食化热，食热壅滞则心烦，食滞不化则发热。脉证相参，如为食复，宜与枳实栀子豉汤，以消滞清热。因疏加味枳实栀子豉汤与之。方药：枳实10克，生栀子10克，淡豆豉15克，建曲10克，生姜3克，广郁金6克，生山药15克，甘草3克。1剂后，热退而烦满大减。连服2剂，诸症消失。后以养阴清热和胃之剂调理而愈。

八、栀子大黄汤

【组成及服法】

栀子十四枚，大黄一两，枳实五枚，香豉一升。

水煎服，日1剂，分三次温服。

【治则及方解】

病机：湿热郁结，胃热炽盛。

治则：泻热祛湿，开郁除烦。

方义：方中栀子清热除烦而利小便；大黄泻热开郁。大黄与栀子相伍能导热下行，使湿热郁结从二便分消。配枳实破气行结，使浊气下行；香豉轻清，升散宣郁而止懊憹，诸药相伍，以奏湿热得下，壅郁得开，则酒疸得愈。

【辨证指要】

本方用于黄疸之酒疸，酒疸的病因与饮酒过度相关，因湿热内蕴，熏蒸于外，阻滞气机，主要症状有身黄，心中懊憹而热痛，不能食，时欲吐，足下热，小便不利等。

【仲景原文】

《金匮要略·黄疸病脉证并治第十五》：酒黄疸，心中懊憹，或热痛，栀子大黄汤主之。

【注家新论】

1. 尤在泾《金匮要略心典》：酒家热积而成实，为心中懊憹或心中热痛，栀子、淡豉彻热于上，枳实、大黄除实于中，亦上下分消之法也。

2. 曹颖甫《金匮发微》：酒气留于心下，上逆心脏，则心气亢而不下，往往有虚烦失眠之证，于是心阳不敛，转为懊憹；酒之标气为热，从胃系上迫于心，故热痛。方用栀、豉，与伤寒"太阳篇"治心中懊憹同，加枳实则与栀子厚朴汤同，而必用大黄者，以酒疸胃热独甚也。但使胃热一去，则黄从大便去，心下诸病，将不治自愈矣。

【医案举例】

1. 陈某之老母，90岁。外感发热，发汗之后其热更甚，前医因其年迈气虚，投之小建中汤欲以甘温除热，怎料其热益盛，诊其脉弦细而数，苔白干，故与小柴胡加石膏汤1剂，热退。然第三天又因过食厚味而复致高热，心烦，口渴，腹胀，大便干，舌苔白干，脉细而数。此证应为阳明余热与新感相加为患，当投栀子大黄汤。方药：淡豆豉18克，枳实10克，大黄6克，栀子10克。上药只服1剂而愈，嘱慎饮食，而未再复发。

2. 吴某，男，45岁。1972年8月7日就诊。患者心中懊侬，发热身黄已近2周。自述25年来嗜酒成癖，经常酒后少食或不食。上月中旬一日，酒后心烦躁扰，小便不利。次日发热腹满，遍身瘙痒，因西药过敏而求助中医。就诊之时见其巩膜、周身皮肤黄染如橘子色，大便秘结，小便不利，舌红苔黄腻，脉沉弦。病机分析：患者嗜酒成性，此次发病也是因为饮酒过度，酒性湿热，多饮致使湿热内陷入血分，外行于肌表，则发为黄疸，故见其目黄、身黄、身热瘙痒；湿热内蕴，上蒸于心胸，故见其心中懊侬而烦热；气机不利而胸腹满闷不适；腑气不通而大便秘结；湿热下趋，气化不利以致小便不利；舌红苔黄腻、脉沉弦亦为内蕴湿热之征象。法当清泄实热而除烦。拟方用栀子大黄汤加味：栀子15克，枳实15克，大黄10克，黄芩15克，豆豉10克，葛花5克。17剂，水煎服。服上方17剂之后，大便得通，小便自利，热退而黄疸消，思食而精神安。继以上方加减服用35剂，诸症悉除，肝功能基本恢复正常。嘱其断酒自养。

第五章　承气汤类方

一、大承气汤

【组成及服法】

酒大黄四两，炙厚朴半斤，炙枳实五枚，芒硝三合。

水煎服，先煮枳实、厚朴，再入大黄，日1剂，分两次温服。服药时再入芒硝，若得下，余药勿服。

【治则及方解】

病机：阳明邪热传里，腑气不通。

治则：攻下实热，荡涤燥结。

方义：方中大黄苦寒，攻下实热，荡涤肠胃秽浊；芒硝咸寒，润燥通便；炙枳实辛苦寒，行气破滞；炙厚朴苦温，用量最大，其意以下气散结，消胀除满。四药配伍用于治疗实热结聚，痞、满、燥、实、坚俱甚之阳明腑实之证最为适宜。

本方先煎炙厚朴、炙枳实，去滓后再入大黄，如此可避免炙厚朴、炙枳实吸收大黄的有效成分。最后纳入芒硝（临床运用多取冲服），则全方泻热荡实之力更加显著。煮后分温再服，大便通利后停服，勿使利过伤正。

大承气汤与大黄附子汤都可用于治疗不大便。但大承气汤所主不大便病机为阳明热结重症，邪热明显，病以谵语、潮热、舌苔黄燥为主要特点，治疗以荡涤实热、推陈致新为主；大黄附子汤所治不大便病机为阳虚寒凝，寒邪明显，病以恶寒、肢冷为主要特点，治疗以温阳通便为主。

大承气汤与麻子仁丸都可治疗十余日不大便之症。但大承气汤所主十余日不大便属阳明热结重症，病以绕脐痛、腹满不减、减不足言为主要特点，治疗以荡涤实热、推陈致新为主；麻子仁丸所主十余日不大便由于"脾不能为胃行其津液"所致，病虽不大便十余日，但无明显病苦，治疗重在运脾通便。

【辨证指要】

大承气汤可用于治疗痞、满、燥、实、坚俱备之阳明腑实重症。其病机以胃肠热盛，燥实阻结，腑气不通为主，以潮热、手足漐然汗出、心烦或谵语、腹胀满痛、喘冒不得卧、大便秘结或热结旁流等为辨证要点。

本方泻下极为峻利，具体运用时，既要持审慎态度，又须当下即下。如机械性肠梗阻、绞窄性肠梗阻、肠穿孔、肠坏死、肠出血等禁用。老人、小儿、孕妇及体质虚弱者忌用或慎用。

【仲景原文】

《伤寒论》第 208 条：阳明病，脉迟，虽汗出不恶寒者，其身必重，短气，腹满而喘，有潮热者，此外欲解，可攻里也。手足濈然汗出者，此大便已硬也，大承气汤主之。若汗多，微发热恶寒者，外未解也。其热不潮，未可与承气汤。若腹大满不通者，可与小承气汤，微和胃气，勿令至大泄下。

《伤寒论》第 209 条：阳明病，潮热，大便微硬者，可与大承气汤；不硬者，不可与之。若不大便六七日，恐有燥屎，欲知之法，少与小承气汤，汤入腹中，转矢气者，此有燥屎也，乃可攻之。若不转矢气者，此但初头硬，后必溏，不可攻之。攻之，必胀满不能食也。欲饮水者，与水则哕。其后发热者，必大便复硬而少也，以小承气汤和之。不转矢气者，慎不可攻也。

《伤寒论》第 212 条：伤寒若吐、若下后，不解，不大便五六日，上至十余日，日晡所发潮热，不恶寒，独语如见鬼状。若剧者，发则不识人，循衣摸床，惕而不安，微喘直视，脉弦者生，涩者死，微者，但发热谵语者，大承气汤主之，若一服利，止后服。

《伤寒论》第 215 条：阳明病，谵语有潮热，反不能食者，胃中必有燥屎五六枚也。若能食者，但硬耳，宜大承气汤下之。

《伤寒论》第 217 条：汗出谵语者，以有燥屎在胃中，此为风也，须下之，过经乃可下之。下之若早，语言必乱，以表虚里实故也。下之愈，宜大承气汤。

《伤寒论》第 220 条：二阳并病，太阳证罢，但发潮热，手足漐漐汗出，大便难而谵语者，下之则愈，宜大承气汤。

《伤寒论》第 238 条：阳明病，下之，心中懊侬而烦，胃中有燥屎者，可攻。腹微满，初头硬，后必溏，不可攻之。若有燥屎者，宜大承气汤。

《伤寒论》第 241 条：大下后，六七日不大便，烦不解，腹满痛者，此有燥屎也。所以然者，本有宿食故也，宜大承气汤。

《伤寒论》第 242 条：患者小便不利，大便乍难乍易，时有微热，喘冒不能卧者，有燥屎也，宜大承气汤。

《伤寒论》第 252 条：伤寒六七日，目中不了了，睛不和，无表里证，大便难，身微热者，此为实也，急下之，宜大承气汤。

《伤寒论》第 253 条：阳明病，发热汗多者，急下之，宜大承气汤。

《伤寒论》第 254 条：发汗不解，腹满痛者，急下之，宜大承气汤。

《伤寒论》第 255 条：腹满不减，减不足言，当下之，宜大承气汤。

《伤寒论》第 320 条：少阴病，得之二三日，口燥咽干者，急下之，宜大承气汤。

《伤寒论》第 321 条：少阴病，自利清水，色纯青，心下必痛，口干燥者，急下之，宜大承气汤。

《伤寒论》第 322 条：少阴病，六七日，腹胀不大便者，急下之，宜大承气汤。

《金匮要略·痉湿暍病脉证治第二》：痉为病，胸满口噤，卧不着席，脚挛急，必齘齿，可与大承气汤。

《金匮要略·腹满寒疝宿食病脉证治第十》：问曰，人病有宿食，何以别之？师曰：寸口脉浮而大，按之反涩，尺中亦微而涩，故知有宿食，大承气汤主之。

《金匮要略·腹满寒疝宿食病脉证治第十》：脉数而滑者，实也，此有宿食，下之愈，宜大承气汤。

《金匮要略·腹满寒疝宿食病脉证治第十》：下利不饮食者，有宿食也，当下之，宜大承气汤。

《金匮要略·妇人产后病脉证治第二十一》：病解能食，七八日更发热者，此为胃实，大承气汤主之。

《金匮要略·妇人产后病脉证治第二十一》：产后七八日，无太阳证，少腹坚痛，此恶露不尽。不大便，烦躁发热，切脉微实，再倍发热，日晡时烦躁者，不食，食则谵语，至夜即愈，宜大承气汤主之。热在里，结在膀胱也。

【注家新论】

1. 许宏《金镜内台方议》：中满者，泄之于内，此方乃通泄之剂也。伤寒之邪自表传里，若至阳明，则为内实之盛也。如谵语有燥屎，大热便闭，腹满不得通，烦热，脉沉实，阳明汗多，少阴口燥，厥阴囊缩，此非大下泄之剂不能已也。轻者小承气汤，重者用大承气汤也。小承气汤少厚朴而无芒硝，以芒硝性寒而能润坚，厚朴能破大实，病未至盛，以此减之。大承气汤多厚朴而加芒硝，以其病之盛而大满大实，非此不能除也。

2. 吴谦《医宗金鉴》：诸积热结于里而成痞满燥实者，均以大承气汤下之也……故用厚朴以消气壅；痞者，心下痞塞硬坚，故用枳实以破气结；燥者，肠中燥屎干结，故用芒硝润燥软坚；实者，腹痛大便不通，故用大黄攻积泻热。然必审四证之轻重，四药之多少适其宜，始可与也。若邪重剂轻，则邪气不服；邪轻剂重，则正气转伤，不可不慎也。

【医案举例】

1. 曾治一李姓患者，伤寒五六日。诊其脉洪大而长，主症大便不通，身热无汗，此阳明证无疑，当须下。病家却曰：病者年逾七十，恐不可矣。予曰：热邪毒气并聚于阳明，更何况阳明经络乃多气多血，可不问老壮，当下。若不尔，别请医治。主病者曰：审可下，由所治。予遂以大承气汤。半日，未见效果。又诊其病，察其证，宛若初时。予问曰：药曾尽饮否？主者曰：恐气弱不禁猛药，但令服其半耳。予曰：再作一服。并亲视其饮之。旋即，索尿器，先下燥屎数十枚，次溏泄一行，秽臭不可近，予未离时，其已出汗矣，溅溅然周身，一时顷，汗止而身凉，诸苦尽去。次日，患者竟又索补剂，予曰：服大承气汤得瘥，不宜补，补则热复，宜但食粥，旬日可也。故予治此疾，终身止大承气，一服而愈，未有如此之捷也。

2. 予尝诊吴姓妇人，病起已六七日，壮热，脉大，头汗出，大便闭结，竟七日未行，身不黄，胸不闷结，腹不胀满，唯头剧痛而不言语，目胀，瞳神不能瞬，人过前，而不能辨，其证颇危，余曰：目中不了了，睛不和，燥热上冲，此阳明篇三急下证之第一证。不速治，则将不可为矣。于是，急予大承气汤与之：大黄四钱，川朴一钱，枳实三钱，芒硝三钱，并嘱其家人速煎速服之，其后竟一剂而愈。

3. 郑某，女，23 岁。1975 年 3 月 12 日就诊，昨日午时过食油荤，入夜突然上腹部剧烈疼痛且拒按，并向腰部放射，恶心欲吐，口干而便秘，今晨起发热 38℃，舌红苔薄黄而腻，脉小弦。此为湿热互阻中焦延及胰腺，不通则痛，急拟清热解毒，通腑泻热之法，方用大承气汤加减。方药：生大黄 9 克（后下），枳实 9 克，玄明粉 9 克，生山楂 15 克，败酱草 30 克，红藤 30 克。后两味煎汤代水煎其药。1 剂则腹痛减，2 剂则腹痛除、热退，病痊愈。

4. 何某，女，19 岁。发狂两月有余，甚则语无伦次，近十天以来病情有所加重，竟四天无一语，而来院求治，余诊：现已不进饮食，性情狂躁，两目怒视，不避亲疏，叫喊不已，弃衣欲走，大便秘结，脉象浮滑洪紧，舌苔老黄而糙。证系怒伤肝脾，肝气郁结，脾气受累，痰气郁结，包络闭阻而发狂，法当降气以泻阳明实热，拟大承气汤加味。方药：生大黄 12 克，芒硝 9 克，枳实 12 克，厚朴 12 克，当归 15 克。服上药 1 剂后，当即大便数次，浊去而清升，患者随即静安。其后连服 3 剂，病情大减，神志恢复。上方再加甘草 6 克，又服 1 剂而后神志继续稳定，言语正常，唯胸膈痞满，嗳气连连，治以宣畅胸膈气郁之剂，药三服而愈。

二、小承气汤

【组成及服法】

酒大黄四两，炙厚朴二两，炙枳实三枚。

水煎服，日1剂，分两次温服。服一次若大便者，勿服余药；若不便，尽饮之。

【治则及方解】

病机：阳明里热结实。

治则：泻热通便，润燥软坚。

方义：方中酒大黄苦寒，以下气通结，荡涤肠胃；炙枳实苦微寒，理气破结而除痞，与酒大黄相用，增强行气导滞、通便泻热之功；炙厚朴苦温行气以温通。

【辨证指要】

小承气汤具有泻热通便、消除胀满之功，其攻下之力不及大承气汤。适用于燥实较轻而胀满较重者。

大承气汤与小承气汤都可用于治疗阳明热结之证。其病机均为邪热与肠中糟粕相结，大肠腑气不通。二者主要区别在于搏结的程度不同，大肠腑气通畅的程度不同。

大黄附子汤与小承气汤都可治疗不大便。大黄附子汤所主不大便，其病机为阳虚寒凝，病以手足不温为特点；而小承气汤所主不大便病机为邪热内结，病以潮热为特点。

小柴胡汤与小承气汤都可治疗大便硬或不大便，但小承气汤所主大便硬由邪热与肠中糟粕相结所致，除见大便硬外，尚有阳明邪热病证存在；小柴胡汤所主大便硬由少阳胆气不疏，复被邪热困扰所致，病以少阳胆气郁滞为主。

【仲景原文】

《伤寒论》第 208 条：阳明病脉迟，虽汗出，不恶寒者，其身必重，短气，腹满而喘，有潮热者，此外欲解，可攻里也。手足濈然汗出者，此大便已硬也，大承气汤主之。若汗多，微发热恶寒者，外未解也。其热不潮，未可与承气汤。若腹大满不通者，可与小承气汤，微和胃气，勿令至大泄下。

《伤寒论》第 213 条：阳明病，其人多汗，以津液外出，胃中燥，大便必硬，硬则谵语，小承气汤主之。若一服谵语止者，更莫复服。

《伤寒论》第 214 条：阳明病，谵语发潮热，脉滑而疾者，小承气汤主之。因与承气汤一升，腹中转矢气者，更服一升；若不转矢气，勿更与之。明日又不大便，脉反微涩者，里虚也，为难治，不可更与承气汤也。

《伤寒论》第 250 条：太阳病，若吐、若下、若发汗后，微烦，小便数，大便因硬者，与小承气汤和之，愈。

《伤寒论》第 374 条：下利，谵语者，有燥屎也，宜小承气汤。

《金匮要略·呕吐哕下利病脉证治第十七》：下利谵语者，有燥屎也，小承气汤主之。

《金匮要略·呕吐哕下利病脉证治第十七》：《千金翼》小承气汤治大便不通，哕，数谵语。

【注家新论】

1. 成无己《注解伤寒论》：大热结实者，与大承气汤，小热微结者，与小承气汤。以热不大甚，故于大承气汤去芒硝；又以结不至坚，故亦减厚朴、枳实也。

2. 许宏《金镜内台方议》：阳明者，三阳之盛也。太阳为阳之表，少阳为表里之中，阳明为阳之里，是以证属阳明者，皆为可下也。若大满大实者，属大承气汤。今此大热、大便硬，未至于大实，只属小承气汤也。以大黄为君，而荡除邪热；以枳实为臣，而破坚实；以厚朴为佐使，而调中除结燥也。

【医案举例】

1. 曾治一人，病伤寒五日，下利不止，懊憹目开，投诸药而不效，有以山药、茯苓与之，虑其泻脱也。如李时珍云：六脉沉数，按其脐则痛，此协热自利，中有结粪，小承气倍大黄服之。果然下结粪数枚，懊憹亦瘥。

2. 曾治一人，得伤寒，大便秘结，日晡潮热，双手撮空，直视喘促而急，已更数医矣。许曰：此诚恶候也，见之者九死一生，仲景有症而无治法。何况今已吐下，难用药，勉强救之，若得大便通而脉弦则可生。遂与小承气汤1剂，得大便利，诸疾渐退，脉尚微弦，半月后愈。或问曰：下之而脉弦者当生，此何谓也？许曰：仲景云，"寻衣妄撮，怵惕不安，微喘直视，脉弦者生，涩者死。微者但发热谵语者，大承气汤主之。"予观钱氏直诀亦云："手循衣领及捻物者，肝热也。"而此症仲景列于阳明部。盖阳明者，胃也。肝有热邪，淫于胃经，故以承气汤泻之，且得弦脉，则肝平而胃不受其克制，所以有生之理也。

3. 梁某，男，28 岁。住某医院，诊断为流行性乙型脑炎。其病已六日，曾连服中药清热解毒或养阴之剂，而病势却有增无减。会诊之时，体温 40.3℃，无汗，脉象沉数有力，腹满而微硬，吟声连连，目赤而不闭，烦躁不安，手足妄动，有欲狂之势，昨日下利纯青黑水，此虽病邪羁踞于阳明，为热结旁流之象，但未至大实满之证，且舌苔秽腻浊，观其色不老黄，故未可与大承气汤，遂用小承气汤法微和之。服药之后，哕止而便通，汗出而厥回，神清而热退，诸症遂豁然，再以养阴和胃之药，善后调理而愈。

4. 陈某，男，12 岁。值端午节时，贪食凉粽子多枚，翌日腹胀胃疼，啼哭不休，其父买"一粒丹"成药，服之不应，且疼痛更甚。切其脉沉滑有力，视其舌黄白而腻，解衣视其腹鼓胀，以手按之，则叫哭不已，问其大便，已三日未行。此证应为饮食太过，胃肠阻滞，气机不利所致。方药：生大黄 9 克，枳实 9 克，厚朴 9 克，藿香梗 6 克，生姜 6 克。服药后两小时，腹中有声，旋即而泻，味甚臭秽，连下两次，则腹痛止而可安睡矣。改方用保和丸加减而愈。

5. 治董友之母，年近七旬，病已八日，切其脉软缓而迟滞，其发热日晡潮热，畏寒，呃逆，大便不行，舌红苔黄厚。阅前诸方皆以老年正气虚弱，而用丁香柿蒂散与补阴之剂。夫脉来迟滞而畏寒，为阳邪入里也，舌苔黄厚，日晡潮热，阳明实证也。故此为表邪未解，而内陷于里之热急，以致气机上逆而发呃，法当从下，毋以年高为虑也。与小承气汤，服1剂后转矢气，但仍兼有心烦不宁之象，又与1剂，临晚下黑屎数枚之多，二更时又现战栗壮热，四更却大汗，天明又便黑屎，而后呃止神清而安睡，此确实呃之证也，宜审慎之。

三、调胃承气汤

【组成及服法】

酒大黄四两，芒硝半升，炙甘草二两。

水煎服，先煮酒大黄、炙甘草，日1剂，分两次温服。服药时，再入芒硝。方中炙甘草、酒大黄，不宜与芒硝长时间同煎，若久煎会使酒大黄、炙甘草中的有效成分沉淀，影响治疗效果。

【治则及方解】

病机：燥热结实，胃气不和。

治则：泻热和胃，畅达气机。

方义：方中酒大黄苦寒泻热去实，推陈致新；芒硝咸寒，泻热通便，润燥软坚；炙甘草益气，与酒大黄相用，泻热去实而不伤胃气，且能调和诸药。诸药相伍，攻下而不峻猛，能够调和胃气，治疗阳明热结缓证。

【辨证指要】

调胃承气汤所治病证的病机为燥热结实、胃气不和。用于治疗蒸蒸发热，腹满不大便，或心烦、谵语等阳明腑实轻症。本方为泻下缓剂，正气虚衰、脾胃虚寒者及孕妇宜慎用或忌用。

本方服法有两种：一见于《伤寒论》第29条，"少少温服之"，以和胃气而泻燥热。一见于《伤寒论》第70条，取"温顿服之"，使药力集中，以泻热和胃，润燥软坚。

大承气汤、小承气汤与调胃承气汤都可治疗阳明热结证。其中大承气汤主治阳明热结重证，由于邪热与燥屎相结，腑气不通所致；小承气汤主治阳明热结轻证，由于邪热与燥屎相搏，腑气不畅所致；调胃承气汤则主治阳明热结缓证，由于邪热与燥屎相合，尚未搏结，腑气失和，未至不通。大、小承气汤均用理气药，而调胃承气汤未用。

【仲景原文】

《伤寒论》第105条：伤寒十三日不解，过经谵语者，以有热也，当以汤下之。若小便利者，大便当硬，而反下利，脉调和者，知医以丸药下之，非其治也。若自下利者，脉当微厥，今反和者，此为内实也，调胃承气汤主之。

《伤寒论》第123条：太阳病，过经十余日，心下温温欲吐，而胸中痛，大便反溏，腹微满，郁郁微烦。先此时自极吐下者，与调胃承气汤。若不尔者，不可与。但欲呕，胸中痛，微溏者，此非柴胡汤证，以呕，故知极吐下也。

《伤寒论》第207条：阳明病，不吐不下，心烦者，可与调胃承气汤。

《伤寒论》第248条：太阳病三日，发汗不解，蒸蒸发热者，属胃也，调胃承气汤主之。

《伤寒论》第249条：伤寒吐后，腹胀满者，与调胃承气汤。

【注家新论】

1. 成无己《注解伤寒论》：《内经》中有"热淫于内，治以咸寒，佐以甘苦。芒硝咸寒，以除热，大黄苦寒以荡实，甘草甘平，助二物推陈而缓中"之说。

2. 王子接《绛雪园古方选注》：调胃承气者，以甘草缓大黄、芒硝留中泻热，故曰调胃，非恶硝、黄伤胃而用甘草也。泄尽胃中无形结热，而阴气亦得上承，故亦曰承气。其义亦用制胜，甘草制芒硝，甘胜咸也；芒硝制大黄，咸胜苦也。去枳实、厚朴者，热邪结胃劫津，恐辛燥重劫胃津也。

【医案举例】

1. 李某，男，19岁。四月时病伤寒九日，医以阴证治之，与附子理中丸数剂，然其证反增，更医又以为阳证，不敢服药，而决疑于罗。罗至，宾客满坐，罗未直言其证，但细为其分解，而使自度之。凡阳证，身须大热而手足不厥，卧则坦然，起则有力，不恶寒而反恶热，烦躁而少眠，能食而少语，其脉当浮大而数。凡阴证，身不热且手足厥冷，恶寒蜷卧，其面向壁而恶闻人声，或自引衣盖覆，不渴且不欲食，小便自利，大便反快，其脉当沉细而微迟。今诊其脉沉数，一息六七至，叫呼而不绝，整夜无眠，又喜饮冷水，阳证悉具，且三日大便不行，当急下之，乃以酒煨大黄18克，芒硝15克，炙甘草6克，煎服。至夜而数下行，有燥屎二十余块，是夜又汗大出，次日往而视之，其已身凉脉静矣。

2. 曾治一人，素伤烟色，平日大便七八日一行。今因外感，竟然十六七日大便犹未通下，心烦，腹满，灌肠下燥粪少许，烦热胀满依然如旧。医者谓其乃气虚脉弱，不敢投峻下之剂。及愚诊之，其后乃知其脉虽弱而火却甚实，遂用调胃承气汤加野台参 12 克、天门冬 24 克、生赭石 24 克，共煎汤一大碗，分三次徐徐温饮下，两服之后，腹中作响，始有开通之意，三服之后，遂不敢再用，稍晚，大便得下，内热全消，霍然而愈矣。

3. 曾治一人，值盛年恃健不善养慎，贪饮冷酒且妄食肉多，又兼感冒，初病即身凉自利，额上冷汗不止，手足厥逆，遍身疼痛以致呻吟不已，僵卧不得转侧，无昏愦，亦不恍惚。郭曰：病者甚静，又不昏妄，其四肢逆冷，自汗自利，身重不得起，痛如被杖者，皆为阴症无疑也。令服四逆汤，灸关元及三阴交，未应，又加服丸炼金液丹，其利、厥、汗皆少。待其药艾二法稍缓时，则诸症又复出矣。如此进退反复凡三日三夜，阳气虽复，症复如太阳者，未敢服药，静以待汗。二三日复大烦躁，次则热甚且谵语、斑出，实在无可奈何，乃与调胃承气汤，得利，大汗而解。阴阳反复竟然有如此者！

4. 王姓，女，73 岁。1962 年 11 月 26 日住进西医内科病房。前两日泄泻无度，日下数十次，西医治疗而病愈。继而出现腹胀腹痛，二便不通，以致患者烦躁不安，呕吐黄色稀水，先后吐出蛔虫 4 条，西医诊断为"蛔虫性肠梗阻"。患者体质虚弱，故而未做X线、钡餐造影检查。外科会诊后，亦认为不适于手术治疗，于11月29日，邀中医会诊。症见口唇干燥，烦躁不安，呕吐不止，腹胀如鼓，舌苔黄厚，脉沉细。其证属"蛔厥"，但正气不足而邪气有余，体虚未敢猛下，以调胃承气汤和之。方药：生大黄9克，生甘草3克，玄明粉9克。服药后，大便得下，先后4次，粪色先黑而后黄，中夹有蛔虫共7条，其后呕吐止，腹胀消，当晚即饮牛奶少许，次日已经可以进流食，病情好转，随后出院。

四、麻子仁丸

【组成及服法】

麻子仁二升，炙枳实半斤，芍药半斤，大黄一斤，炙厚朴一尺，杏仁一升。

上药蜜和丸如梧桐子大，每服十丸，日三服，逐渐加量，以下利为度。

【治则及方解】

病机：胃热约脾，脾不行津。

治则：泻热运脾通便。

方义：方中麻子仁甘平，质润多脂，生津通便；杏仁与麻子仁相配，助脾气而运水津；大黄泻脾中燥热，攻肠中滞物；枳实行气导滞，调和脾胃；炙厚朴下气宽胸，温通气机，并监制大黄、炙枳实寒凉太过；芍药泻肝理脾，并缓急柔肝。上药以蜜和丸，渐加，以知为度，取缓缓润下之功。

【辨证指要】

麻子仁丸主要用于治疗津液亏乏，肠胃干燥，大便因硬的脾约证。其辨证指要为肠燥便秘，虚实夹杂。纯虚证的腑气不通，非本方所宜。本方属缓下之剂，既可祛邪之有余，又可补津之不足，因此适应证较广。近代医家将其用于外感热病的善后调治，以及内伤杂病中有大便干结之证者。

在具体运用时，有医家认为改丸作汤，其效更佳。麻子仁、杏仁质润多脂，宜久煎；大黄以后下为宜；蜂蜜待药煎好后将之兑于汤内混匀频服。

【仲景原文】

《伤寒论》第247条：趺阳脉浮而涩，浮则胃气强，涩则小便数，浮涩相搏，大便则硬，其脾为约，麻子仁丸主之。

【注家新论】

1. 成无己《注解伤寒论》：《内经》中有"脾欲缓，急食甘以缓之，麻仁、杏仁之甘，缓脾而润燥。津液不足，以酸收之，芍药之酸以敛津液。肠燥胃强，以苦泄之，枳实、厚朴、大黄之苦，下燥结而泄胃强也"之说。

2. 方有执《伤寒论条辨》：麻子、杏仁能润干燥之坚，枳实、厚朴能导固结之滞，芍药敛液以辅润，大黄推陈以致新，脾虽为约，此可疏矣。

3. 王子接《绛雪园古方选注》：下法不曰承气，而曰麻仁者，明指脾约为脾土过燥，胃液日亡，故以麻、杏润脾燥，白芍安脾阴，而后以枳、朴、大黄承气法胜之，则下不亡阴。法中用丸渐加者，脾燥宜用缓法，以遂脾欲，非比胃实当急下也。

【医案举例】

1. 郭氏，患伤寒数日，身热恶风而头疼，大便不行，脐腹鼓胀，更易数医，一者欲用大承气，一者欲用大柴胡，一者欲用蜜导。各主其说，纷然不定，最后请予至。问小便如何？病家云：小便频数。乃诊六脉，以及趺阳脉浮且涩。予曰：脾约证是也，属太阳阳明。仲景云：太阳阳明者，脾约也。仲景又曰：趺阳脉浮而涩，浮则胃气强，涩则小便数，浮涩相搏，大便则硬，其脾为约者。故而大承气、大柴胡恐用之不当。仲景法麻子仁丸无疑。此时，主病亲戚尚尔纷纷。予曰：若不信，恐别生他证，请辞，无庸再召我。席间坐有一人，乃患者弟也，遂曰：诸君不须纷争，现既有仲景证法相当，若不同此说，何据？其后，予以麻仁丸百粒，分三服，食顷间尽，是夜大便得通，一汗而解，病愈。

2. 徐左，能食而不寐，夜卧而汗出，大便难，脉大，此为脾约。脾约麻仁丸30克，作三服，开水送下。

3. 刘某，男，28岁。大便燥结以至于五六日一行。每次大便时，困难异常，常常因用力太过而大汗如雨。口唇干燥，以舌津舐之，起厚皮如痂。其脉沉滑，舌苔干黄，此当为胃强脾弱之脾约证。因脾荣在唇，故脾阴不足，而见唇燥干裂。拟方麻子仁丸一料，服之而病愈。

五、蜜煎方

【组成及服法】

食蜜七合。

以小火慢煎，使蜂蜜融化如饴脂状之时，用手捻作小段条状如拇指长，其头部小尖，趁热放入肛门之中并用手指持续按压，直到欲大便之时，迅速移开。

【治则及方解】

病机：津液内竭，肠燥便坚。

治则：润肠通便。

方义：方中食蜜甘平，清肠胃之热，润燥而通便，甘缓而去急，对大肠津亏、热结便秘证尤为适宜。

【辨证指要】

蜜煎方主要用于津枯便秘之证，尤以老人、小儿或体虚者为宜。习惯性便秘、老年性便秘、慢性病所致之体虚性便秘，以及肺炎、支气管炎、血栓性浅静脉炎等，有津伤表现者，皆可应用本方。

麻子仁丸与蜜煎方可治疗大便硬或不大便而无明显痛苦者。但麻子仁丸所主病证为脾约证，由于邪热约束脾为胃行其津液的功能，病变以邪热为主，表现为不大便、小便数；而蜜煎所主病证为大肠津亏热结证，是由邪热侵入或内生，病变以津亏为主，主要表现为大便干、小便少。

【仲景原文】

《伤寒论》第233条：阳明病，自汗出，若发汗，小便自利者，此为津液内竭，虽硬不可攻之，当须自欲大便，宜蜜煎导而通之。若土瓜根及大猪胆汁，皆可为导。

【注家新论】

1. 成无己《注解伤寒论》：津液内竭，肠胃干燥，大便因硬，此非结热，故不可攻，宜以药外治而导引之。

2. 柯韵伯《伤寒附翼》：蜂蜜酿百花之英，所以助太阴之开；胆汁聚苦寒之津，所以润阳明之燥，虽用甘、用苦之不同，而滑可去着之理则一也。惟求地道之通，不伤脾胃之气。此为小便自利，津液内竭者设，而老弱虚寒无内热证者最宜之。

3. 王子接《绛雪园古方选注》：蜜煎外导者，胃无实邪，津液枯涸，气道结涩，燥屎不下，乃用蜜煎导之。虽曰外润魄门，实导引大肠之气下行也，故曰土瓜根亦可为导。猪胆导者，热结于下，肠满胃虚，承气等汤恐重伤胃气，乃用猪胆之寒，苦酒之酸，收引上入肠中，非但导去有形之垢，并能涤尽无形之热。

【医案举例】

1. 庚戌仲春，艾道先得伤寒，旬日之后，发热自汗，神昏多眠，大便不通，小便自利，其脉洪大而虚。予曰：此阳明证是也。乃兄景先曰：舍弟之证全似李大夫证也，又属阳明，可行承气否？予曰：虽为阳明，然此证不可下也。仲景所言之阳明自汗，小便利者，为津液内竭也，虽坚而不可攻，宜蜜兑导之，作三剂，先下燥屎，次又溏泄，其后汗解而愈。

2.陈姓，病咯血，其色黑紫，西医用止血针后血遂中止。翌日遂腹满，精神困顿日甚。迁延半月余，以至于大便不通。始用蜜导不效，转用灌肠，亦不效。复用通大便之西药，终不行。或告陈曰：同乡周某为良医也。陈大喜，使人请周，当时便闭已一月。周至，察其脉无病，病独在肠。乃令觅得猪胆，倾盂中，调之以醋，以灌肠器灌之。旋即转矢气而不绝。不逾时，而见大便出。凡三寸许，竟掷地有声，以石击之，不稍损。乃以清水浸之，半日许，盂水尽赤。乃知向日所吐之血本为瘀血，而西医用针止住，反下结于大肠中，而为病也。七日之后，又不大便，复用前法，又下燥矢数枚，皆三寸许，病乃告愈。予于此悟蜜煎导法唯证情较轻者宜之。土瓜根又不易得。唯猪胆汁随时随地皆有。近世医家弃良方而不用，实为可惜。

六、厚朴三物汤

【组成及服法】

厚朴八两，大黄四两，枳实五枚。

水煎服，日1剂，分两次温服。大黄后下，煮五分钟为宜，以利为度。

【治则及方解】

病机：胃肠积滞，腑气不通，胀重于积。

治则：行气消胀通腑，疏肝降逆和胃。

方义：方中重用厚朴行气泄满，枳实破气消痞，大黄泻热导滞，共奏行气消痞、除积通便、调肝清胃之功。

【辨证指要】

厚朴三物汤证的辨证要点为腹部痞满胀痛，大便秘结，气滞重于实积。

【仲景原文】

《金匮要略·腹满寒疝宿食病脉证治第十》：痛而闭者，厚朴三物汤主之。

【注家新论】

1.周扬俊《金匮玉函经二注》：此又言痛之实证也。闭者，气已滞也、塞也。经曰通因塞用，此之谓也。于是以小承气通之，乃易其名为三物者，盖小承君大黄以一倍，三物汤君厚朴以一倍者，知承气之行，行在中下也，三物之行，因其闭在中上也。绎此可启悟于无穷矣。

2.尤在泾《金匮要略心典》：痛而闭，六腑之气不行矣。厚朴三物汤与小承气同。但承气意在荡实，故君大黄；三物意在行气，故君厚朴。

3.张再良《金匮要略释难》：证属胀重于积，其满痛多偏于中脘，纯为里实，腹满便闭，气滞不通，重用厚朴行气，大黄、枳实通便。

【医案举例】

俞某，时常心绪不宁，过度劳思，患腹部气痛已多年，三五月一发，或一月数发，发时服越鞠丸、香苏饮、来苏散、七气汤等均可愈。每发时先感腹部不适，似觉其中消息顿停，病进则自心下至少腹，痞闷胀痛，呕吐不食，此次发病较剧，欲吐而不吐，欲大便又不得，欲小便亦不得，剧时面青口噤，指头、鼻尖冷似厥气痛或交肠绞结之类。进前药，无效，医者又参以龙胆泻肝汤等亦无效，切其脉弦劲中带滞涩之象。法当行气消胀通腑，佐以疏肝降逆和胃，方用厚朴三物汤合左金丸。方药：厚朴八钱，大黄四钱，枳实五钱，黄连八分，吴茱萸一钱二分。水煎服。服2剂后复诊：患者自述上方服1剂，腹中鸣转而痛减；服2剂后，得大便畅行一次，痛大减，续又得畅行一次而痛止。本病由来已久，又思虑过度，故以六和汤、叶氏养胃方益气和中，调养脾胃而缓调收功。

七、厚朴七物汤

【组成及服法】

厚朴半斤，大枣十枚，枳实五枚，甘草、大黄各三两，桂枝二两，生姜五两。

水煎服，日1剂，分三次温服。若呕者，加半夏五合；若下利者，去大黄；若寒多者，加生姜至半斤。

【治则及方解】

病机：表邪不解，入里化热，阳明腑气不通，里证重于表证。

治则：表里双解。

方义：方用厚朴、枳实、大黄（即厚朴三物汤）行气除满，通腑泻热；以桂枝、甘草、生姜、大枣（即桂枝汤去芍药）调和营卫，解散表邪。

【辨证指要】

其辨证要点为阳明里实的腹满不减，疼痛拒按，便秘和邪在肌表的发热恶寒，头身疼痛，脉浮等症并见，其发病主要见于表邪不解，而里实已成，属表里同病。

【仲景原文】

《金匮要略·腹满寒疝宿食病脉证治第十》：病腹满，发热十日，脉浮而数，饮食如故，厚朴七物汤主之。

【注家新论】

1. 周扬俊《金匮玉函经二注》：此有里复有表之证也。腹满而能饮食，亦热邪杀谷之义；发热脉浮数，此表热正炽之时，故以小承气汤治其里，桂枝去芍药以解其表，内外两解，涣然冰释，即大柴胡之意也。以表见太阳，故用桂枝耳。

2. 尤在泾《金匮要略心典》：腹满，里有实也；发热脉浮数，表有邪也。而饮食如故，则当乘其胃气未病而攻之。枳、朴、大黄所以攻里，桂枝、生姜所以攻表，甘草、大枣则以其内外并攻，故以之安脏气，抑以和药气也。

【医案举例】

潘某，男，43岁。先因汗出受凉，又以过饱伤食，以致发热恶寒，头疼身痛，脘闷恶心，服藿香正气丸3包，不应，又服保和丸3包，亦无效，仍发热头痛，汗出恶风，腹满而痛，大便三日未行，舌苔黄腻，脉浮滑。其病机为太阳表邪不解，阳明腑气不通，表邪入里化热，里证重表证轻。法当表里双解，拟方厚朴七物汤加味。方药：厚朴10克，大黄10克，枳实6克，桂枝10克，甘草3克，白芍10克，生姜3片，大枣3枚。水煎服。2剂后得畅下，停药糜粥自养，症状悉除。

八、厚朴大黄汤

【组成及服法】

厚朴一尺，大黄六两，枳实四枚。
水煎服，日1剂，分两次温服。

【治则及方解】

病机：痰饮内伏，外寒诱发，兼有化热，饮热郁肺，腑气不通。
治则：理气化饮，荡涤实邪。
方义：方中厚朴下气除满，大黄荡热通腑，枳实破结逐饮。

【辨证指要】

厚朴大黄汤理气逐饮，荡热通腑。所治支饮病机为饮热郁肺,腑气不通。辨证要点既有饮热郁肺所致的咳逆倚息、短气不得卧、胸满,又有肠腑不通引起的腹满、大便不通。

【仲景原文】

《金匮要略·痰饮咳嗽病脉证并治第十二》:支饮胸满者,厚朴大黄汤主之。

【注家新论】

1. 李彣《金匮要略广注》:支饮至于胸满,则水气愈泛滥矣。用厚朴大黄汤行饮,然此节小承气汤也,以胸满而非腹满,故不用大承气。

或问曰:行饮何不用十枣、五苓、青龙等汤,而用厚朴大黄汤以泻脾胃,何也?曰:胃纳水谷,脾行津液,二经如常,则水饮何自而蓄哉。以脾胃,土也,凡土弱则水势为之崩溃,土壅则水道为之不通。今支饮胸满,因脾胃不运,则中焦塞窒,下流壅淤,水无从泄,故逆行而至于胸满,今疏敦阜之土,以决横逆之波,泻中州之实,以浚下流之壅,则舍厚朴大黄汤奚属哉。此禹治水,先掘地而注之海也。

2. 周扬俊《金匮玉函经二注》:凡仲景方,多一味,减一药,与分两之更重轻,则易其名、异其治。有如转丸者,若此三味加芒硝,则谓之大承气,治内热腹实满之甚。无芒硝则谓之小承气,治内热之微甚。厚朴多则谓之厚朴三物汤,治热痛而闭。今三味以大黄多,名厚朴大黄汤,上三汤皆治实热而用之。

【医案举例】

韩某，女，60岁，1963年11月25日初诊。患者咳喘二十余年，每年冬季都会加重，十天前劳累着凉汗出当风，遂致咳喘加重，终日咳吐稀痰。近两三天以来，咳痰增加，胸闷加重，且兼见腹胀，大便三日未行，不能饮食，难以平卧。邀余诊之，见其面部浮肿，但按之并无指压凹痕，咳喘面容，舌苔薄黄，脉弦滑有力。两肺布满干啰音，两下肺有少许湿啰音，肝脾未触及，下肢无凹陷性浮肿。西医诊断为"慢性支气管炎合并感染"。病机分析：患者痰饮久伏于肺，肺气不利，故经常咳嗽气喘，复因汗出当风，新感引动伏饮，病情加重。痰饮伏肺，肺失宣降，故咳嗽、胸闷、气喘、痰多、不能平卧；肺与大肠相表里，肺失宣降导致大肠气机阻滞，故见腹胀、大便不通；水饮上泛，故面部浮肿；苔薄黄、脉弦滑有力为痰饮内停，兼有化热之征象。法当理气化饮，荡涤实邪，拟投厚朴大黄汤合苓甘五味姜辛汤加味。方药：厚朴18克，大黄10克，枳实10克，干姜6克，细辛5克，半夏12克，茯苓14克，甘草6克，五味子10克，杏仁10克。水煎服。服1剂后，大便得通，腹胀、胸闷、咳喘均明显减轻，服用4剂后，胸闷、腹胀消失，咳喘已减大半，且可平卧，舌苔转为薄白，脉象仍滑，其因痰饮未尽，遂改用二陈汤加减治其未尽之痰。

九、大黄牡丹汤

【组成及服法】

大黄四两，牡丹皮一两，桃仁五十个，冬瓜仁半升，芒硝三合。

水煎服，日1剂，顿服。服药时再入芒硝。有脓者，当下脓；若无脓者，当下血。

【治则及方解】

病机：热毒内聚，营血瘀结，经脉不通，气机不畅而脓未成。

治则：活血化瘀，消痈排脓，理气止痛。

方义：方中大黄、芒硝泻热通腑，牡丹皮、桃仁活血散瘀，冬瓜仁清热解毒排脓，全方共奏清热解毒、通腑泻热、行气活血、消痈散瘀之效。

【辨证指要】

大黄牡丹汤是治疗急性阑尾炎的专方，肠痈未成脓、轻度化脓及阑尾周围脓肿，不论老幼均可应用。肠痈脓未成证的辨证要点为少腹肿痞，按之即痛如淋，时时发热，汗出恶寒，脉迟紧。属于实热证未成脓，热毒实盛之急性肠痈。

【仲景原文】

《金匮要略·疮痈肠痈浸淫病脉证并治第十八》：肠痈者，少腹肿痞，按之即痛如淋，小便自调，时时发热，自汗出，复恶寒；其脉迟紧者，脓未成，可下之，当有血；脉洪数者，脓已成，不可下也，大黄牡丹汤主之。

【注家新论】

1. 曹颖甫《金匮发微》：用大黄、芒硝以通之，以其身甲错，知其内有干血也；用桃仁、丹皮以攻之，以发热自汗复恶寒，知大肠移热于肺，肺主之皮毛，张于标热而不收也；用泻肺除热之冬瓜仁以清之，此大黄牡丹汤之义也。若夫里热既盛，脓成血渍，至于两脉洪数，则非一下所能尽。仲师不曰"脓已成，赤豆当归散主之"乎（见《百合狐惑篇》中）。

2. 程林《金匮要略直解》：诸疮疡痛，皆属心火，大黄、芒硝用以下实热，血败肉腐则为脓，牡丹、桃仁用以下脓血。瓜子味甘寒，《神农经》不载主治，考之《雷公》曰："血泛经过，饮调瓜子"，则瓜子亦肠胃中血分药也。故《别录》主溃脓血，为脾胃肠中内痈要药，想亦本诸此方。

【医案举例】

齐某，男，19岁，1966年6月28日初诊。右下腹痛四月余。在某医院诊断为"亚急性阑尾炎"，治疗一月后，症状减轻，但不久又复发，继服中药治疗两个多月仍未痊愈，经人介绍前来求治。主诉：右下腹疼，按之加剧，苔白根腻，脉弦滑。证属少腹瘀血挟脓，法当祛瘀排脓，拟方大黄牡丹皮汤加减。方药：牡丹皮15克，冬瓜仁10克，白芍12克，桃仁12克，炙甘草6克，大黄6克，芒硝6克。水煎服。服2剂后复诊：服药后自感一切良好。但阑尾部位按之仍然疼痛，继服 3 剂而安。

十、大黄附子汤

【组成及服法】

大黄三两，炮附子三枚，细辛二两。

水煎服，日 1 剂，分三次温服。

【治则及方解】

病机：素体阳虚，运化无力，寒实内结，腑气不通。

治则：温阳通便止痛。

方义：方中炮附子大辛大热，温里祛寒；大黄苦寒走泄，攻下积滞；细辛辛温宣通，助炮附子散寒止痛。方中大黄性味虽属苦寒，但配伍炮附子、细辛辛热之品，则制其寒性而存其攻下走泄之性，三味合而成方，共奏温下之功。

【辨证指要】

大黄附子汤证的辨证主要依据是腹痛拒按、大便秘结、一侧胁下疼痛或腹痛以侧腹部为甚，或发热、脉紧弦，并可见到形寒肢冷、舌苔白腻，脉沉迟或沉弦有力。病机为寒实内结，腑气不通。

【仲景原文】

《金匮要略·腹满寒疝宿食病脉证治第十》：胁下偏痛，发热，其脉紧弦，此寒也，以温药下之，宜大黄附子汤。

【注家新论】

1. 周扬俊《金匮玉函经二注》：厥阴之实，系少阴之寒而实，苟不大用附子之热，可独用大黄之寒乎。入细辛者，通少阴之经气也，以寒实于内而逼阳于外也。或里有寒，表有热，俱未可定也。仲景于附子泻心汤中，既用三黄，复用附子，以畏寒汗出，阳气之虚在于外也。此大黄附子汤，阴气之结深于内也，然则痞证用三黄，固正治之法，偏痛用大黄，岂非从治之法乎。合观之，知有至理存焉矣。

2. 尤在泾《金匮要略心典》：胁下偏痛而脉紧弦，阴寒成聚，偏着一处，虽有发热，亦是阳气被郁所致。是以非温不能已其寒，非下不能去其结，故曰宜以温药下之。程氏曰："大黄苦寒，走而不守，得附子、细辛之大热，则寒性散而走泄之性存是也。"

3. 吴谦《医宗金鉴》：腹满而痛，脾实邪也；胁下满痛，肝实邪也；发热若脉数大，胃热实邪也。今脉紧弦，脾寒实邪也，当以温药下之，故以大黄附子汤下其寒实。方中佐细辛者，以散其肝邪，此下肝脾寒实之法也。

【医案举例】

1. 钟某，腹痛多年，理中、四逆辈皆曾服过，间或可止，但痛发不常，或一月数发，或二月一发，每痛多为饮食或寒冷所致。一日，彼晤余戚家，谈其痼疾之异，乞余诊之。按其腹有微痛，痛时牵及腰胁，大便间日一次，量少而不畅，小便自利。舌白润无苔，脉沉而弦紧。病机分析：患者脾阳素虚，阴寒内生，常因饮食寒冷，两寒相搏，引发腹痛时作，得温药则痛止；寒实内结，腑气不畅，故大便少而不畅；舌白润无苔、脉弦紧皆为实寒之象。故而其病机为阳虚，运化无权，寒实内结，腑气不通。法当温阳通便止痛，拟方大黄附子汤。方药：细辛4.5克，大黄12克，附子9克。水煎服。服2剂而病愈。后半年相晤，据云："果两剂而瘥。"

2. 刘某，男性，36岁，1967年5月8日初诊。左小腿腨部疼痛，腰强急而痛，经中西药治疗一年有余，未见效果，口中和，苔白润，脉弦迟。证属寒饮阻滞、经筋失养，法当温通化滞，养筋和血，拟大黄附子汤合芍药甘草汤。方药：大黄6克，细辛6克，赤白芍各10克，炙甘草10克。水煎服。上药服6剂后复诊：腰强急减，遇劳则感痛。上方再加苍术12克，继续服6剂后，腰强急痛基本痊愈，腿部疼痛亦减，继服一个月，诸症不复作矣。

十一、大黄甘草汤

【组成及服法】

大黄四两，甘草一两。
水煎服，日1剂，分两次温服。

【治则及方解】

病机：实热壅滞胃肠，胃气上逆，腑气不通。
治则：通腑泻热和胃。
方义：方中大黄荡涤胃肠实热，顺承腑气；甘草既能缓和吐势之急迫，亦可缓和攻下伤胃之峻猛，二者相伍，热除便通，胃气和降，呕吐自止。

【辨证指要】

"食已即吐"是应用本方的关键，但据证分析，临床当有胃肠实热见证，如胃脘灼热疼痛，口苦，口臭，大便干结，小便短赤，舌红苔黄少津，脉滑有力。

【仲景原文】

《金匮要略·呕吐哕下利病脉证治第十七》：食已即吐者，大黄甘草汤主之。

【注家新论】

1. 沈明宗《金匮要略编注》：此偏火盛之方也。木火之邪结于肠胃血分，气反逆于胸膈，以致食已即吐。经谓胃主血所生病，故用大黄，以破血分之热，甘草以调胃气，俾肠胃通而食下，则不吐矣。此方脾胃干结者宜之，当与上不可下之条，反复互看，始得仲景前后之意。

2. 徐忠可《金匮要略论注》：食已即吐，非复呕病矣。亦非胃弱不能消，乃胃不容谷，食已即出者也。明是有物伤胃，营气闭而不纳，故以大黄通营分已闭之谷气，而兼以甘草调其胃耳。《外台》治吐水，大黄亦能开脾气之闭，而使散精于肺，通调水道，下输膀胱也。

3. 曹颖甫《金匮发微》：食已即吐，所吐者为谷食，非饮水即吐之比，胃底胆汁不能合胰液而消谷，反逆行而重激于上，故食已即吐，但吐之太暴，虽由胆火上逆，要亦因大肠之壅塞。故方用甘草以和胃、大黄以通肠，肠胃通而胆火降，谷食乃得以顺受焉，此大黄甘草汤之旨也。

【医案举例】

李某，男，20岁。患呕吐半月，现症见：呕吐、胃脘热痛，大便干燥，舌红苔薄黄少津，脉实而有力，右关脉滑。精神尚可。自述平时喜食烙饼。开始认为是胃热上逆之呕吐，以清热和胃之法，用连苏饮加竹茹、甘草。服2剂，复诊，未见效果。仍餐毕即吐（平时不吐），伴有口臭，胃脘灼热胀痛，大便三日未行，小便少色黄，舌红苔薄黄少津，脉滑有力。病机分析：患者体壮，平时喜食烙饼，日久肠胃积热而升降失常，发为本病。积热在胃，肠道阻滞而传导失司，胃可纳而不能降，饮食入胃，更助长阳明邪热冲逆，故而食后即吐；实热壅胃，故胃脘灼热胀痛；实热壅肠，故大便秘结不通，三日未行；小便短黄，舌红苔薄黄少津，脉滑而有力都是阳明实热之征象。病机为实热壅滞胃肠，胃气上逆，腑气不通。治宜通腑泻热和胃，拟方大黄甘草汤。方药：大黄12克，甘草3克。水煎服。服2剂后复诊：1剂后，已不吐，大便通畅，继服2剂，诸症消失。

十二、大黄甘遂汤

【组成及服法】

大黄四两，甘遂二两，阿胶二两。
水煎服，日1剂，顿服，其血当下。

【治则及方解】

病机：水湿不运，气滞血瘀，水血互结于血室。

治则：逐瘀行水。

方义：方中大黄破血攻瘀，甘遂逐水，阿胶养血扶正，使邪去而正不伤。

【辨证指要】

水血互结血室证的辨证要点为少腹胀满，甚或突起如敦状，小便不利，伴闭经或产后恶露量少等瘀血内阻证。

大黄甘遂汤证当与蓄水证、蓄血证相鉴别，三者均见少腹胀满但又有不同。一般说来，蓄水证见口渴而小便不利，病机属水热互结，膀胱气化不行；蓄血证见小便自利，其人如狂，病机属血热互结下焦；大黄甘遂汤证见小便不利，口干不渴，经闭不行，病机属水血互结于血室。

【仲景原文】

《金匮要略·妇人杂病脉证并治第二十二》：妇人少腹满，如敦状，小便微难而不渴，生后者，此为水与血俱结在血室也，大黄甘遂汤主之。

【注家新论】

1. 徐忠可《金匮要略论注》：大黄以逐其瘀血，甘遂以去其停水，古人治有形之病，以急去为主，故用药不嫌峻耳，若阿胶则养正而不滞，故加之，且以驱血中伏风也。

2. 魏念庭《金匮要略方论本义》：主以大黄甘遂汤，大黄下血，甘遂逐水，二邪同治矣，入阿胶者，就阴分下水血之邪，而不至于伤阴也，顿服之血当下，血下而水自必随下矣。此瘀血积于产后，虽在血室，又不同于抵当汤丸下之，下之于大便，此则产后篇中，所言热在里，结在膀胱者也。彼单为血，故用大承气汤，此兼水邪，故用大黄甘遂汤，邪有专兼，治亦分专兼矣。

3. 尤在泾《金匮要略心典》：故以大黄下血，甘遂逐水，加阿胶者，所以去淤浊而兼安养也。

【医案举例】

谭某，三旬孀妇。整日忙于生计，操劳过度，气血内耗，身体渐羸，动则喘促，月经不行，口干不渴，大便干燥，二三日一行，小便短色黄，少腹胀满，时有乍痛，脉细数而涩。病机分析：患者思虑伤脾，忧郁伤肝，脾伤则失于运化，水湿不化；肝伤则气滞血瘀，又操劳过度而气血内耗；水血互结于血室而月经不行，遂发病。水血互结，气机不畅，气不布津，故见口干不渴；水血瘀阻日久，化热而伤阴，故大便燥结、小便黄短；气血内耗，故身体渐羸，行动则喘促；脉细数而涩亦为水血互结，化热伤阴之征象。综上，患者先有闭经，而后小便不利、少腹胀满而时痛，当为血水互结血室之证。法当逐瘀行水，拟方大黄甘遂汤与桂苓丸合剂。方药：大黄、阿胶各9克，茯苓12克，甘遂1.5克（另冲），桃仁9克，桂枝、牡丹皮各6克，丹参15克。服2剂后复诊：药后下血水甚多，杂有血块。又服3剂复诊：所下水多而血块少，少腹胀减，已不肿，诸症消失。改用归芍异功散调理善后；经行，痛解。后又进归脾汤，遂得康复。

十三、大黄䗪虫丸

【组成及服法】

大黄十分，黄芩二两，甘草三两，桃仁一升，杏仁一升，芍药四两，干地黄十两，干漆一两，虻虫一升，水蛭百枚，蛴螬一升，䗪虫半升。

上药研末，炼蜜和丸做成小豆般大小，以白酒送服五丸，分三次服。

【治则及方解】

病机：久虚致瘀，瘀血内停，新血不生。

治则：缓中补虚，祛瘀生新。

方义：方中用大黄、䗪虫、桃仁、虻虫、水蛭、蛴螬、干漆活血化瘀；芍药、地黄养血补血；杏仁理气；黄芩清热；甘草、白蜜益气和中。

【辨证指要】

大黄䗪虫丸主治虚劳兼夹干血之证，以虚极羸瘦，腹满不能饮食，内有干血，肌肤甲错，两目黯黑等为辨证要点。

【仲景原文】

《金匮要略·血痹虚劳病脉证并治第六》：五劳虚极羸瘦，腹满不能饮食，食伤、忧伤、饮伤、房室伤、饥伤、劳伤、经络营卫气伤，内有干血，肌肤甲错，两目黯黑。缓中补虚，大黄䗪虫丸主之。

【注家新论】

1. 尤在泾《金匮要略心典》：虚劳症有挟外邪者，如上所谓风气百疾是也。有挟瘀郁者，则此所谓五劳诸伤，内有干血者是也。夫风气不去，则足以贼正气而生长不荣；干血不去，则足以留新血而渗灌不周，故去之不可不早也。此方润以濡其干，虫以动其瘀，通以去其闭，而仍以地黄、芍药、甘草和养其虚，攻血而不专主于血，一如薯蓣丸之去风而不着意于风也。

2. 曹颖甫《金匮发微》：大黄䗪虫丸主治为五劳虚极，羸瘦腹满，不能饮食，外证则因内有干血，肌肤甲错，两目黯黑，立方之意，则曰缓中补虚。夫桃仁、芍药、干漆，所以破干血（芍药破血，人多不信，试问外科用京赤芍何意？），加以虻虫、水蛭、蛴螬、䗪虫诸物之攻瘀（䗪虫俗名地鳖虫，多生灶下垃圾中，伤药中用之，以攻瘀血，今药肆所用硬壳黑虫非是）。有实也，大黄以泻之。有热也，杏仁、黄芩以清之。其中唯甘草缓中，干地黄滋养营血，统计全方，似攻邪者多而补正者少。

【医案举例】

武某，男，24 岁，1962 年 4 月 8 日初诊。1961 年 7 月确诊慢性肝炎，经服各种中西药治疗，效果均不明显。现仍两胁痛闷，以左侧为主，乏力倦怠，四肢皮肤甲错，其色紫黯，二便如常，苔白，舌有瘀斑，脉弦而细。证属虚劳夹瘀，治当补虚缓中、活血祛瘀，拟方四逆散合桂枝茯苓丸加减，兼服大黄䗪虫丸。方药：柴胡 12 克，枳实 10 克，白芍 12 克，炙甘草 6 克，桂枝 10 克，桃仁 10 克，茵陈 15 克，茯苓 12 克，牡丹皮 10 克，丹参 20 克，王不留行 10 克。大黄䗪虫丸每早一丸。上药加减服用三月余，前来复诊：胁痛已，肌肤甲错消失，继用丸药善后调理巩固。

十四、大黄硝石汤

【组成及服法】

大黄、黄柏、硝石各四两，栀子十五枚。

水煎服，日 1 剂，顿服。服药时再入芒硝。

【治则及方解】

病机：表邪入里，邪热未解而里热成实。

治则：通腑泻热。

方义：方中以栀子、大黄、芒硝（即组成中的"硝石"）清热而攻下实邪；黄柏利湿退黄。

【辨证指要】

大黄硝石汤临床可用于热盛里实证，症见身目发黄，腹满拒按，便秘，溲黄，汗出口渴，苔黄等。

【仲景原文】

《金匮要略·黄疸病脉证并治第十五》：黄疸腹满，小便不利而赤，自汗出，此为表和里实，当下之，宜大黄硝石汤。

【注家新论】

1.喻嘉言《尚论篇》：湿热郁蒸而发黄，其当从下夺，亦须仿治伤寒之法，里热者始可用之。重则用大黄硝石汤，荡涤其湿热，如大承气汤之例；稍轻则用栀子大黄汤，清解而兼下夺，如三黄汤之例；更轻则用茵陈蒿汤，清解为君，微加大黄为使，如栀豉汤中加大黄如博棋子大之例。是则汗法固不敢轻用，下法亦在所慎施，以疸证多夹内伤，不得不回护之耳。

2.曹颖甫《金匮发微》：凡热邪内壅阳明，小便必短赤，甚而宗筋内痛，时出白物，又甚则筋牵右髀而痛，此固审为大承气证矣。腹满、小便不利而赤，虽证属黄疸，其为阳明里实，则固同于伤寒。自汗出则为表和，病气不涉太阳，故宜大黄硝石汤，以攻下为主；疸病多由胃热上熏，故用苦降之栀子（此味宜生用）；湿热阻塞肾、膀，故加苦寒之黄柏。

【医案举例】

郭某，男，48岁。病始发热恶寒、头眩恶心，继则但热而不寒，头汗出，心中烦闷，口渴欲饮水，小腹胀满，两胁胀而拒按，大便四日未行，一身面目尽黄染，小便短色黄如橘色，脉滑数而有力。病机分析：患者感受外邪，故始见发热恶寒等证；表邪入里，内阻中焦脾胃，以至于运化失常，清阳不升，故而头眩；胃失和降，故恶心；湿郁化热，郁于血分，而见一身面目尽黄染；湿热熏蒸而故头汗出；湿热内郁而心下烦闷、小腹胀满、两胁胀满拒按；湿热下注而小便短少色黄；腑气不通而大便不解；脉滑数有力亦湿热内盛之象。法当通腑泻热，拟方大黄硝石汤加减。方药：茵陈18克，栀子18克，芒硝9克，大黄9克，黄柏9克，扁豆18克，云苓18克。5剂，水煎服。服上药5剂后复诊：大便通利，小便色淡，腹部胀满亦有好转。以上方稍做加减，去芒硝、大黄，加柴胡6克、龙胆草5克，以泻热平肝，勿伤脾土，续服17剂而收功。

第六章　柴胡汤类方

一、小柴胡汤

【组成及服法】

柴胡半斤，黄芩、人参、炙甘草、生姜各三两，半夏半升，大枣十二枚。

水煎服，日1剂，分三次温服。

若胸中烦而不呕者，去半夏、人参，加瓜蒌实一枚；若渴者，去半夏，加人参合前成四两半，瓜蒌根四两；若腹中痛者，去黄芩，加芍药三两；若胁下痞硬，去大枣，加牡蛎四两；若心下悸，小便不利者，去黄芩，加茯苓四两；若不渴，外有微热者，去人参，加桂枝三两，温覆，微汗愈；若咳者，去人参、大枣、生姜，加五味子半升，干姜二两。

【治则及方解】

病机：少阳枢机不利，胆火内郁。

治则：和解少阳。

方义：柴胡味苦微寒，入少阳经，宣散少阳之邪；黄芩苦寒质重，养阴退热。柴、芩相伍，外透内泄，柴胡量多而黄芩量少，偏于透达宣解。半夏辛温健脾和胃，降逆止呕；人参、炙甘草补正气和中，以助少阳生发之气；生姜助半夏逐饮止呕；炙甘草调和诸药。

本方去滓再煎，其目的在于使诸药融洽，合而为一，外和太阳，内和阳明。

【辨证指要】

本方在伤寒热病中为清热剂，在六经中为和解剂，为和解少阳之祖方。常见临床表现以胸胁苦满，往来寒热，口苦咽干，心烦喜呕为主。其基本病机为少阳枢机不利，胆火内郁。临床上无论是外感病，还是内伤杂病，凡辨证与少阳有关，以气郁或热化为特征者，均可用本方加减治疗。

此外，本方有理气解郁之功，在临床运用时如加入一些活血化瘀的药物，寓理血于行气药中，又可为非常理想的理血剂。

【仲景原文】

《伤寒论》第37条：太阳病，十日以去，脉浮细而嗜卧者，外已解也。设胸满胁痛者，与小柴胡汤。脉但浮者，与麻黄汤。

《伤寒论》第96条：伤寒五六日，中风，往来寒热，胸胁苦满，默默不欲饮食，心烦喜呕，或胸中烦而不呕，或渴，或腹中痛，或胁下痞硬，或心下悸，小便不利，或不渴，身有微热，或咳者，小柴胡汤主之。

《伤寒论》第97条：血弱气尽，腠理开，邪气因入，与正气相搏，结于胁下，正邪分争，往来寒热，休作有时，默默不欲饮食，脏腑相连，其痛必下，邪高痛下，故使呕也。小柴胡汤主之。服柴胡汤已，渴者属阳明，以法治之。

《伤寒论》第98条：得病六七日，脉迟浮弱，恶风寒，手足温，医二三下之，不能食，而胁下满痛，面目及身黄，颈项强，小便难者，与柴胡汤。后必下重，本渴饮水而呕者，柴胡汤不中与也，食谷则哕。

《伤寒论》第99条：伤寒四五日，身热恶风，颈项强，胁下满，手足温而渴者，小柴胡汤主之。

《伤寒论》第100条：伤寒阳脉涩，阴脉弦，法当腹中急痛，先与小建中汤，不瘥者，小柴胡汤主之。

《伤寒论》第101条：伤寒中风，有柴胡证，但见一证便是，不必悉具。凡柴胡汤病证而下之，若柴胡证不罢者，复与柴胡汤，必蒸蒸而振，却复发热汗出而解。

《伤寒论》第144条：妇人中风，七八日续得寒热，发作有时，经水适断者，此为热入血室，其血必结，故使如疟状，发作有时，小柴胡汤主之。

《伤寒论》第229条：阳明病，发潮热，大便溏，小便自可，胸胁满不去者，与小柴胡汤。

《伤寒论》第230条：阳明病，胁下硬满，不大便而呕，舌上白苔者，可与小柴胡汤。上焦得通，津液得下，胃气因和，身濈然汗出而解。

《伤寒论》第266条：本太阳病不解，转入少阳者，胁下硬满，干呕不能食，往来寒热，尚未吐下，脉沉紧者，与小柴胡汤。

《伤寒论》第 379 条：呕而发热者，小柴胡汤主之。

《伤寒论》第 394 条：伤寒瘥以后，更发热者，小柴胡汤主之。脉浮者，以汗解之；脉沉实者，以下解之。

《金匮要略·黄疸病脉证并治第十五》：诸黄，腹痛而呕者，宜柴胡汤。

《金匮要略·呕吐哕下利病脉证治第十七》：呕而发热者，小柴胡汤主之。

《金匮要略·妇人产后病脉证治第二十一》：产妇郁冒，其脉微弱，呕不能食，大便反坚，但头汗出，所以然者，血虚而厥，厥而必冒，冒家欲解，必大汗出，以血虚下厥，孤阳上出，故头汗出。所以产妇喜汗出者，亡阴血虚，阳气独盛，故当汗出，阴阳乃复。大便坚，呕不能食，小柴胡汤主之。

【注家新论】

1. 成无己《注解伤寒论》：《内经》中有"热淫于内，以苦发之。邪在半表半里，则半成热矣，热气内传，攻之不可，则迎而夺之，必先散热，是以苦寒为主，故以柴胡为君。黄芩为臣，以成彻热发表之剂；人参味甘温，甘草味甘平，邪气传里，则里气不治，甘以缓之，是以甘物为之助，故用人参、甘草为佐，以扶正气而复之也；半夏味辛微温，邪初入里，则里气逆，辛以散之，是以辛物为之助，故用半夏为佐，以顺逆气而散邪也，里气平正，则邪气不得深入，是以三味佐柴胡以和里；生姜味辛温，大枣味甘温"之说。《内经》

曰：辛甘发散为阳。表邪未已，迤俪内传，既未作实，宜当两解，其在外者，必以辛甘之物发散，故生姜、大枣为使，辅柴胡以和表。七物相合，两解之剂当矣。

2. 方有执《伤寒论条辨》：柴胡，少阳之君药也，半夏辛温，主柴胡而消胸胁满；黄芩苦寒，佐柴胡而主寒热往来；人参、甘、枣之甘温者，调中益胃，止烦呕之不时也，此小柴胡之一汤，所以为少阳之和剂与。

【医案举例】

1. 雷姓妇人，于农忙，正值其经行时，仍劳作。晚浴时水稍冷，又受风邪，经行遂止，次日发寒热，遂以辛温汗之，白日人尚安适，但觉肋胁满痛，口苦微干，夜中复寒热，神昏谵语，如见鬼状。先后历时旬日而未解，延余往诊，予小柴胡汤去半夏加牡丹皮、鳖甲、桃仁、红花、生地黄、栀子仁等，3 剂而愈。

2. 李某，女，38 岁。长期呕吐，兼有低热，服药已百余剂，无效。舌苔白滑，陈君在侧问曰："此何证？"曰："呕而发热者，小柴胡汤主之"，果然，服 3 剂而呕止热退。

3. 张某，男，50 岁。1972 年初夏，发低热。西医检查，找不到病因、病灶，每日只能注射生理盐水、激素等药物，治疗两月，仍毫无效果。后邀余会诊。患者饮食、二便正常，唯脉稍显弦细，兼微觉头痛。如《伤寒论》云："伤寒，脉弦细，头痛发热者，属少阳。"故而投小柴胡汤，其中柴胡每剂 24 克，共服 2 剂，热退。患者自觉全身舒适。

4.患者张某，白日奔走于烈阳之下，夜晚纳凉于露台之上，初病时恶寒发热，头痛，肢体酸痛。自饮生姜红糖水。次日头痛、肢酸已愈，而两胁胀痛，往来寒热，心烦口苦，恶心，渴饮，饮则呕甚。因之坐卧不安，片刻不宁。延医诊治，一医投以荆芥、防风，一医投以豆豉、豆卷，又一医投以藿香正气，均不效，病反更增，心烦欲死。此柴胡汤证也，乃病在少阳，故拟小柴胡汤原方，无加减。令其服药时，先以生姜片置口中，嚼烂，待姜汁遍及齿舌之间，至辣麻满口，然后两手高举，后坐一人扶持之，令其端坐而挺直，另请一人操匙饮之，则可使其不呕。安心静气约一刻钟，再缓卧于沙发之上，勿令睡平。半小时后，再睡平，任其安平睡去即可。病家依余言，照法服之，果然 1 剂而愈。

二、大柴胡汤

【组成及服法】

柴胡半斤，黄芩三两，芍药三两，半夏半升，炙枳实四枚，生姜五两，大枣十二枚，大黄二两。

水煎服，日 1 剂，分三次温服。

【治则及方解】

病机：少阳枢机不利，兼有里实。

治则：和解少阳，通下里实。

方义：本方为小柴胡汤去人参、炙甘草，加大黄、枳实而成。方中柴胡清泻少阳胆热；黄芩清阳明之热；芍药与柴胡相须为用，疏肝利胆，清泻邪热；枳实消胀除满；半夏、生姜降逆和胃；生姜监制大黄、黄芩苦寒之性；大枣补益中气，并调和诸药。

【辨证指要】

本方重在和解少阳半表半里，兼通阳明里实。以往来寒热，胸胁满痛，便秘，苔黄为辨证指要。其治疗原则充分体现了"六腑以通为用""不通则痛，通则不痛"的中医理论。临床上凡见胆胃热实，气机受阻，疏泄不利，病位偏于两侧的急性疼痛，均可加减应用。

大柴胡汤与黄芩汤都可治疗热利证。黄芩汤所主下利由少阳胆热下迫所致，以肛门灼热、利下不爽为特征；大柴胡汤所主下利有两种情况，一为大肠有热，大肠传导失调而下利，利下较甚，利下之物臭秽难闻；二为大肠邪热与肠中糟粕相结，大便不行，邪热逼迫津液从旁而下，泻下之物为清水而无粪便。

【仲景原文】

《伤寒论》第 103 条：太阳病，过经十余日，反二三下之，后四五日，柴胡证仍在者，先与小柴胡汤；呕不止，心下急，郁郁微烦者，为未解也，与大柴胡汤下之则愈。

《伤寒论》第 136 条：伤寒十余日，热结在里，复往来寒热者，与大柴胡汤。但结胸，无大热者，此为水结在胸胁也。但头微汗出者，大陷胸汤主之。

《伤寒论》第 165 条：伤寒发热，汗出不解，心中痞硬，呕吐而下利者，大柴胡汤主之。

《金匮要略·腹满寒疝宿食病脉证治第十》：按之心下满痛者，此为实也，当下之，宜大柴胡汤。

【注家新论】

1. 成无己《注解伤寒论》：柴胡、黄芩之苦，入心而折热，枳实、芍药之酸苦，涌泄而扶阴。辛者，散也，半夏之辛，以散逆气，辛甘，和也，姜、枣之辛甘，以和荣卫。

2. 尤在泾《伤寒贯珠集》：大柴胡有柴胡、生姜、半夏之辛而走表，黄芩、芍药、枳实、大黄之苦而入里，乃表里并治之剂。而此云大柴胡下之者，谓病兼表里，故先与小柴胡解之，而后以大柴胡下之耳。盖分言之，则大小柴胡各有表里；合言之，则小柴胡主表，而大柴胡主里。

【医案举例】

1. 太史余某，向来形气充实，饮啖兼人。忽于六月患热病，肢体不甚热，然偶有手舞足蹈，如躁扰之状，昏愦而不知人事，时发一二语不可了，而非谵语也，脉微细欲绝。有谓阴证宜温者，有谓当下者，皆取决于王。王曰：若阳证见阴脉，法当不治。然禀素壮实，又值酷暑外烁，酒炙内炎，理当狂躁热如焚，脉当洪数而有力，而为何如此？岂非热气怫郁不得伸耶？且不大便七日矣，暂以大柴胡汤下之。大黄只用一钱，且熟煎之，服药后，大便即行，脉亦出，手足温矣。继以黄连解毒汤数服而平。此即刘河间《伤寒直格》所谓之蓄热内甚而脉道不利反致脉沉细欲绝者，通宜解毒，合承气下之。

2. 乡里豪子，得伤寒，目疼鼻干，身热不眠，大便不通，脉尺寸俱大，已然数日。自昨夕汗大出。予曰：速以大柴胡汤下之。众医骇然曰：阳明自汗，津液已竭，当用蜜兑，何故以大柴胡？予曰：此仲景不传之妙法，诸公安知之？予力解，竟用大柴胡，两服而愈。

3. 黄某，男。性情急躁，年过知命，犹有少年豪气。曾患吐血，历三十年而未发。1946 年因境遇不佳，心情不畅，肝气郁滞。昨晨忽大吐，其中多紫黑血块，半日后尚不时零星而出，自煅发炭钱许，以童便冲服，药后血止。但觉胸膈憋闷，中有腥气，午后潮热，迁延半月，以至于恶化，乃来门诊。其胸胁痞满，频有呕意，口苦而不欲食，大便数日一行，切其脉弦数，苔黄厚。盖其性急则肝火旺，郁多则气横逆，血凝气滞而胸胁满闷；久结之血，突然溃溢，故多见瘀块。夫气为血之帅，血资气行，血瘀则必调气以通之。调肝则气顺，清热则瘀通，瘀祛则病已，此乃治血不二之法门也，患者虽不吐血，然胸满气腥，此为瘀血之明征也，午后潮热，亦为血分之热象。投大柴胡汤加花蕊石（煅研冲服）：首服 2 剂，无异状，服 3 剂后便血数次，间有血块，潮热始退，胸膈舒畅，口中腥气大减。复诊后改投丹栀逍遥散加茜草、丹参，服 5 剂后，诸症平。后以滋血开胃药调养善后，以至康复。

4. 薛翁，年六旬。暑月旅行回家途中杂食生冷，归来后又进酒肉若干，不免暑劳肥甘之伤。某夕餐未竟，猝然倒地，神昏目闭，口中喃喃，手足躁扰，已现危象。前医以为中风，治不效，脉弦数而有力，身热，面垢，唇紫，舌干，目珠浮红血丝，神昏谵语，躁扰不宁。此非中风虚证而实为暑热内蕴，宿食积滞，扰动肝风之实证。投以大柴胡汤去半夏加香薷、钩藤、栀仁之属，方药：柴胡12克，赤芍、枳实、香薷各6克，钩藤15克，大黄9克，栀子仁9克。水煎，另取蟑螂3枚焙研，冲服，日2剂。服药之后，卒闻胸腹中上下响动，旋即稀便数次，后热渐退，人稍安，谵语停，脉象渐缓，精神困倦明显，不能起立。由于年老体虚，病势既缓，前药不得再行，改投清热滋阴，和胃益气之西洋参、何首乌、山药、麦门冬、石斛、干地黄、麦谷芽诸品以善后调养，十余日后终得以安。

5. 李某，女。患胆囊炎，右季肋部有自发痛与压痛感，常常有微热，并有恶心，食欲不振，嗳气，腹部胀，脉弦大。拟大柴胡汤加味，方药：柴胡12克，枳实6克，白芍9克，生大黄6克，金钱草24克，滑石12克，鸡内金12克，麦门冬9克，半夏9克，生姜15克，大枣4枚（擘）。水煎服。连服7剂复诊：食欲渐佳，嗳气大减。再服上方4剂复诊：胁痛减轻，只有微热未除，遂改用小柴胡汤加鳖甲、秦艽、老艾、郁金调理善后。

6. 聂某，女，20岁。行经十天，突然头痛，痛如锥刺，甚则以头击壁，头痛七天而大便不行，心下痞硬，期间常常言语恍惚，不欲食，常言腹痛，并呕吐涎沫。某医院诊断为"癔病"，以镇痛安神剂治疗，历十数日，病依然如故，遂决计求诊中医。余见患者表情痛苦，颜面潮红，语言寂然。舌苔黄白，中有裂纹，脉沉细而数。本病当源于热入血室，患者先期经行量多，其色紫黑，经行毕即见头痛如裂、面红目赤、呕逆妄语等症，由上可知血室中蓄热未尽，又因经后劳顿饮冷，感受风邪，而头为诸阳之会，故而本病病机当为血室蓄热积久，移于阳明，夹风邪上行巅顶，侵扰清空而致气血逆乱。治当先行清泻实热，拟大柴胡汤加减。方药：柴胡15克，黄芩12克，生大黄12克，青皮12克，枳实12克，赤芍12克，芒硝12克（冲服）。2剂，水煎服。外用：白芷30克（疏风安上），石膏60克（清降火热），以薄荷脑为引，开水调敷头部，顷刻头痛顿减。汤剂二服后复诊：大便得通，唯头目眩晕，改用川芎茶调散专清头目之风热，并加"更衣丸"频服，其后大便畅通，诸症若失，先后治疗仅仅五天便安然复常。追访三月，未再复发。

三、柴胡加芒硝汤

【组成及服法】

柴胡二两，黄芩、人参、炙甘草、生姜各一两，半夏二十铢，大枣四枚，芒硝二两。

水煎服，日1剂，分两次温服。服药时再入芒硝。

【治则及方解】

病机：少阳不和，兼阳明里实。

治则：清胆热，和肠胃。

方义：本方由小柴胡汤原量的 1/3，加芒硝二两，意在以小柴胡和解少阳而运转枢机，加芒硝软坚泻热以去其阳明实邪，诸药合用，共奏泻热和解之功。

【辨证指要】

本方由小柴胡汤减量加芒硝而成，以治疗少阳枢机不利，兼有阳明燥实微结之证。其组方与大柴胡汤大同小异。适用于里实不甚之大柴胡汤证。

大柴胡汤与柴胡加芒硝汤均可用于治疗少阳病证与阳明病证相兼。病机均为胆热与大肠之热同时并存。但大柴胡汤主治病证胆热与大肠热俱重，病以胸胁苦满，口苦，大便硬或下利俱重为主，治疗时二者兼顾，不分主次、轻重。柴胡加芒硝汤主治病证少阳胆热明显重于大肠之热，以少阳胸胁苦满或疼痛为主，以大便硬或下利为次，治疗用小柴胡汤清胆热，仅用芒硝清泻大肠之热。此外，柴胡加芒硝汤有调胃承气之义，以润消为主；大柴胡汤有小承气汤之义，以下胃与小肠之实结为主。

【仲景原文】

《伤寒论》第 104 条：伤寒十三日不解，胸胁满而呕，日晡所发潮热，已而微利，此本柴胡证，下之以不得利，今反利者，知医以丸药下之，此非其治也，潮热者，实也，先宜服小柴胡汤以解外，后以柴胡加芒硝汤主之。

【注家新论】

1. 王子接《绛雪园古方选注》：芒硝治久热胃闭，少阳热已入胃而犹潮热、胁满者，则热在胃而证未离少阳，治亦仍用柴胡，但加芒硝以涤胃热，仍从少阳之枢外出，使其中外荡涤无遗，乃为合法。

2. 徐大椿《伤寒论类方》：大柴胡汤加大黄、枳实，乃合用小承气也；此加芒硝，乃合用调胃承气也。皆少阳阳明同治之方。

【医案举例】

1. 郑某，女，29岁，工人。月经来潮忽然中止，初时发热恶寒，继则寒热往来，傍晚其热更甚，间有胡言乱语，天明则出汗，汗后热退，又复恶寒。口苦，目眩，目赤，咽干，胸胁苦满，心烦喜呕，不欲饮食，九天大便不行。经某医院血液检查结果提示：疟原虫阳性，遂诊断为"疟疾"，以疟疾治疗无效。患者结婚多年，一直未曾生育，月经向来不正常，一直都是延后，三四个月来潮一次，经期短，经量少，继则恶寒发热，虽经治疗，但却未能根治。方药：柴胡9克，半夏9克，党参9克，黄芩9克，生姜9克，炙甘草6克，大枣6枚，芒硝9克（另冲）。水煎服。当日上午十时服药，下午四时许即通下燥屎，症状随即解除。后嘱常服当归流浸膏，月经即复正常。至今四年未见复发，后又生育两个女孩。

2. 患者，女性，49岁。发热十余日，先后以芳香清解、渗利通泄之法治疗，然而并无寸功，其发热不退，入夜更甚，微汗，近日来体温波动于 37.8～38.8℃。患者恶热，头重，目眩，口苦，咽干，喜饮而不多饮，不欲进食，其面垢，四肢酸重，善叹息，便结干燥难解，小便短少，腹部胀满，舌燥苔黄，脉弦迟。病少阳、阳明两经，发汗通下后，中气兼虚。拟小柴胡汤之轻剂加知母、芒硝，方药：北柴胡 4.5 克，竹茹 10 克，炙甘草 3 克，黄芩 10 克，知母 12 克，党参 6 克，芒硝 12 克（分 2 次冲服），大枣 3 枚。水煎服。服 1 剂后复诊：昨夜下燥屎二三枚，腹满减，胸腹舒展。今晨体温 37.3℃，舌略润，苔薄黄，脉仍弦迟。继续服上方 4 剂后，热退净，调理而愈。

3. 李某，男，30 岁。患者四天前受凉感冒，其后恶寒发热，胸胁疼痛，口苦，口干，不欲食，时泛恶。自行服用感冒冲剂、复方阿司匹林后身已出汗，但前症依然，持续发热，体温 39.1℃，大便三日未行，午后潮热。舌苔微黄且薄而干，脉弦数，肝、脾均不能触及，左下腹轻度压痛，且可触到粪块。此乃少阳证而兼有里实之轻症，拟柴胡加芒硝汤主之，方药：柴胡 10 克，炙甘草 6 克，黄芩 10 克，半夏 10 克，党参 10 克，芒硝 10 克（分冲），生姜 10 克，大枣 4 枚。水煎服。服用 1 剂后，身有微汗并排便 1 次，之后体温即降至 37℃，其他诸症已十去八九。又服 1 剂后，病愈。

四、柴胡加龙骨牡蛎汤

【组成及服法】

柴胡四两，半夏二合半，人参、龙骨、生姜、桂枝、黄芩、牡蛎（熬）、铅丹、茯苓各一两半，大黄二两，大枣六枚。

水煎服，日 1 剂，分四次温服。大黄后下，煮一二沸。

【治则及方解】

病机：少阳不和，心神被扰。

治则：和解少阳，通阳泻热，宁心安神。

方义：本方即半量小柴胡汤去甘草加龙骨、桂枝、茯苓、牡蛎、铅丹、大黄诸药而成。方以小柴胡汤和解少阳，宣畅枢机，加桂枝通达阳气；少量大黄泻热和胃；铅丹、龙牡重镇安神；茯苓宁心安神，去甘草者，防其甘缓之性妨碍祛邪也。

【辨证指要】

本方主治肝胆之气不调之证，临床见胸满、烦惊、谵语、小便不利等症，病机属少阳不和，肝胆之气不调者，皆可用本方加减治疗。

柴胡加龙骨牡蛎汤与桂枝去芍药加蜀漆牡蛎龙骨救逆汤均可治疗惊证。柴胡加龙骨牡蛎汤主治病证的病机是少阳胆热内郁，惊由邪热扰心所致，病以胸满、心烦易惊为主，治以清胆热、泻心热、安神定惊为主；桂枝去芍药加蜀漆牡蛎龙骨救逆汤主治病证的病机为少阴心阳虚弱，心神不得收藏而浮越，惊由心阳虚所致，病以恶寒、汗出、心悸、惊狂为主，治疗当温补心阳。

铅丹有毒，临床宜慎用。若需用之，以小量暂服为妥，或用生铁落、磁石代之。

【仲景原文】

《伤寒论》第 107 条：伤寒八九日，下之，胸满烦惊，小便不利，谵语，一身尽重，不可转侧者，柴胡加龙骨牡蛎汤主之。

【注家新论】

1. 方有执《伤寒论条辨》：心虚则惊也，故用人参、茯苓之甘淡，入心以益其虚；龙骨、牡蛎、铅丹之重涩，敛心以镇其惊；半夏辛温，以散胸膈之满；柴胡苦寒，以除郁热之烦；亡津液而小便不利，参、苓足以润之；胃中燥而谵语，姜、枣有以调也；满在膈中，半夏开之，非大黄不能涤；重在一身，人参滋之，非桂枝不能和。然是证也，虽无三阳之明文，而于是汤也，总三阳以和之之治可征也。

2. 吴谦《医宗金鉴》：是证也，为阴阳错杂之邪；是方也，亦攻补错杂之药。柴、桂解未尽之表邪，大黄攻已陷之里热，人参、姜、枣补虚而和胃，茯苓、半夏利水而降逆，龙骨、牡蛎、铅丹之涩重，镇惊收心而安神明，斯为以错杂之药，而治错杂之病也。

3. 张璐《伤寒缵论》：此汤治少阳经邪犯本之证，故于本方中除去甘草，黄芩行阳之味，而加大黄行阴，以下夺其邪，兼茯苓以分利小便，龙骨、牡蛎、铅丹以镇肝胆之怯，桂枝以通血脉之滞也。与救逆汤同义，彼以桂枝、龙骨、牡蛎、蜀漆，镇太阳经火逆之神乱，此以柴胡兼龙骨、牡蛎、铅丹，镇少阳经误下之烦惊。

【医案举例】

1. 许某，妇人，年三旬。1946 年冬丧夫，今秋又殇长子，不幸迭遭，因此抑郁寡欢，饮食减少，夜不安眠，甚至达旦不眠，久乃神志失常，时清时昧。见其蓬头垢面，骨瘦如柴，嘻嘻苦笑，或歌或哭，见人又甚礼貌。两目微红，脉弦而细，苔黄腻，梦中时有乱语，大便数日一行，小便短黄。此证乃肝郁气滞，胃气失调所致。肝郁则气逆而神乱，胃滞则内热蒸熏，土木相乘，气血逆乱，神不守舍而诞妄由生矣。其治当以安神定志，清郁调肝为主，但其寒热错杂，虚实互见。当拟柴胡加龙骨牡蛎汤去参、桂加生地黄、石菖蒲、香附、郁金。水煎服。日 2 剂，四天之后，人渐安宁。又服 3 剂，内热已清，神志渐复，但仍不时吐清痰，胸闷，偶有噫气，改方为调气祛痰之加味温胆汤（柴胡、黄连、甘草、陈皮、香附、党参、枳实、大枣、生姜），该方与前方相似，不过有轻重之别耳。服 6 剂后，志定而神宁，痰少而气顺，人事渐渐清楚，肌肉渐丰，后以补血益气、清胃安神之养血安神汤（当归、芍药、地黄、川芎、陈皮、茯苓、白术、甘草、黄连、柏子仁、酸枣仁）调理善后近月余而恢复如常。

2. 张某，男，12 岁。患舞蹈症 1 年多，屡治而不效。就诊之时，患儿手舞足蹈，跳跃不停。切其脉弦滑，苔白腻。其证属肝胆火郁而动风，痰热扰神而躁动，拟方柴胡加龙骨牡蛎汤，更加竹茹、天竺黄、胆星等清热息风之品，进十数剂而神安躁止。

3. 尹某，男，34 岁。由惊恐而致癫痫。发作时惊叫不止，四肢抽搐，口吐白沫，汗出。胸胁满闷，入夜于睡梦中呓语不休，精神不安，大便不爽，视其人神情呆钝，面黄，舌红苔黄白相兼，脉沉弦，其证当为肝胆气滞，兼阳明腑热，痰火内发而上扰心神。法当疏肝泻胃，涤痰清火，镇惊安神。方药：柴胡 12 克，黄芩 9 克，半夏 9 克，龙骨 15 克，牡蛎 15 克，大黄 6 克（后下），铅丹 3 克（布包），党参 10 克，生姜 9 克，茯神 9 克，桂枝 5 克，大枣 6 枚。水煎服。服 1 剂则大便通畅，胸胁之满与呓语皆除，精神安定，唯有欲吐不吐，胃中嘈杂为甚，上方再加竹茹 16 克、陈皮 10 克，服之而愈。

4. 患者，三月间发热，胸闷，不食，身重汗少，心悸而惊，大便不通，小便不利。予疏散消食药，症不减，反增剧，更加谵语叫喊。诊其脉弦而缓，乃时行外感，正值少阳司天。脉弦发热者，乃少阳病本象也。少阳三焦内合心包，不解则烦惊。甚则阳明胃气不和以致谵语。少阳循身之旁侧，枢机不利，则身重不能转侧。三焦失职，而小便不利。津液不下，则大便不通。此证正如《伤寒论》所言：八九日下之，胸满烦惊，小便不利，谵语，一身尽重，不可转侧者，柴胡加龙骨牡蛎汤主之。如法治之，服后果然痊愈。

5. 陈某，女，11 岁。身材修长，状如十四五岁，性情急躁，据家属代其陈述：近年来常常梦魇而惊起，甚至外出。如无噩梦，每日午后亦"呀呀"惊叫，余如常人。方药：柴胡、桂枝、龙胆草各 2.4 克，茯苓、龙骨各 9 克，黄芩、半夏各 6 克，铅丹、大黄各 1.5 克，牡蛎 12 克，生姜 3 片，大枣 3 枚。服 2 剂而病已，后连服 10 剂，至今数月，未见再发作。

五、柴胡桂枝汤

【组成及服法】

柴胡四两，半夏二合半，黄芩、人参、桂枝、芍药、生姜各一两半，炙甘草一两，大枣六枚。

水煎服，日 1 剂，分三次温服。

【治则及方解】

病机：少阳胆热气郁不甚，太阳中风卫强营弱。

治则：解肌散邪，清热调气。

方义：本方为太阳、少阳合病之方，由小柴胡汤合桂枝汤各半量组成。桂枝汤以解太阳中风，表虚有汗之证；小柴胡以和解少阳之枢机，内清随经之热邪。

【仲景原文】

《伤寒论》第 146 条：伤寒六七日，发热微恶寒，支节烦疼，微呕，心下支结，外证未去者，柴胡桂枝汤主之。

《金匮要略·腹满寒疝宿食病脉证治第十》：《外台》柴胡桂枝汤方治心腹卒中痛者。

【辨证指要】

本方证为太阳少阳合病之证，因太阳、少阳之证俱微，故治疗时各取桂枝汤和小柴胡汤原量之半合剂。因其具有和解表里，通达内外，调畅气机，疏肝和胃，调和肝脾等多种功效，故临床应用极为广泛。

【注家新论】

1. 王子接《绛雪园古方选注》：桂枝汤重于解肌，柴胡汤重于和里，仲景用此二方最多，可为表里之权衡，随机应用，无往不宜。即如肢节烦疼，太阳之邪虽轻未尽，呕而支结，少阳之病机已甚，乃以柴胡冠于桂枝之上，即可开少阳微结，不必另用开结之方，佐以桂枝，即可解太阳未尽之邪。仍用人参、白芍、甘草，以奠安营气，即为轻剂开结之法。

2. 陈修园《长沙方歌括》：此言伤寒六七日，一经已周，又当太阳主气之期，其气不能从胸而出入，结于经脉，以及支络，故取桂枝汤以除发热恶寒，藉小柴胡汤以达太阳之气从枢以转出。

【医案举例】

1. 于某，男，43 岁，1994 年 11 月 27 日初诊。左侧肩背疼痛且酸胀，左臂不能高举，身体不可转侧，痛甚之时竟然难以行走。服"强痛定"疼痛可暂止片刻，旋即却痛又作，某医院诊为"肩周炎"，患者着实痛苦异常。诊时自诉：胸胁满闷，口苦，时叹息，纳谷不馨，时有汗出，背部发紧，二便尚可。舌质淡，苔薄白，脉弦。此证当为太阳、少阳两经之气郁滞而不通，不通则痛也。法当并去太、少两经之邪，和少阳，调营卫。拟方柴胡桂枝汤加片姜黄：柴胡 16 克，黄芩 10 克，党参 8 克，炙甘草 8 克，桂枝 12 克，半夏 10 克，生姜 10 克，白芍 12 克，大枣 12 克，片姜黄 12 克。水煎服。服 3 剂之后，手举自如，背痛大减，胸胁舒畅，身转灵活。又连续服 3 剂，诸症霍然而愈。

2. 曾治一 15 岁男孩，高热缠绵近月余。询之，患儿初病时，倦怠违和，寒热体痛，误以为感冒，未曾介意。继后体温升高，持续 39℃以上，午后尤甚。发热时兼微恶寒，虽间有自汗，然热并不为汗衰。且热甚而不欲饮。左耳后有核累累，大如鸡卵，小如蚕豆，按之亦不甚疼痛。脾大 1cm，胁下自称有困闷之感。心中时有烦躁，不欲食。1974 年曾有类似之表现，北京某医院诊为“反应性淋巴细胞增多症”，曾予抗生素治疗，体温不降，后加激素强的松而热退出院。综合以上，此证当属伤寒，寒邪困表，失于温散，表不解而里热未实，故盘踞于半表半里，而见胸胁苦满；左耳后有核者，此乃少阳行身之旁侧故也。少阳病柴胡证，但见一证便是，不必悉具也。拟方柴胡、桂枝二汤各半。方药：柴胡 9 克，半夏 9 克，黄芩 9 克，党参 30 克，桂枝 6 克，白芍 9 克，生姜 2 片，大枣 5 枚。水煎服。服 6 剂后，得微汗，高热顿衰，午后之热低至 37.1℃左右，发汗亦有减少，耳后之核亦逐渐消失。食欲增加，表达里疏，长达逾月之高热竟告霍然。姑存此案，以示伤寒与温病之有别也。

六、四逆散

【组成及服法】

柴胡，枳实，芍药，炙甘草。

上药捣为末，温水冲服，日三服。

【治则及方解】

病机：阳气内郁，气机不畅。

治则：疏肝解郁，调理气机。

方义：方中用柴胡疏肝解郁，升发阳气以透邪外出；枳实行气散结，两者一升一降，使气机升降恢复正常；芍药调肝和脾，理气和血；炙甘草甘缓以和中。

【辨证指要】

本方临床应用以手足不温，或胁肋、脘腹疼痛，脉弦为辨证指要。因其具有疏肝和胃，透达郁阳之功，为临床治疗肝气郁滞，调和肝脾（胃）之祖方。临床上既可用于治疗阳郁厥逆证，又可用于治疗多种消化系统病证。

【仲景原文】

《伤寒论》第318条：少阴病，四逆，其人或咳，或悸，或小便不利，或腹中痛，或泄利下重者，四逆散主之。

【注家新论】

1. 尤在泾《伤寒贯珠集》：夫邪在外者，可引而散之，在内者，可下而去之，其在外内之间者，则和解而分消之。分消者，半从外半从内之谓也。故用柴胡之辛，扬之使从外出，枳实之苦，抑之使其内消，而其所以能内能外者，则枢机之用为多，故必以芍药之酸益其阴，甘草之甘养其阳。曰四逆者，因其所治之病而命之名耳，而其制方大意，亦与小柴胡相似。四逆之柴胡、枳实，犹小柴胡之柴胡、黄芩也；四逆之芍药、甘草，犹小柴胡之人参、甘草也。且枳实兼擅涤饮之长，甘、芍亦备营卫两和之任，特以为病有阴、阳之异，故用药亦分气、血之殊，而其辅正逐邪，和解表里，则两方如一方也。旧谓此为治热深发厥之药，非是，夫果热深发厥，则属厥应下之之例矣，岂此药所能治哉？

2. 许宏《金镜内台方议》：四逆者，乃手足不温也；四厥者，乃寒冷之甚也。四厥为阴寒之邪，四逆为传经之邪，自阳热已退，邪气不散，将若传阴而未入也。此只属阳，故与凉剂以治之。用甘草为君以和其中而行其四末，以枳实为臣而行结滞，以芍药为佐而行荣气，以柴胡为使而通散表里之邪也。

3. 张璐《伤寒缵论》：柴胡升陷内之阳邪，枳实破内滞之结热，甘草助脾胃之阳运，芍药收失位之阴津，允为和解少阴，阴阳否膈之定法。

【医案举例】

1. 全某，男，32 岁。患者手足汗出、厥冷而麻痛不堪。手足汗出随厥之深浅而有多少不同，厥深则汗出亦多，厥微则汗出亦少。曾服附子、干姜等回阳救逆药无效。视其人身材高大，面颊丰腴，不像寒厥体征，然握其手却冷如冰铁。其脉弦而任按，舌红而苔白。此证既非阳虚之寒厥，又非阳盛之热厥，从其脉弦辨证，可知证属阳郁无疑。阳郁于里不达四肢而厥，郁阳迫阴外渗，则为汗出。阳郁愈甚，则手足厥冷愈深而汗出亦就愈多。反之，厥微者，则汗出亦少。为疏四逆散原方，以观其效。服药后，患者自觉有气往下行，至脐下，则微微跳动，周身顿觉轻爽，而手足转温，汗亦不出。患者甚喜，以为病将从此而愈。不料2剂服完，手足又厥，汗出依旧。

二诊以上方加桂枝、牡蛎，意使桂枝配芍药以调营卫，牡蛎伍芍药以敛汗固阴。服2剂，手足见温而汗出亦少，但续服仍无效可言。病情反复无常，使人费解。重温王冰"益火之源以消阴翳，壮水之主以制阳光"的名句，受到启发而恍然有悟，此证每方皆效，但疗效不巩固，关键在于只知疏达阳郁，不知滋阴以敛阳也。阴不足，无以制阳，则反被阳逼而为汗；阳无偶则自郁而为厥。郁阳之气宜疏，而弱阴又岂可不救？于是本肝肾同治，理气与滋阴并行之法，为疏四逆散与六味地黄汤合方，服6剂，厥回手温而汗止。后随访得知，其病终未复发。

2. 一青年，体甚壮，其妻从乡下来，风尘仆仆，一路劳顿，入夜即睡，而未行夫妻之事，青年强之，奈何拒之甚力，从此，青年竟顿然阳萎，多方求医服补肾之药不少，依然不能起矣。切其脉弦，按之有力，此乃肝肾气郁，正所谓实证中之羸候是也，故而拟方四逆散原方加知母6克、黄柏6克，凡3剂而愈。

3. 某患者，诊得六脉，举之有似沉细，按之数大而有力，其面青肢冷而爪甲鲜红，此应为火极似水，乃真阳证是也。先拟四逆散一服，继投大剂寒凉为合法也。方药：柴胡9克，赤芍4.5克，枳实3克，甘草3克。5剂而愈。

4. 李某，女，50 岁，1975 年 5 月 25 日就诊。两腿疼痛，酸软而无力，渐至不能行走月余。患者于 1 个月之前，因恼怒所致，自觉脘腹窜痛，时轻时重，并感两腿烦乱而不适。经针刺、服西药两天，腹痛止但两膝关节阵痛不已，右侧较重并伴有凉意，两小腿烦乱不适，时有肌肉跳动，甚至牵引至两侧腰部亦疼痛，手足有时觉凉，背微恶风，近几日腿痛、烦乱加重，以至于转侧困难，甚至难以入睡，面色萎黄，舌略红苔薄白，脉左寸弦，关弦滑，尺弱，右脉弦细。法当疏肝解郁，宣散气血，拟方四逆散加味。方药：柴胡 9 克，白芍 6 克，枳实 9 克，甘草 9 克，怀牛膝 9 克。水煎服。服 1 剂后复诊：昨晚服头煎后，当夜两腿烦乱之感顿消，肌跳、疼痛均止，余症也都明显减轻。继服上方 3 剂调理而痊愈。

七、柴胡桂枝干姜汤

【组成及服法】

柴胡半斤，桂枝三两，炙甘草二两，黄芩三两，干姜二两，牡蛎二两，瓜蒌根四两。

水煎服，日 1 剂，分三次温服。

【治则及方解】

病机：邪犯少阳，兼水饮内停。

治则：清热调气，温化水饮。

方义：本方由小柴胡汤减半去半夏、人参、大枣、生姜，加干姜、桂枝、牡蛎、天花粉（即瓜蒌根）而成。方中柴胡、黄芩清解少阳之热；天花粉、牡蛎逐饮散结；桂枝、干姜通阳散寒化饮；甘草调和诸药。

【辨证指要】

本方和解少阳兼温脾家寒湿，与大柴胡汤和解少阳，兼泻阳明里实，一实一虚，相互发明。临床凡见少阳火郁、水停，症见胸胁胀满，小便不利，口渴，头汗出，往来寒热者用之。

【仲景原文】

《伤寒论》第 147 条：伤寒五六日，已发汗而复下之，胸胁满微结，小便不利，渴而不呕，但头汗出，往来寒热，心烦者，此为未解也，柴胡桂枝干姜汤主之。

《金匮要略·疟病脉证并治第四》：柴胡桂姜汤治疟寒多微有热，或但寒不热。

【注家新论】

1. 成无己《注解伤寒论》：《内经》中有"热淫于内，以苦发之。柴胡、黄芩之苦，以解传里之邪；辛甘发散为阳，桂枝、甘草之辛甘，以散在表之邪；咸以软之，牡蛎之咸，以消胸胁之满；辛以润之，干姜之辛，以固阳虚之汗；津液不足而为渴，苦以坚之，瓜蒌之苦，以生津液"之说。

2. 方有执《伤寒论条辨》：柴胡、黄芩，主除往来之寒热；桂枝、甘草，和解未罢之表邪；牡蛎、干姜，咸以软其结，辛以散其满；瓜蒌根者苦以滋其渴，凉以散其热。是汤也，亦三阳平解之一法也。

3.柯韵伯《伤寒来苏集》：此汤全是柴胡加减法。心烦不呕而渴，故去参、夏加瓜蒌根；胸胁满而微结，故去枣加蛎；小便虽不利，而心下不悸，故不去黄芩不加茯苓；虽渴而表未解，故不用参而加桂；以干姜易生姜，散胸胁之满结也。初服烦即微者，黄芩、瓜蒌之效。继服汗出周身而愈者，姜、桂之功也。

【医案举例】

1.任某，但寒不热，此为牡疟，柴胡桂枝干姜汤主之：柴胡，桂枝，半夏，陈皮，茯苓，干姜，川朴，草果，炙甘草，姜，枣。再诊：间日疟发，但寒而不热，口中腻而多涎，乃寒痰郁于心下也，阳气不得宣越之故；方药：蜀漆，桂枝，茯苓，羌活，半夏，陈皮，石菖蒲。三诊：舌白，脘闷，独背寒甚，拟宣通阳气，化痰浊之法；方药：麻黄，桂枝，杏仁，炙甘草，半夏，茯苓，陈皮，鹿角霜，石菖蒲。四诊：疟止，当和胃气；拟方：半夏，甘草，陈皮，茯苓，白豆蔻，姜，枣。

2.刘某，男，35岁。患肝炎住某传染病院，其腹胀尤重，以午后为重，坐卧不安，难以缓解，遂延会诊。诊其脉弦缓而软，视其舌淡嫩苔白滑。大便日两三行，稀溏不成形，小便少且口渴。辨证分析：肝病及脾，中气虚寒，故而大便虽溏，而腹反胀。法当疏利肝胆，兼温脾寒。方药：柴胡10克，黄芩6克，炙甘草6克，干姜6克，桂枝6克，天花粉12克，牡蛎12克。水煎服。连服5剂之后，腹胀痊愈，大便亦转正常，其后以调肝和胃之药善后调养而痊愈。

3.刘某，男，54岁。患乙型肝炎，然平素身体康健，并无所苦。近来突发腹胀，午后、夜间必定发作。发作时坐卧不宁，痛苦万分。患者自述：入夜腹胀，气聚于腹，不噫不出，憋胀欲死。并称中西药服之无数，无取效者。其大便溏薄，日两三行。小便短少。凡大便频数明显，则夜晚腹胀一定加剧。其右胁作痛，痛引肩背，酸楚不堪。舌淡嫩而苔白滑，脉弦缓。《伤寒论》谓"太阴之为病，腹满，食不下，自利益甚"。故而下利腹满不渴者，当属太阴也。阴寒者盛于夜，所以入夜则发作。脉缓属太阴，脉弦又属肝胆。胆脉行于两侧，故见胁痛牵引肩背。然太阴病之腹满，其实并不鲜见，然而如此严重者，究其原因，无非肝胆疏泄不利所致。法当肝脾并治，拟方柴胡桂枝干姜汤。方药：柴胡 16 克，桂枝 10 克，天花粉 10 克，黄芩 4 克，干姜 12 克，牡蛎（先煎）30 克，炙甘草 10 克。水煎服。仅服 1 剂，则夜间腹胀已减半，3 剂后腹胀全消，且下利亦止。

4. 秦某，女，23 岁。经停已有五月余，白带多，并无妊娠征象。近七天来自觉胸胁胀满，口苦，不欲食。前天先感周身酸楚，腰痛，继则月经来潮，其色鲜红，气腥量少，小便不利且尿道刺痛，口唇干燥，口微渴，喜热饮，心烦，入夜头汗出，腰酸腹痛，舌淡苔薄，脉弦数。素体血虚，近又少阳受邪，故拟柴胡桂枝干姜汤和其少阳，加"四物"以养其血。方药：柴胡 15 克，黄芩 10 克，炙甘草 6 克，桂枝 10 克，干姜 6 克，天花粉 12 克，牡蛎（先煎）12 克，干地黄 10 克，赤芍 10 克，川芎 3 克，当归 10 克。服 3 剂后复诊：口苦、腰酸、腹痛均已大减，白带亦少，胸闷、心烦、口渴等症均除，但经仍未净。继续又服 2 剂，经净带止而痊愈。

第七章　理中汤类方

一、理中汤（丸）方

【组成及服法】

人参三两，干姜三两，炙甘草三两，白术三两。

水煎服，日1剂，分两次温服。

本方可以一方两用，既可以作为汤剂服用，也可以作为丸剂服用，汤剂起效速，丸剂起效缓，可以根据病情选择剂型。服本方后，当服热稀粥，或大米（或面粉）做的稀粥以滋养胃气，增加药力。

【治则及方解】

病机：脾胃阳虚，寒湿内盛。

治则：温中健脾。

方义：干姜味辛性热，温中焦脾胃以祛寒为主药；人参甘温，补气健脾为臣药；白术味甘微苦性温，甘以补中益气，苦以健脾燥湿，温以暖脾胃，而为佐药；炙甘草甘平，缓急止痛，与干姜合用辛甘化阳，且调和诸药。

【辨证指要】

理中汤是温中健脾的代表方，功擅振脾阳，助运化。多用于治疗脾胃阳虚，寒湿或痰饮内停所致的诸多疾病。临床上由于脾胃虚寒所致诸症，如泄泻、呕吐、胃脘疼痛、吐衄、便血、痰饮咳嗽等症，都可以用本方加减治疗。此外，如见胸阳或肾阳不足等症，亦能以本方治疗，不必拘泥于脾胃疾患。

本方在临床中使用可以进行灵活加减，仲景在《伤寒论》指出，若脐上筑，这是肾气动之象，去白术，加桂枝四两，平冲降逆；呕吐多者，去术，加生姜三两，温胃止呕；利下多者，还用白术，健脾止泻；心下动悸者，加茯苓二两，利水；口渴，欲得水者，加白术，合前成四两半，健脾润燥；腹中疼痛者，加人参，足前成四两半，益气；若腹部胀满，去白术，加炮附子一枚，温中散寒以除胀。

理中汤在使用中需要与以下三个方子进行鉴别。

首先，理中汤与小建中汤。理中汤与小建中汤都可以治疗脾胃虚弱之证。小建中汤所治病证，其病机为气血虚，脘腹失于濡养，以气血虚为主；理中汤所主病证，其病机为寒湿内盛，痰饮水湿内停，以阳虚为主。小建中汤所治心悸而烦，由气血虚，不荣而痛所致；理中汤所治胸闷、胸痛，则由阳虚寒凝所致。

其次，甘草干姜汤与理中汤。二方都可用于治疗脾胃虚寒证。甘草干姜汤由理中汤减人参、白术而成，其健脾补中之力较弱，用于治疗脾胃虚寒轻症。理中汤用于治疗脾胃虚寒重症，且以虚为主。

最后，理中汤与厚朴生姜半夏甘草人参汤。二方均可用于治疗太阴病腹胀满证，前者以温补为主，治太阴脾虚气滞之腹胀满证，后者消补兼施，主治虚中夹实的腹胀满证。

【仲景原文】

《伤寒论》第386条：霍乱，头痛发热，身疼痛，热多欲饮水者，五苓散主之；寒多不用水者，理中丸主之。

《伤寒论》第396条：大病瘥后，喜唾，久不了了，胸上有寒，当以丸药温之，宜理中丸。

【注家新论】

1. 成无己《伤寒明理论》：心肺在膈上为阳，肾肝在膈下为阴，此上下脏也。脾胃应土，处在中州，在五脏曰孤脏，属三焦曰中焦，自三焦独治在中，一有不调，此丸专治，故名曰理中丸。人参味甘温，《内经》曰：脾欲缓，急食甘以缓之，缓中益脾，必以甘为主，是以人参为君。白术味甘温，《内经》曰：脾恶湿，甘胜湿，温中胜湿，必以甘为助，是以白术为臣。甘草味甘平，《内经》曰：五味所入，甘先入脾，脾不足者，以甘补之，补中助脾，必先甘剂，是以甘草为佐。干姜味辛热，喜温而恶寒者，胃也，胃寒则中焦不治，《内经》曰：寒淫所胜，平以辛热，散寒温胃，必先辛剂，是以干姜为使。脾胃居中，病则邪气上下左右，无病不至，故又有诸加减焉。

2. 钱天来《伤寒溯源集》：参、术、甘草补中气而益脾，干姜温热，守中而散寒，为足太阴之专药，故能治理中焦而逐阴翳，为脾胃虚寒之主剂也。后加减方，文理背谬，量非仲景之法。

【医案举例】

1. 王某，男，7个月。患腹泻1周余。最开始发病是因为喂养不当，一开始是呕吐1次，之后开始下利，大便稀薄，1天能排五六次。外院诊断：小儿腹泻。住院治疗1周，病情未见缓解，前来中医门诊求治。现症：腹泻频作，稀水便中夹有不消化之物，时有粪水从肛门流出，面色苍白，两目微陷，手足清冷，形体消瘦，神疲倦怠，腹部柔软，时时欲睡，指纹淡而不显，苔薄白，舌质淡。证属脾肾阳虚，固摄失司而致腹泻。治以温中散寒止利，方用理中汤。方药：党参8克，炒白术8克，干姜2克，炙甘草3克，炒薏苡仁10克，神曲10克，茯苓10克。水煎服。进药3剂，诸症皆减。继续守方治疗1周，大便正常。追访1年，未见复发。

2. 陈某，男，46岁。始患伤寒未瘥，旋又伤食吐泻，自恃体健，未曾医治。病情日渐加剧，服葛根桂枝汤加神曲、山楂之类，表虽解而吐泻未已。又处不换金正气散止呕，吐泻得止。反见口渴、尿多，改服人参白虎汤、甘露饮、六味地黄汤等，均未效。现症：枯瘦脱形，目炯炯有神，面唇无华，口极渴，小便频数清长，饮一尿一，尿上层无油脂，舌胖苔润白，脉微无力。本病辨为肺、脾、肾三脏失职，主要以脾失升降，不能制水为主，若脾能健运，输布津液，则肺肾功能亦随之恢复，自无消渴之患，健运中焦，使上下升降得宜，肺布津液，肾司蒸发，则消渴全无，陈修园认为：中央以运四旁，即理中之旨。为书理中汤原方：党参18克，白术15克，干姜9克，炙甘草6克。服5剂后病始好转，精神微振。又进原方5剂，渴尿大减，几近正常。后以养荣汤培补气血，逐渐康复。

3. 黄某，女，35岁。曾患水肿病，最近刚好，面部仍有轻微浮肿，面色淡黄，唇色不荣。近几日胃脘作痛，绵绵不休，口中干燥，大便三日不通，舌苔白而干，脉象沉涩。拟理中汤1剂，方用党参四钱，白术三钱，干姜二钱，炙草三钱。或问：口燥便秘而用理中汤，难道不怕使燥结的表现更严重吗？答曰：此证乃脾虚中阳不振，运化失司，水津不布，津液不上输，故口燥舌干，津液不能下行，大便秘，故此证是太阴里虚寒证，而非阳明里实热证。从患者以往病史及当前面色、脉象可知，其痛绵绵不休，腹无硬结，不拒按，属虚痛，故用理中汤温中健脾，使脾阳振奋，津液得行，所以症状即可解除。次日复诊，大便已通，口舌转润，胃脘痛随之而减，遂与六君子汤以善其后。

二、桂枝人参汤

【组成及服法】

桂枝四两，炙甘草四两，白术三两，人参三两，干姜三两。

水煎服，日1剂，分两次温服。

【治则及方解】

病机：中焦虚寒，脾失健运，复感外邪。

治则：温中散寒，兼解表邪。

方义：本方由理中汤加桂枝而成，表里同治而重在和里。用理中汤以温阳健脾，升清止利；桂枝既可走表，亦可行里，有表者可散风寒，无表者可通阳化气，增强理中汤温脾散寒、化湿通阳之效。

【辨证指要】

本方由理中汤加桂枝而成，为表里同治之方，外解太阳表邪，内温太阴脾虚寒。其证以表里俱寒为特征。临床上凡见神疲乏力，下利，腹胀满、疼痛，恶心呕吐，纳呆食少，手足冷，伴有发热恶寒、头痛等表证，舌质淡，苔薄白，脉缓弱或沉弱无力等症，只要符合里有虚寒，外有表邪病机者，无论何种病证，均可加减应用。本方又可用于治疗脾胃虚寒而兼有阳不化气者。

需要与本方重点鉴别的方证为葛根芩连汤证。

本方与葛根芩连汤均可治疗下利，且皆为表里同治之方，后世称为"协热利"。本方以温中解表为主，所治下利为表里皆寒的虚性下利，症见利下不止，心下痞硬，下利之物清稀无臭味；葛根芩连汤所治下利为表里皆热的热性下利，其症见利下不止，喘而汗出，下利之物腥臭难闻。本方功在补太阴之虚，葛根芩连汤长于清阳明之热。

【仲景原文】

《伤寒论》第163条：太阳病，外证未除而数下之，遂协热而利，利下不止，心下痞硬，表里不解者，桂枝人参汤主之。

【注家新论】

1. 成无己《注解伤寒论》：表未解者，辛以散之；里不足者，甘以缓之。此以里气大虚，表里不解，故加桂枝、甘草于理中汤也。

2. 方有执《伤寒论条辨》：以表未除也，故用桂枝以解之；以里下虚也，故用理中以和之。干姜兼能散痞硬之功；甘草亦有和协热之用，是故方则从理中，加桂枝而易名，义则取表里，期两解之必效。

3. 许宏《金镜内台方议》：桂枝以解表，人参、白术以安中止泻，加干姜以攻痞而温经，甘草以和缓其中，此未应下而下之以虚其中者主之也。

4. 王子接《绛雪园古方选注》：理中加人参，桂枝去芍药，不曰理中，而曰桂枝人参者，言桂枝与理中，表里分头建功也。

【医案举例】

1. 王某，女，3岁。疹子已收，身热不退，体温39℃，未能了解其头痛恶寒之情况，下利日十余次，俱为黄色粪水，脉数，舌质尚正常，遂诊为疹后热毒不净作利，与葛根芩连汤加石榴皮。服后体温反升至39.5℃，仍下利不止。嗅其粪味，并无恶臭气。沉思再三，现患儿颇有倦容，乃改用桂枝人参汤仍加石榴皮，一服热、利俱减，再服热退利止。

2. 陈某，男，40岁。头痛身痛，发热恶寒，大便泄泻，每日4~5次，无肛门黏液，腹中绵绵作痛，脉浮弦而缓，舌苔薄白而润。前医用"藿香正气散"未能取效。余辨为表里皆寒的"协热利"证，遂用桂枝人参汤，令其先煮理中汤，后下桂枝，日夜服之，2剂而愈。

3. 谭某，男，36岁。素患胃痛，反复发作，经胃肠钡餐检查，诊为十二指肠球部溃疡。近月来胃脘隐隐作痛，经常发作，以饭后二三小时及夜间尤甚。右上腹部有明显压痛及痞闷感，口淡无味，时泛清水，胃纳欠佳，神疲乏力，大便正常，小便较多，脉迟弱，舌质淡白，苔薄白。此为胃虚气寒，拟温中散寒。方用桂枝人参汤：党参15克，白术15克，干姜9克，炙甘草9克，桂枝12克（后下）。3剂，每日1剂。服上药后，胃痛减轻，纳食稍增，时觉脘闷欲吐，脉舌如前。照上方加法半夏9克以温胃止吐。又服3剂，胃痛已止，饮食如常。但停药后胃痛复发，痞闷喜按，小便较多，脉迟细，舌淡，苔薄白，第一方减桂枝3克，服药3剂后痛止，继服至胃痛消失，不再复发。

三、甘草干姜汤

【组成及服法】

炙甘草四两，炮干姜二两。

水煎服,日 1 剂,分两次温服。

【治则及方解】

病机:中焦阳虚,肺寒脾弱。

治则:温复肺气。

方义:方中炙甘草为君,甘温益气;干姜炮透,辛温,温中散寒。炙甘草之甘与干姜之辛,辛甘化阳,专复胸中阳气,胸阳振奋,则肺寒可温,肺气得温,则治节有权,气化功能正常,诸证可愈。炙甘草剂量大于干姜,其意在于扶脾阳而不伤已伤之营阴。

【仲景原文】

《伤寒论》第 29 条:伤寒,脉浮,自汗出,小便数,心烦,微恶寒,脚挛急,反与桂枝,欲攻其表,此误也,得之便厥。咽中干,烦躁,吐逆者,作甘草干姜汤与之,以复其阳;若厥愈足温者,更作芍药甘草汤与之,其脚即伸;若胃气不和,谵语者,少与调胃承气汤;若重发汗,复加烧针者,四逆汤主之。

《金匮要略·肺痿肺痈咳嗽上气病脉证治第七》:肺痿吐涎沫而不咳者,其人不渴,必遗尿,小便数,所以然者,以上虚不能制下故也。此为肺中冷,必眩,多涎唾,甘草干姜汤以温之。若服汤已渴者,属消渴。

【辨证指要】

本方药物组成实际为理中汤中的干姜与炙甘草的核心配伍,是辛甘化阳温补剂的代表。无论何种疾病,只要符合中阳不足，阴寒内盛的病机，临床表现为形寒肢冷，面色苍白，少气懒言，咽干不渴，脘腹冷痛，手足厥冷，烦躁吐逆，头眩，小便频数，大便溏，出血等症者，皆可用本方加减治疗。

本方与麻黄汤的主治都属于肺寒证范畴，不过两个方子方性大不相同，一定要严格区分。其中，甘草干姜汤所主之肺寒，为肺虚寒证，由肺气虚冷，阳虚不胜阴而生寒；而麻黄汤所主之肺寒，为肺实寒证，由外寒客于肺脏，肺被寒遏而生寒。

【注家新论】

1. 成无己《注解伤寒论》:《内经》中有"辛甘发散为阳，甘草、干姜相合，以复阳气"之说。

2. 王子接《绛雪园古方选注》：甘草干姜汤、桂枝甘草汤，同为辛甘化阳，而有分头异治之道。桂枝走表，治太阳表虚；干姜守中，治少阴里虚。病虽在太阳，而见少阴里虚证，当温中土，制水寒以复其阳……彼用桂枝四两、甘草二两，是辛胜于甘；此用甘草四两、干姜二两，为甘胜于辛。辛胜则能走表护阳，甘胜则能守中复阳。

3. 曹颖甫《伤寒发微》：甘草干姜汤温胃以复脾阳，而手足自温。所以不用附子者，以四肢禀气于脾，而不禀气于肾也。其不用龙骨、牡蛎以定烦躁，吴茱萸汤以止吐逆者，为中脘气和，外脱之阳气，自能还入于胃中也。此误用桂枝汤后救逆第一方治，而以复中阳为急务者也。

4. 尤在泾《金匮要略心典》：以甘草、干姜，甘辛合用，为温肺复气之剂。服后病不去而反加渴者，则属消渴，盖小便数而渴者为消，不渴者，非下虚，即肺冷也。

【医案举例】

1. 戴某，男，37岁。端阳节伤于饮食，晚间又受风寒，翌日发作恶寒，腹痛泄泻。服发表消导药，表解而泻未止，今来就诊，肠鸣，日泻5~6次，不胀不痛，口淡乏味，舌苔薄白，不干，脉弱无力。归纳分析病情，一方面，胃寒而脾未大虚，不宜参、术之补；另一方面，此证非肠热胃寒，用三泻心汤寒热杂进之药也不适合。因此，针对这种胃寒脾弱之证，在理中汤的原则下舍参、术而用姜、草，则成甘草干姜汤，具有温胃阳补脾虚之效。方药：炙甘草24克，干姜9克（不炮）。温煎频服，日2剂，泻减，效果显著。原方继续连服2日，泄泻全止，用异功散调理而安。

2. 陈某，男，43岁。患消渴，前医诊为中阳失运，下焦阳虚，以温补脾肾法，用理中加味及金匮肾气丸效果不佳，反增中满纳呆。现症：口渴，饮水频频，口干难忍，鼻干无涕，呼吸觉冷，舌淡少津，脉略浮而细。证属肺冷气阻，津液寒凝。方药：甘草10克，干姜10克。按素常饮量煮取贮瓶，渴以代茶。旬日后二诊，渴势顿挫，饮量递减，鼻润有涕，呼吸通畅。效不更方，继服半月，痊愈。

3. 胡某，女，67岁。小便频数已月余，每日排尿20余次，甚则每刻钟就欲小便1次，但无尿路刺激征。曾多次查尿常规、尿糖及有关检查，皆无异常，经中西医药治疗少效而就诊。问其病史，已经有慢性喘息性支气管炎 10 年，常遇寒加重，咳吐白色泡沫痰、量多。咳甚时常有小便自遗，大便时稀，舌体胖嫩，舌质淡红，边有齿痕，脉虚弱，以右寸为甚。证属肺气虚寒，不能摄津，治以温肺散寒，补益肺气，摄津缩尿。甘草干姜汤加味，方药：炙甘草 24 克，干姜 15 克，益智仁、桑螵蛸各 10 克。3 剂，日 1 剂，水煎服。药尽，尿次减少过半，药已中的，上方加黄芪、党参各 15 克，继服 5 剂，每日小便 6~7 次。为巩固疗效，后期以培土生金等法调治半月。随治 1 年，小便次数正常。

四、吴茱萸汤

【组成及服法】

吴茱萸一升，人参三两，大枣十二枚，生姜六两。
水煎服，日 1 剂，分两次温服。

【治则及方解】

病机：肝胃虚寒，浊阴上逆。
治则：温中和胃，降逆止呕。
方义：吴茱萸辛苦温，可温胃散寒，降逆止呕；生姜增强吴茱萸散寒止呕之功；人参甘温，大枣甘平，补虚和胃，以复中焦升降之功。

【辨证指要】

吴茱萸汤所治之证为肝胃虚寒，浊气上逆。以呕逆，或兼见头痛，或兼见下利，手足厥冷，烦躁欲死等症为主。

临床上以呕吐清涎冷沫、头痛而胀、痛在巅顶为辨证要点，同时可伴见胸满，手足逆冷，下利，舌淡苔白滑，脉沉细或沉弦而迟等症。

【仲景原文】

《伤寒论》第 243 条：食谷欲呕者，属阳明也，吴茱萸汤主之；得汤反剧者，属上焦也。

《伤寒论》第 309 条：少阴病，吐利，手足逆冷，烦躁欲死者，吴茱萸汤主之。

《伤寒论》第 378 条：干呕，吐涎沫，头痛者，吴茱萸汤主之。

《金匮要略·呕吐哕下利病脉证治第十七》：呕而胸满者，茱萸汤主之。

《金匮要略·呕吐哕下利病脉证治第十七》：干呕，吐涎沫，头痛者，茱萸汤主之。

【注家新论】

1. 成无己《注解伤寒论》曰：寒淫于内，治以甘热，佐以苦辛。吴茱萸、生姜之辛以温胃，人参、大枣之甘以缓脾。

2. 许宏《金镜内台方议》：干呕，吐涎沫，头痛，厥阴之寒气上攻也；吐利，手足逆冷者，寒气内甚也；烦躁欲死者，阳气内争也；食谷欲呕者，胃寒不受食也。此以三者之症共用此方者，以吴茱萸能下三阴之逆气，为君；生姜能散气，为臣；人参、大枣之甘缓，能和调诸气者也，故用之为佐、使，以安其中也。

3.尤在泾《金匮要略心典》：胸中，阳也。呕而胸满，阳不治而阴乘之也，故以吴茱萸散阴降逆，人参、姜、枣补中益阳气。干呕吐涎沫，上焦有寒也。头者，诸阳之会，为阴寒之邪上逆而痛，故亦宜吴茱萸汤以散阴气而益阳气。

【医案举例】

1.徐某之妻，40余岁。患头痛，时常发作，历四五年。后因大便检查发现有血吸虫卵，接受锑剂治疗。服锑剂两天，即出现锑剂反应，头痛复发，呕吐甚剧。方药：党参9克，吴茱萸6克，生姜9克，大枣3枚。嘱每日服1剂，连服3日。服后，头痛、呕吐停止，完成锑剂疗程。经过数月后追访，头痛已不再发。

2.周某，女，31岁。伤寒，头痛，不发热，干呕，吐涎沫。医用川芎、藁本不应。吴曰：此厥阴中虚之证。干呕，吐涎沫，厥阴之寒，上干于胃也；头痛者，厥阴与督脉会于巅，寒气从经脉上攻也。用人参、大枣益脾以健中焦；吴茱萸、生姜入厥阴，以散寒邪，且又止呕，呕止而头痛自除。设无头痛，又属太阴，非厥阴为病矣。

3.刘某，患呕吐清汁，兼以头痛不能举，医者率以风寒发表药，服之益剧，已逾月矣。舌苔白而湿滑，口中和，脉沉，与吴茱萸汤。方药：吴茱萸6克，生姜15克，人参9克，大枣6克。1剂知，2剂疾如失，疗效神速。

4.阎某，男，37岁。患十二指肠球部溃疡已一年有余，某医院外科建议手术治疗，其病发作，常于每夜十二时左右，见左下腹胀痛，呕吐反酸，周身寒战，头目眩晕，察脉弦缓，舌质淡嫩，苔白而润。此证从舌脉看，反映了肝胃寒邪上逆之象。子夜而阴盛，故病发胀痛呕吐，而阴来搏阳，故见寒战，为疏吴茱萸汤。方药：吴茱萸12克，生姜12克，党参9克，大枣12克。服2剂，诸症皆减，唯大便干，原方加当归9克，共服12剂，病愈。

5.张某，男，43岁。每日只能勉强进食一二两，不食亦不饥，多方治疗，他医与健脾、消导等药，俱不见效。现症：患者不嗳气，不呕吐，形体不消瘦，言语行动亦如常人。自诉稍觉满闷，舌质正常，舌苔薄白，非常黏腻，脉象弦迟，弦主饮，迟主寒，舌苔黏腻。当是胃寒夹浊，因与吴茱萸汤加神曲试治。方药：吴茱萸15克，生姜12克，党参9克，大枣12克。次日，患者来述，服后食欲大振。令其再服1剂，以巩固疗效。此例中患者稍觉满闷，实即《金匮要略·呕吐哕下利病脉证治第十七》中吴茱萸汤证"呕而胸满"之轻者。

五、甘草干姜茯苓白术汤

【组成及服法】

甘草、白术各二两，干姜、茯苓各四两。
水煎服，日1剂，分两次温服。

【治则及方解】

病机：肾阳不足，寒湿内侵于腰部。

治则：温阳散寒，健脾利湿。

方义：方中干姜配甘草能温中散寒，重用白术配茯苓以健脾除湿。

【辨证指要】

本方治疗素体阳虚，寒湿之邪外侵，痹着于腰部的肾着之病，其辨证要点为：腰痛、腰冷、腰重，或身体沉重等腰部寒湿证。

【仲景原文】

《金匮要略·五脏风寒积聚病脉证并治第十一》：肾着之病，其人身体重，腰中冷，如坐水中，形如水状，反不渴，小便自利，饮食如故，病属下焦，身劳汗出，衣里冷湿，久久得之，腰以下冷痛，腹重如带五千钱，甘草干姜苓术汤主之。

【注家新论】

1. 徐忠可《金匮要略论注》：腰为肾之府，真气不贯，故冷如坐水中。形如水状者，盖肾有邪则腰间带脉常病，故溶溶如坐水中，其不同之状，微胀如水也……药以苓、术、甘草扶土渗湿为主，而以干姜一味，温中去冷，谓肾之元不病，其病止在肾之外府。故治其外之寒湿而自愈也。若用桂、附，则反伤肾之阴矣。

2. 尤在泾《金匮要略心典》：其病不在肾之中脏，而在肾之外腑。故其治法，不在温肾以散寒，而在燠土以胜水。甘、姜、苓、术，辛温甘淡，本非肾药，名肾着者，原其病也。

3.李彣《金匮要略广注》: 甘草、白术补脾制水, 茯苓、干姜渗湿祛寒。然《经》云: 损其肾者, 益其精。则宜用肾气丸之类, 而主此方者, 以寒湿外着, 故主温中渗湿之剂, 此形劳与精伤者不同也。

【医案举例】

刘某, 女, 16岁, 学生。自8岁遗尿, 经中西医久治无效, 特来求医。自感无特殊不适, 唯腰稍酸沉, 苔白润, 脉细缓。证属寒湿下注, 治以温化寒湿, 与甘姜苓术汤。方药: 茯苓12克, 干姜10克, 苍术10克, 炙甘草6克。上药服2剂症已, 特来索处方以备后患。

六、人参汤

【组成及服法】

人参、甘草、干姜、白术各三两。

水煎服, 日1剂, 分两次温服。

【治则及方解】

病机: 胸阳不振, 气机阻滞, 痰浊内停。

治则: 补中助阳, 扶正固本。

方义: 方用人参、白术、甘草补中益气, 干姜温中助阳散寒。

【辨证指要】

此方即理中丸之别称, 药物组成一致。可用于胸痹虚证的治疗。该证系中焦阳虚，大气不运，虚寒之气上逆，痹阻胸阳所致，其病势较缓，尚有倦怠少气，语声低微，四肢不温，食少便溏，脉沉弱等症。

【仲景原文】

《金匮要略·胸痹心痛短气病脉证治第九》：胸痹心中痞，留气结在胸，胸满，胁下逆抢心，枳实薤白桂枝汤主之，人参汤亦主之。

【注家新论】

1.魏念庭《金匮要略方论本义》：胸痹自是阳微阴盛矣，心中痞气，气结在胸，正胸痹之病状也。再连胁下之气，俱逆而抢心，则痰饮水气俱乘阴寒之邪动而上逆，胸胃之阳气全难支拒矣。前方以枳实、厚朴开郁温中，薤白、桂枝升阳益胃，微用瓜蒌实而不用根，以甘代苦，使作先驱，引阳入阴，必先后煮治以和融其气味，俾缓缓荡除其结聚之邪。又治胸痹之一法也。再或虚寒已甚，无敢恣为开破者，惟以温补其阳气为主，正气得旺而邪气自消，又治胸痹从本治之一法也。

2.吴谦《医宗金鉴》：心中，即心下也。胸痹病，心下痞气，闷而不通者，虚也。若不在心下而邪气结在胸，胸满连胁下，气逆撞心者，实也。实者用枳实薤白桂枝汤主之，倍用枳、朴者，是以破气降逆为主。虚者用人参汤（即理中汤）主之，是以温中补气为主也。由此可知痛有补法，塞因塞用之义也。

【医案举例】

赵某，男，52岁。有"冠心病，心绞痛"病史6年，入冬则加重。现阵发性胸骨后憋闷而痛，多在活动时发病，含药（消心痛、速效救心丸之类）后缓解。心电图检查：冠状动脉供血不足，偶发室性早搏。诊断为胸痹心痛。首用宣痹通阳法，以瓜蒌薤白半夏汤治之，效果不佳。二诊瓜蒌薤白半夏汤加活血化瘀药，仍无改善。由于气候日渐寒冷，病情发作日趋频繁。发病后动则气喘，倦怠乏力，食少便溏，脘腹胀满，舌淡紫体胖苔薄腻，脉弦而结（64次/分，每分钟间歇3～5次），按之无力。复查心电图：频发室早。病证辨析：患者的主症是阵发性胸骨后憋闷而痛，当属胸痹之气结在胸，且患者发病后伴见动则气喘，倦怠无力，食少便溏，舌质淡胖苔薄腻，脉无力，辨为胸痹气结在胸，偏于气虚证。用瓜蒌薤白半夏汤不效，知非痰浊壅盛证；用瓜蒌薤白半夏汤加活血药亦不效，知其亦非单纯血瘀实证。治宜补助阳气兼芳香豁痰。方用人参汤加味：人参、白术、干姜、甘草各30克，川芎9克，石菖蒲12克，砂仁6克。日1剂，水煎，分5次温服。方用人参、白术、甘草补中益气，干姜温中助阳散寒，川芎活血化瘀；稍佐以芳香之品砂仁、石菖蒲燥湿化痰。服药4剂，心痛发作明显减少，脉缓偶结。原方减量，调治1个月，病情缓解并稳定。

第八章 四逆汤类方

一、四逆汤

【组成及服法】

炙甘草二两，干姜一两半，生附子一枚。

水煎服，日1剂，分两次温服。强人可用大附子一枚、干姜三两。

【治则及方解】

病机：脾肾阳虚，阴寒内盛。

治则：温里壮阳，回阳救逆。

方义：本方由甘草干姜汤与干姜附子汤合方而成。主治少阴病阳虚阴盛的四肢厥冷，故方名四逆。方中生附子通达十二经脉，温壮阳气；干姜温中散寒；炙甘草补益中气，并调和诸药。附子生用，取其力峻而效速，回阳以救逆。

【辨证指要】

本方为治疗三阴寒证之主方。可以治疗太阴病腹痛下利,少阴病恶寒身蜷、脉微细、但欲寐,以及厥阴病表热里寒、手足厥冷等症。附子有生用与炮用之分,在危重症救治中,附子多生用而救急效果显著;在慢性消耗性病证的治疗中,附子多炮用,温阳效果更持久。

【仲景原文】

《伤寒论》第 225 条:脉浮而迟,表热里寒,下利清谷者,四逆汤主之。

《伤寒论》第 323 条:少阴病,脉沉者,急温之,宜四逆汤。

《伤寒论》第 324 条:少阴病,饮食入口则吐,心中温温欲吐,复不能吐,始得之,手足寒,脉弦迟者,此胸中实,不可下也,当吐之;若膈上有寒饮,干呕者,不可吐也,当温之,宜四逆汤。

《伤寒论》第 353 条:大汗出,热不去,内拘急,四肢疼,又下利厥逆而恶寒者,四逆汤主之。

《伤寒论》第 354 条:大汗,若大下利而厥冷者,四逆汤主之。

《伤寒论》第 388 条:吐利,汗出,发热恶寒,四肢拘急,手足厥冷者,四逆汤之。

《伤寒论》第 389 条:既吐且利,小便复利,而大汗出,下利清谷,内寒外热,脉微欲绝者,四逆汤主之。

《金匮要略·呕吐哕下利病脉证治第十七》:呕而脉弱,小便复利,身有微热,见厥者难治,四逆汤主之。

【注家新论】

1. 许宏《金镜内台方议》:以附子为君,以温经济阳;

以干姜为臣，辅甘草为佐为使，以调和二药而散其寒也。《内经》曰：寒淫于内，治以甘热。又曰：寒淫所胜，平以辛热。乃附子之热、干姜之辛、甘草之甘是也。

2. 李中梓《伤寒括要》：四肢者，诸阳之本，阳气不能充布，故四肢逆冷。是方专主是症，故名四逆汤也。脾主四肢，甘为土味，是以甘草为君；寒淫所胜，平以辛热，是以干姜为臣；温经回阳，非纯阳而健悍者，无此大作用，是以附子为使。太阴与少阴，俱受阳和之煦，而真气充周于肢节矣。

3. 吴谦《医宗金鉴》：方名四逆者，主治少阴中外皆寒，四肢厥逆也。君以甘草之甘温，温养阳气；臣以姜、附之辛温，助阳胜寒。甘草得姜、附，鼓肾阳温中寒，有水中暖土之功。姜、附得甘草，通关节走四肢，有逐阴回阳之力。肾阳鼓，寒阴消，则阳气外达而脉自升，手足自温矣。

【医案举例】

1. 郭某，20余岁，素体虚弱。始因腹痛便秘而发热，以桃核承气汤下之，便未通而病情加重，转见发狂奔走，言语错乱。现症：口不渴，喜热饮而饮不多，气短，喘促，有欲脱之势，舌红少津，脉沉迟无力，辨为阴证误下，逼阳暴脱，投大剂四逆汤加肉桂。方药：附子130克，干姜50克，肉桂13克（研末，泡水兑入），甘草10克。服后，当晚鼻孔流血，大便亦下黑血。次日复诊：见神志转清，但嗜卧懒言，脉微。鼻衄及下黑血之因，非服温热药所致，实由于桃核承气汤误下，血脱成瘀，上方温运气血，使离经之败血，上行而下注。原方再服1剂。服后，衄血、便血均未再出，口微燥，此系阳气已回，营阴尚虚，继以四逆汤加人参连进4剂而愈。方中加人参者，取其益气生津养阴以配阳也。

2. 治一妇人腹中急痛，恶寒厥逆，呕而下利，脉见微涩。予以四逆汤，投之无效。其夫告曰：昨夜依然作泻无度，然多空坐，坠胀异常，尤可奇者，前阴坠出一物，大如柚子，想是尿脬，老妇尚可生乎？予即商之仲远，仲远踌躇曰：是症不可温其下，以逼迫其阴，当用灸法温其上，以升其阳，而病可愈。余然其言，而依其法，用生姜1片，贴百会穴上，灸其火3壮，其脬即收，仍服四逆汤加芪、术，方药：炙甘草6克，干姜4.5克，生附子12克（先煎2小时），黄芪24克，白术9克。1剂而愈。

3. 苏某之妻，30余岁。月经期间不慎冲水，夜间忽发寒战，继即沉沉而睡，人事不省。脉微细欲绝，手足厥逆。当即针人中，刺十宣出血。血色紫黯难以挤出，针时呼痛，并一度苏醒，但不久仍呼呼入睡。此乃阴寒太盛，阳气大衰，气血凝滞之故。急当温经散寒扶阳气，拟大剂四逆汤。方药：炮附子25克，干姜12克，炙甘草12克。水煎，嘱分4次温服，每半小时灌服一次。服全剂未完，果然四肢转温，脉回，清醒如初。

本案症状非常严重，服药时为何把药分作4次，而不一次服下使其速愈？原理在于，正因为患者症状严重，才取重药缓服的特殊服法，其目的为使药力相济，缓缓振奋阳气，驱散阴寒，譬如春临大地，冰雪自然融解，如果一剂顿服，恐有脉暴出之变，譬如突然烈日当空，冰雪骤解，反致弥漫成灾。

4.唐某，男，年逾古稀。冬季感寒，见头痛鼻塞，流清涕，自服羚翘解毒丸，无效，自觉精神疲惫，手足发凉。现症：倦怠嗜睡，诊病期间即睡着，双手凉而不温，脉沉而不浮，舌淡嫩而苔薄白。与四逆汤，服1剂后，精神转佳，再剂，手足转温而病愈。本案为少阴伤寒，少阴病提纲有"少阴病，脉微细但欲寐"，患者肾阳已虚，不可再进凉药，法当急温以回肾阳。

二、通脉四逆汤

【组成及服法】

炙甘草二两，干姜三两，生附子大者一枚。

水煎服，日1剂，分两次温服。强人可用干姜四两。

【治则及方解】

病机：阴寒内盛，虚阳外越。

治则：破阴回阳，通达内外。

方义：本方与四逆汤药味相同，但倍用干姜，重用附子，因此，温阳祛寒力量更强，有破阴回阳、通达内外之功。本方能够治疗阴盛格阳之脉微欲绝，所以方名通脉四逆汤，以区别于四逆汤。方中生附子辛热，能温阳散寒；倍用干姜，既助生附子温阳散寒，又暖脾胃阳气；炙甘草补中益气，并调和诸药。

【辨证指要】

通脉四逆汤实为重剂四逆汤，其功效较四逆汤更胜，能大破阴寒痼冷而招外越之阳，临床以下利清谷，手足厥逆，身反不恶寒，其人面色赤，汗出而厥，脉微欲绝等为审证要点。

具体运用时应注意凡见阴寒内盛，阳气虚衰严重者，无论有无阳越，均可用之。此外，还要注意辨别虚阳被格之象，虚阳或格于外，或越于上，临床表现多见身热、面赤、咽痛、舌红、口干等症。本方在使用中可以灵活加减，比如面色赤者，加葱白九茎，以通阳；腹中痛者，去葱，加芍药二两，以缓急止腹痛；呕者，加生姜二两，可温胃止呕；咽痛者，去芍药，加桔梗一两，可宣肺利咽止痛；利止脉不出者，去桔梗，加人参二两，可补中益气。

通脉四逆汤与四逆汤两方组成药物完全相同，但用量不同，因此主治病证也不完全相同。四逆汤主治少阴心肾阳虚阴盛或欲脱证，病证较轻；而通脉四逆汤主治少阴心肾阳虚，阴盛格阳证，病证较重。

【仲景原文】

《伤寒论》第317条：少阴病，下利清谷，里寒外热，手足厥逆，脉微欲绝，身反不恶寒，其人面色赤，或腹痛，或干呕，或咽痛，或利止脉不出者，通脉四逆汤主之。

《伤寒论》第370条：下利清谷，里寒外热，汗出而厥者，通脉四逆汤主之。

《金匮要略·呕吐哕下利病脉证治第十七》：下利清谷，

里寒外热，汗出而厥者，通脉四逆汤主之。

【注家新论】

1. 成无己《注解伤寒论》：面色赤者，加葱九茎。葱味辛，以通阳气。腹中痛者，去葱，加芍药二两。芍药之酸，通寒利。腹中痛，为气不通也。呕者加生姜二两。辛以散之，呕为气不散也。因痛者去芍药，加桔梗一两。咽中如结，加桔梗则能散之。利止脉不出者，去桔梗，加人参一两。利止脉不出者，亡血也，加人参以补之。《经》曰：脉微而利，亡血也，四逆加人参汤主之。脉病皆与方相应者，乃可服之。

2. 王子接《绛雪园古方选注》：通脉四逆，少阴格阳，面赤阳越欲亡，急用干姜、生附夺门而入，驱散阴霾；甘草监制姜、附烈性，留顿中宫，扶持太和元气；藉葱白入营通脉，庶可迎阳内返。

【医案举例】

1. 刘某，男，60岁。先患痰饮，屡药屡更，已逾1月。一日忽手足麻痹，喘急痰涌，口不能言，身微热，汗如泉溢。现症：脉沉微，舌苔白而湿滑，即令人姜汁兑开水送下黑锡丹9克，但入口不能下咽，设法扶令半坐，分3次灌下，并以吴茱萸研末，醋调炒热，敷两足心，拖住元气，逾一时，始稍苏醒，再灌9克，痰不涌，喘、汗顿减；次晨以通脉四逆汤重加茯苓，越三日，疾大瘥，继进六君子加姜、附，调理10余剂，平复如初。

2. 某妇人患霍乱，吐泻无度，冷汗出，腹痛筋急，肢厥声小，皮瘪目陷，病来颇暴。就诊时，已服来苏散、藿香正气丸等药无效，半日许吐、泻各在三十次以外，六脉全无，病已濒危。辨证：本证属寒多，欲与疠疫搏斗，拟通脉四逆汤。方药：甘草5克，干姜18克，附子24克。3个小时后，吐泻未止，厥逆未回，嘱原方再进1剂。又过2个小时后，吐泻虽缓，但厥逆仍未回，探其手心，微有温意，此为正气过伤，厥回较慢，稍俟即当厥回向愈，嘱其续将三煎药服完，另于前方姜、附各减9克，并加党参12克，夜间作两次缓服。翌晨复诊，厥回脉出，已能起坐，精神疲乏，疏理中汤加知母、天花粉善后。

3. 刘某，女，56岁。其家人代诉：腹泻1月，每日3~5次不等，便极稀薄，杂有米谷颗粒，似由吃冷饭所致。近两天来，恶心，未进饮食，也未大便，仅小便3次，量不多。半日来神志不清，手足发凉，1小时前全身发热，两手躁动，意欲裸衣。现症：形体消瘦，两目微陷，神志不清，头时时左右摇摆，两手躁动不安，面色红，两目闭合，口时开时闭，唇不焦，脉微欲绝，身手足较热，腹部按之柔软。辨为：久利清谷，脾胃虚寒，阴盛而阳衰。面红及手足发热，为阴盛格阳、孤阳外越之征。此为真寒假热，神昏烦躁，为阳气暴露，生气将离，阴阳离决之象。急宜抑阴扶阳，处以通脉四逆汤。方药：炙甘草6克，干姜6克，附子9克。服药后3小时神志清楚，体温恢复正常，不再躁动，呼吸平稳，一如常人，且有饥饿感觉，嘱食小米粥以养护脾胃，但脉沉细，继投升阳益胃汤去黄连加芍药。第二天饮食、二便均可，已能做饭，病告痊愈。

三、通脉四逆加猪胆汁汤

【组成及服法】

炙甘草二两，干姜三两，生附子大者一枚，猪胆汁半合。

水煎，去滓，加入猪胆汁，分温服，其脉即来，无猪胆，以羊胆代之。

【治则及方解】

病机：吐泻阴阳两竭，阳亡阴竭，阴寒内格。

治则：回阳救逆，益阴助阳。

方义：本方以通脉四逆汤破在内之阴寒，回欲脱之残阳。加猪胆汁苦寒而滑，引阳入阴，以为反佐，猪胆汁又可益阴和阳，制约姜、附辛热劫阴。

【辨证指要】

本方所治病证突出表现为：里寒外热，脉微欲厥，身反不恶寒，面赤。

通脉四逆汤与通脉四逆加猪胆汁汤相比，前者主治少阴阴盛格阳证；而后者不仅可治疗少阴阴盛格阳重症，而且还可治疗阴盛格阳，阴损霍乱证。

白通加猪胆汁汤与通脉四逆加猪胆汁汤都用猪胆汁，前者功用在引阳药入阴，无阴伤之弊；后者用猪胆汁除引阳药入阴外，还有益阴之功，病情较前为重。

【仲景原文】

《伤寒论》第390条：吐已，下断，汗出而厥，四肢拘急不解，脉微欲绝者，通脉四逆加猪胆汤主之。

【注家新论】

1. 李中梓《伤寒括要》：按仲景法，既吐且利，小便复利，大汗出，下利清谷，内寒外热，脉微欲绝者，四逆汤主之。若吐已而下亦断，但汗出而厥，四肢拘急，脉微欲绝者，此汤主之。夫吐下虽止，津液已亡，况加汗出，则津液益枯，中寒转甚，故筋脉挛急，非四逆温经，何以救乎？加猪胆者，用为引经之助。恐人参亦必不可缺也。

2. 尤在泾《伤寒贯珠集》：于四逆加干姜一倍，以救欲绝之阳；而又虑温热之过，反为阴气所拒而不入，故加猪胆汁之苦寒，以为向导之用，《内经》"盛者从之"之意也。

3. 陈修园《长沙方歌括》：论云吐已下断者，言阴阳气血俱虚，水谷俱竭，无有可吐而自已，无有可下而自断也。曰汗出而厥，脉微欲绝者，无阳气以主之也；曰四肢拘急者，无津液以养之也。此际若用四逆汤姜、附之温，未尝不可以回阳，倍用甘草之甘，未尝不可以滋阴，然犹恐其缓而无济也。若用通脉四逆汤，倍干姜之勇，似可追返元阳，然犹恐大吐大利之余，骤投大辛之味，内而津液愈涸，外而筋脉愈挛，顷刻死矣。师于万死中觅一生路，取通脉四逆汤以回其厥，以止其汗；更佐以猪胆生调，取生气俱在，苦先入心而脉复，以汁补中焦之汁，灌溉于筋则拘急解。

辛甘与苦甘相济，斯阴阳二气顷刻调和，即四逆加人参汤之意。但人参亦无情之草根，不如猪胆汁之异类有情，生调得其生气，为效倍神也。诸家囿于白通加法，谓格阳不入，借苦寒以从治之，堪发一笑。

【医案举例】

周某，年届弱冠，大吐大泻之后，汗出如珠，厥冷转筋，干呕频频，面如土色，肌肉消削，眼眶凹陷，气息奄奄，脉象将绝，此败象毕露，许为不治矣……着其即觅大猪胆两个，方药：炮附子90克，干姜150克，炙草27克。一边煎药，一边灌猪胆汁，幸胆汁纳入不久，干呕渐止，药水频投，徐徐入胃矣。是晚再诊，手足略温，汗止，唯险证尚在，再处方。方药：炮附子60克，干姜45克，炙甘草18克，高丽参9克。即煎继续投药。翌日巳时过后，仍未见来，定是凶多吉少，疑料之际，其家人来说："昨晚服药后呻吟辗转，渴饮，请先生为之清热。"观其意嫌昨日用姜、附太多也。讵至则见患者虽有烦躁，但能诉出所苦，神志渐佳，诊其脉亦渐显露，凡此皆阳气复振机转，其人口渴，心烦不耐，腓肌硬痛等症出现，原系大吐大泻之后，阴液耗伤过甚，无以濡养脏腑肌肉所致。阴病见阳证者生，且云今早有小便一次，俱佳兆也。照上方加茯苓15克，并以好酒用力擦其硬痛处，如是者2剂而烦躁去，诸症悉减，再2剂而神清气爽，能起床矣！后用健运脾胃，阴阳两补诸法，佐以食物调养数日复原。

四、四逆加人参汤

【组成及服法】

炙甘草二两，干姜一两半，生附子一枚，人参一两。

水煎服，日 1 剂，分两次温服。

【治则及方解】

病机：吐利过重，亡阳脱液。

治则：回阳救逆，益气生津。

方义：方用四逆汤温补脾肾，回阳救逆；加人参大补元气，固脱生津，以化生阴血。

【辨证指要】

临床以频繁吐后而利止，恶寒而脉微为主要辨证指要。

通脉四逆加猪胆汁汤与四逆加人参汤同可治疗阳虚阴损证。前者比后者主治病证更重。前者其病机为阳气大伤，而后者病机为气阴两虚。

四逆加人参汤与四逆汤同为回阳救逆之剂，但后者回阳止利中寓有存阴之意，前者回阳止利中有益气生阴之意，凡阳亡阴竭之证，以四逆加人参汤为优。

【仲景原文】

《伤寒论》第 385 条：恶寒，脉微而复利，利止亡血也，四逆加人参汤主之。

【注家新论】

1. 王子接《绛雪园古方选注》：四逆加人参，治亡阴利止之方。盖阴亡则阳气亦与之俱去，故不当独治其阴，而以干姜、附子温经助阳，人参、甘草生津和阴。

2. 魏荔彤《伤寒论本义》：于温中之中佐以补虚生津之品，生津即生血也……凡病后亡血津枯者皆可用也，不止霍乱也，不止伤寒吐下后也。

3. 张璐《伤寒缵论》：亡血本不宜用姜、附以损阴，阳虚又不当用归、芍以助阴，此以利后恶寒不止，阳气下脱已甚，故用四逆以复阳为急也。其所以用人参者，不特护持津液，兼阳药得之愈加得力耳。设误用阴药必腹满不食，或重加泄利呕逆转成下脱矣。

【医案举例】

1. 某患者，伤寒六七日，身热目赤，不欲饮水，大躁异常，大开门窗，卧于地上，也觉得不爽，更求入井取凉。一医急以承气与服。余诊其脉，洪大无伦，重按无力。谓曰：此用人参、附子、干姜之证，奈何认为下证耶？医曰：身热目赤，有余之邪，躁急若此，再以人参、附子、干姜服之，逾垣上屋矣！余曰：阳欲暴脱，外显假热，内有真寒，以姜、附投之，尚恐不胜回阳之任，况敢纯阴之药，重劫其阳乎？观其得水不欲咽，情已大露，岂水尚不欲咽，而反可咽大黄、芒硝乎？天气燠蒸，必有大雨。此证顷刻一身大汗，不可救也。于是以附子、干姜各15克，人参9克，甘草6克，煎成冷服。服后寒战，戛齿有声，以重绵和头覆之，缩手不肯与诊，阳微之状始现。再与前药 1 剂，微汗热退而安。

2. 二月初，一妇人患伤寒八九日，四肢逆冷，自利腹痛，目闭不开，昏卧嗜睡，两手常抱腋下，口舌干燥，脉沉细而数。其人问曰：前医留白虎加人参汤一帖，可服否？余回曰：白虎虽治口燥舌干，但患者阴证悉具，非白虎证。仲景云："下利清谷，急当救里，宜四逆汤。"遂以四逆汤，加人参、生姜各 30 克，连须葱白 9 茎，水 5 盏，同煎至 3 盏，去渣，分 3 服，一日服之。至夜利止，手足温，翌日大汗而解。继以理中汤数服而愈。

3. 王某，男，3 岁。病吐泻失治而加剧，吐如涌，泻如注，伴见抽搐，四肢厥冷，神昏，气如悬丝。现症：俯卧地上，脚厥如冰，关纹不见，以手掐人中不呻，又掐合谷亦不呻，呼吸若有若无，抚心有微热，重手按其腹，儿目忽启，神光莹晶，切足三部脉亦不显。病虽危，神光未散，尚存一线生机，灸气海、关元、天枢及两足三里诸穴，并于儿脐满填食盐，切生姜薄片，戳细孔无数，置盐上，再放艾团烧之，做急救处理。处人参四逆汤，方药：党参 18 克，生附子 12 克，干姜 9 克，炙甘草 6 克。急火浓煎，陆续灌下，尚能咽，2 小时内服完煎剂，无转变，连进 2 剂，约四时许，身肢转温，目能启视，不吐不泻，气虚不能言。续服黄芪理中汤 3 剂，调理而愈。

4. 张某，女性，中年。患者胸中满闷，手足发凉，脉搏沉迟，西医曾诊断为"心动过缓症"，但无有效疗法，转求中医诊治。处四逆加人参汤方，五六剂痊愈，后未再发。

五、茯苓四逆汤

【组成及服法】

茯苓四两，人参一两，生附子一枚，炙甘草二两，干姜一两半。

水煎服，日1剂，分两次温服。

【治则及方解】

病机：误用汗下，阴阳两伤。

治则：扶阳益阴。

方义：方中生附子温壮肾阳；干姜温阳和脾，助生附子振奋肾阳；人参益气生津；茯苓健脾利水、宁心安神；炙甘草益气补中，并调和诸药。

【辨证指要】

本方由四逆汤加人参、茯苓而成，是四逆汤、四逆加人参汤、干姜附子汤三方的复合方。四逆汤能够回阳救逆，主治少阴阳虚阴盛证；四逆加人参汤具有回阳益阴之功，主治少阴阳亡液脱证；干姜附子汤则急救回阳，主治少阴阳衰阴盛既重且急之证。茯苓四逆汤集三方之功效，临床见面色无华，烦躁，四肢厥逆，气短，发热，畏寒，失眠，头痛，腹泻，舌白多津，脉沉微或浮弦等症，病机为肾阴阳两虚者，均可选用。

四逆汤、通脉四逆汤、当归四逆汤、茯苓四逆汤与四逆散方名均以四逆命名，但各方同中有异。四逆汤主治少阴阳虚阴盛证，病以四肢烦逆，脉微细为主要特点；通脉四逆汤主治少阴阳虚格阳证，病以四肢厥逆，身反不恶寒，面色赤为主要特点；当归四逆汤主治厥阴肝寒血虚证，病以手足厥寒或麻木为主要特点；茯苓四逆汤主治肾阴阳俱虚证，病以烦躁为主要特点；四逆散主治厥阴肝气郁滞证，病以四肢逆冷而限于末端，情绪低落为主要特点。

此外，本方临床不只用于烦躁证，凡阳亡阴伤之证，均可辨证使用。

【仲景原文】

《伤寒论》第 69 条：发汗，若下之，病仍不解，烦躁者，茯苓四逆汤主之。

【注家新论】

1. 成无己《注解伤寒论》：四逆汤以补阳，加茯苓、人参以益阴。

2. 钱天来《伤寒溯源集》：茯苓虚无淡渗而降下，导无形之火以入坎水之源，故以为君，人参补汗下之虚，而益胃中之津液，干姜辛热，守中而暖胃，附子温经，直达下焦，导龙火以归源也。

3. 熊曼琪《伤寒学》：茯苓四逆汤由四逆汤加人参、茯苓组成。方中四逆汤回阳救逆，以固肾本；人参壮元气、补五脏、安精神、益气生津。人参配四逆汤，于回阳之中有益阴之效，益阴之中有助阳之功。茯苓重用至四两，取其健脾益气，宁心安神，渗利水湿之功，助姜、附温阳利水以消阴翳，合人参壮元气，安精神以止烦躁。诸药合用，共奏回阳益阴兼伐水邪之功。

【医案举例】

1. 齐某，男，49岁。3个月前，因天气炎热而食生冷，致泄泻、腹痛，曾用中药治疗后痊愈。后又食生冷，再度出现泄泻。经用中西药治疗，无明显疗效，病程迁延至今。症见泻下清水，每日4~6次，脐周疼痛，喜温喜按，畏冷，气短，口干，唇舌色淡，苔薄白，六脉沉弱。证属肾阳虚弱兼气液不足。治宜温补肾中元阳，兼养气液。方药：茯苓12克，条参、制附片（先煎）各15克，炮姜6克，炙甘草10克。水煎服。服5剂泻止，继服10剂而愈。

2. 段某，素体衰弱，形体消瘦，患病年余，久治不愈。症见两目欲脱，烦躁欲死，以头冲墙，高声呼烦。家属诉：初起微烦头疼，屡经诊治，因其烦躁，均用寒凉清热之剂，多剂无效，病反增剧。面色青黑，精神极度疲惫，气喘不足以息，急汗如雨而凉，四肢厥逆，脉沉细欲绝。处以茯苓四逆汤，方药：茯苓30克，高丽参30克，炮附子30枚，炮干姜30克，甘草30克。急煎服之。服后，烦躁自止，后减其量，继服十余剂而愈。

3. 江某，男，53岁。主诉：心慌气喘反复发作已3年，近日又复发。曾呕血1次，量多，无腹痛史。近3年来常发心悸、气喘，每年发作2~3次，每次发作15分钟。近日突起心悸、气喘，伴有咳嗽，食欲减退，食后恶心，呕吐，持续不愈，不能平卧，平卧时上述症状加剧。现症：嘴唇发绀，神志尚清，时躁扰，全身淋巴结、皮肤、头颈部均无异常。心率 212 次 / 分，未闻及杂音，双肺偶有干性啰音，腹软，肝脾末扪及，膝反射存在，锥体束征（－）脉数急不整，按之极度无力。诊为"阵发性心动过速"。方药：熟附片 24 克，淡干姜 12 克，炙甘草 9 克，台党参 12 克，白茯苓 12 克，法半夏 9 克。浓煎，日 1 剂。疗效：连进 7 剂后，心率 106 次 / 分，自觉心慌好转。续服 3 剂，心率 84 次 / 分，心音规律，患者无任何不适，痊愈出院。

六、白通汤

【组成及服法】

葱白四茎，干姜一两，生附子一枚。
水煎服，日 1 剂，分两次温服。

【治则及方解】

病机：少阴虚寒，阳气下脱。
治则：破阴回阳，宣通上下。
方义：方名白通汤，因葱白能通阳气，故名。方用生附子启下焦之阳上承于心；干姜温中土之阳以通上下；葱白辛滑通利，宣通上下，以解阴阳格拒。

【辨证指要】

白通汤是在四逆汤的基础上，减干姜剂量，去炙甘草而加葱白，以温补心肾为主，兼具通阳潜越之功，用于治疗四逆汤证心肾阳虚，而兼虚阳上越之面赤，咽痛，头晕等症。

四逆汤和白通汤均可用于治疗少阴阳虚证。前者主治少阴心肾阳虚之证，治疗时除温里壮阳，回阳救急外，还当兼顾后天之本，方中用炙甘草既缓温热太过，又调和中气，使少阴心肾之阳得后天之气而复；后者主治少阴心肾阳虚戴阳证，阳虚程度重，且有格拒，具体应用时，应宣通阴阳格拒，使阴阳和合。

【仲景原文】

《伤寒论》第 314 条：少阴病，下利，白通汤主之。

《伤寒论》第 315 条：少阴病，下利脉微者，与白通汤；利不止，厥逆无脉，干呕烦者，白通加猪胆汁汤主之；服汤，脉暴出者死，微续者生。

【注家新论】

1. 成无己《注解伤寒论》：《内经》中有"肾苦燥，急食辛以润之。葱白之辛，以通阳气；姜、附之辛，以散阴寒"之说。

2. 钱天来《伤寒溯源集》：盖白通汤，即四逆汤而以葱易甘草。甘草所以缓阴气之逆，和姜、附而调护中州；葱则辛滑行气，可以通行阳气而解散寒邪。二者相较，一缓一速，故其治亦颇有缓急之殊也。

【医案举例】

1. 雷某，男，20 岁。素常晨间入河捕鱼。一日偶感风寒，微觉不适，自恃体健，不以为意，仍涉水捕鱼。回家时突发寒战，四肢逆冷，腹痛自利，口干舌燥。现症：恶寒踡卧，但欲寐，偶醒即呼口燥，索饮热茶，脉沉微，尺部更弱。此少阴阴盛阳越证，急须人参四逆加葱白救治。凡全身虚寒，表现有恶寒，踡卧，手足逆冷，自利，脉微细，但欲寐等症，都属少阴证。病者目前所呈现症状与上述相符。少阴证为何不用四逆汤而用人参四逆加葱白（即白通汤加味）？其关键在于口干舌燥。因本证阴寒内盛，因自利而津液大亏，孤阳无依而上越，所以口虽燥而喜热饮，故用干姜、附子、炙甘草扶阳温中散寒，加人参救津液，并须借葱白之辛温直通阳气。方药：炮附子12克，干姜9克，炙甘草6克，党参30克，葱白3茎。水煎分两次服。服后利止，手足转温，诸症均愈。

2.某患者头痛反复发作6年之久，发作时头暴痛如裂，不敢睁眼，心烦，气短，四肢厥冷，面色萎白，舌质淡暗，边缘有明显齿痕，苔灰白薄润，脉沉微。治疗用白通汤原方，服药4剂后，头痛减轻，精神好转，后续以四逆汤合理中汤加味配丸药调治而愈。

3.陆某，男，48岁。患高血压病10年有余，近来病重，头晕剧作，起则尤甚，畏光面赤，心悸时烦，形寒嗜卧，冷汗涔涔，脉沉细数，舌质淡肿嫩，血压210/120mmHg。证属心肾阳衰，格阳于上。治宜破阴回阳，宣通上下。乃予方药：炮附子9克（先煎），干姜4.5克，葱白4枚，淡秋石9克，炙五味子3克，煅龙骨30克，煅牡蛎30克。煎服。1剂后即头晕、心悸显减，汗止，面赤消失，肢温，脉和缓有力。续服1剂，病情趋于稳定。

七、白通加猪胆汁汤

【组成及服法】

葱白四茎，干姜一两，生附子一枚，人尿五合，猪胆汁一合。

水煎，去滓，加入猪胆汁、人尿，和令相得，分温服。

【治则及方解】

病机：阴寒太盛，格阳于上。

治则：破阴回阳，宣通上下，引阳药入阴。

方义：本方即白通汤加人尿、猪胆汁而成，方用白通汤破阴回阳，宣通上下。加人尿、猪胆汁之咸寒，引阳药入阴，使热药不为阴寒格拒，更好地发挥治疗作用。

【辨证指要】

本方用人尿、猪胆汁，不仅有"热因热用""甚者从之"之意，此外还取其滋阴补液，除烦止呕之功。具体应用时人尿多以童便代替。

【仲景原文】

《伤寒论》第315条：少阴病，下利，脉微者，与白通汤。利不止，厥逆，无脉，干呕烦者，白通加猪胆汁汤主之。服汤，脉暴出者死，微续者生。

【注家新论】

1.成无己《注解伤寒论》:《内经》中有"若调寒热之逆，

冷热必行。则热物冷服，下嗌之后，冷体既消，热性便发，由是病气随愈，呕哕皆除，情且不违，而致大益。此和人尿、猪胆汁咸苦寒物于白通汤热剂中，要其气相从，则可去格拒之寒也"之说。

2. 柯韵伯《伤寒论注》：葱辛温而茎白，通肺以行营卫阴阳，故能散邪而通阳气。率领姜、附，入阳明而止利，入少阴而生脉也。附子生用，亦取其勇气耳。论中不及人尿，而方后反云无猪胆汁亦可服者，以人尿咸寒，直达下焦，亦能止烦除呕矣。

3. 章楠《伤寒论本旨》：盖寒热之药同煎，则气味相和，化为温平；此方热药煎好，然后和入寒药，则各行其性，导引阳药入阴，使阴阳交通而无格拒之患。此阴阳互相为用，由其互相为根故也。可知仲景之法，皆本阴阳气味裁制权宜而配合者，义理精微，有难言喻。

【医案举例】

1. 王某，其身灼热旬余，咽痛如裂，舌红起刺，且卷，口干不思汤饮，汗虽畅，表热犹壮，脉沉细，两尺空豁，烦躁面赤，肢冷囊缩。显然少阴证具，误服阳经凉药。苟读圣经，何至背谬如此？危险已极，计唯背城借一。但病之来源名目，虽经一诊道破，尚虑鞭长莫及耳。勉拟仲圣白通汤加猪胆汁一法，以冀挽回为幸！方药：淡附子6克，细辛1克，葱白3个，肉桂1.5克，牛膝3克，牡蛎21克。猪胆汁1个冲入，微温服，其病得愈。

2. 俞某，男，半岁。家人代诉：患儿腹泻3天，近日腹泻加重。现症：发热，烦躁不安，口渴，呕吐水液，泻下无度，面色㿠白，目眶凹陷，睡卧露睛，舌苔白腻，脉细数无力。此为患儿久泻，脾阳下陷，邪已入少阴，有阴盛格阳之势，病已沉重，一诊予白通加猪胆汁汤。方药：川附子15克，干姜4.5克，葱白2寸，童便30ml。猪胆汁6ml炖温加入，分6次服。服后热退泻减，继以温中健脾，益气生津，收敛止泻而愈。

八、干姜附子汤

【组成及服法】

干姜一两，生附子一枚。
水煎服，日1剂，顿服。

【治则及方解】

病机：阳气大虚，阴寒内盛。
治则：温阳散寒。
方义：本方即四逆汤去炙甘草，减干姜量而成，温补之力弱于四逆汤，因无炙甘草之缓而回阳之力速。方中干姜温阳散寒，生附子大辛大热，温阳散寒作用峻猛，与干姜合用，温阳散寒作用倍增。尤其方中用药煎煮顿服，旨在使药力作用集中，以速达温阳散寒之效。

【辨证指要】

本方所治之烦躁，为下后复汗，阳衰阴盛，阳为阴格，欲争无力之象，虚阳得其时而争，故昼日烦躁，失其时则弱而不能争，故夜晚安静。

临床上见有烦躁，厥逆，或见纳呆，咽痛，舌淡苔白，脉沉细或沉紧等脉证，辨证为肾阳虚，阴邪内盛之证者，可考虑应用本方。

本方与茯苓四逆汤同为治阳虚烦躁之主，但茯苓四逆汤为汗下后，阴阳两衰，以回阳救逆为主；本方为汗后，阳虚阴盛，以扶阳抑阴为主。

【仲景原文】

《伤寒论》第 61 条：下之后，复发汗，昼日烦躁不得眠，夜而安静，不呕不渴，无表证，脉沉微，身无大热者，干姜附子汤主之。

【注家新论】

1. 成无己《注解伤寒论》：《内经》中有"寒淫所胜，平以辛热。虚寒大甚，是以辛热剂胜之也"之说。

2. 王子接《绛雪园古方选注》：干姜附子汤，救太阳坏病转属少阴者，由于下后复汗，一误再误，而亡其阳，致阴躁而见于昼日，是阳亡在顷刻矣。当急用生干姜助生附子，纯用辛热走窜，透入阴经，比四逆之势力尤峻，方能驱散阴霾，复焕散真阳，若犹豫未决，必致阳亡而后已。

3. 柯韵伯《伤寒来苏集》：姜、附者，阳中之阳也，用生附而去甘草，则势力更猛，比四逆为峻，回阳当急也。

【医案举例】

1. 一妇人，得伤寒数日，咽干，烦渴，脉弦细。医者汗之，其始衄血，继而脐中出血，医者惊骇而遁。予曰：少阴强汗之所致也。盖少阴不当发汗，仲景云："少阴强发汗，必动其血，未知从何道而出，或从口鼻，或从耳目，是为下厥上竭，此为难治。"仲景云无治法，无药方，予投以姜附汤数服，血止。后得微汗愈。

2. 治一人，恶热目赤，烦渴引饮，脉七八至，按之则散，此无根之火也，与姜附加人参汤服之愈。方药：干姜3克，生附子6克（先煎2小时），人参6克。

3. 李某，男，40岁。6天前患风寒感冒，经治，诸症悉减，但遗留咽痛，口服红霉素及肌注青霉素，咽痛不但不减，反而加重，甚至不能进食及讲话。现症：面色㿠白，身冷恶寒，口淡不渴，不思饮食，微有咳嗽，咳吐少许白色痰液。查咽峡部不红不肿，扁桃体不大，咽后壁无滤泡增生。舌淡苔白，脉沉紧。证属阳虚外感寒邪，滞结于咽部。法当温阳散寒，投干姜附子汤为治。方药：熟附子15克，干姜19克。2剂，久煎频服。药后咽痛大减，已能进食、言谈。嘱其将原药服完，遂告痊愈，随访至今未复发。

九、真武汤

【组成及服法】

白术二两，炮附子一枚，茯苓三两，生姜三两，芍药三两。

水煎服，日1剂，分两次温服。

【治则及方解】

病机：肾阳虚衰，水气内停。

治则：温阳化气行水。

方义：方用炮附子辛热以壮肾阳，使水有所主；白术健脾燥湿，使水有所制；生姜佐附子助阳，宣散水气，主水之中有散水之意；茯苓淡渗利水，制水之中有利水之功；芍药敛阴和营，可制约姜、附的刚燥之性。

【辨证指要】

真武汤功能温阳散寒、化气行水。《伤寒论》用本方治疗肾阳虚而水泛之证。其要点在于阳虚与饮停并存。若仅有阳虚而无饮停，或仅有饮停而无阳虚，皆非本方之证。本方证病位在肾，兼及心脾。

本方可以灵活加减。若咳嗽者，加五味子半升，收敛肺气，细辛、干姜各一两，温肺化饮以止咳；若小便利者，去茯苓，因小便通利，不需茯苓健脾利水，故去之；若下利者，去芍药，加干姜二两，温中止利；若呕者，去附子，加生姜足前为半斤，和胃止呕，温胃散水。

本方与苓桂术甘汤均可治疗身体震颤而不能自持者。苓桂术甘汤主治脾虚水停证，病以脾虚不能制水，而见胃脘逆满，气上冲胸，头眩，重以健脾利水；真武汤主治心肾阳虚水气证，病以心肾阳虚所致之四肢沉重或水肿，心悸等为特点，重在温肾阳，利水气。

真武汤与五苓散均能治水，前者治阳虚水泛之证，后者治太阳蓄水证。治疗上前者扶肾阳而治水，后者通阳化气以利水。临床上前者脉见沉迟、沉紧，或阳虚肢冷。后者则见脉浮或口渴，关键是三焦气化不利。

【仲景原文】

《伤寒论》第82条：太阳病，发汗，汗出不解，其人仍发热，心下悸，头眩，身𥆧动，振振欲擗地者，真武汤主之。

《伤寒论》第316条：少阴病二三日不已，至四五日，腹痛，小便不利，四肢沉重疼痛，自下利者，此为有水气，其人或咳，或小便利，或下利，或呕者，真武汤主之。

【注家新论】

1. 方有执《伤寒论条辨》：真武者，北方阴精之宿，职专司水之神，以之名汤，义取之水。然阴寒甚而水泛滥，由阳困弱而土不能制伏也。是故术与茯苓燥土胜湿，芍药、附子利气助阳，生姜健脾以燠土，则水有制而阴寒退，药与病宜，理必至愈。

2. 吴昆《医方考》：真武，北方之神，司水火者也。今肾气凌心，虚邪内动，有水火奔腾之象，故名此汤以主之。茯苓、白术，补土利水之物也，可以伐肾而疗心悸。生姜、附子，益卫回阳之物也，可以壮火而祛虚邪。芍药之酸，收阴气也，可以和荣而生津液。

【医案举例】

1. 乡人京姓之子，年近三十，初得病身微汗，脉弱恶风。医者误以麻黄汤汗之，汗遂不止。发热心痛，多惊悸，夜间不得眠卧，谵语不识人，筋惕肉瞤，振振动摇。医者以镇心惊风药治之。予视之曰：强汗之过也。仲景云：脉微弱，汗出恶风者，不可服青龙汤，服之则筋惕肉瞤者，为逆也。惟真武汤可救之。仲景云：太阳病，发汗，汗出不解，其人仍发热，心下悸，身瞤动，振振欲擗地者，真武汤主之。予三投而大病除。次以清心丸、竹叶汤解余毒，数日瘥。

2. 一人七月内病发。或令其服小柴胡汤，必26剂乃安，如其言服之，未尽2剂，即发散太过，多汗亡阳，恶寒甚，肉瞤筋惕，乃请诊视，脉细欲无，即以真武汤进七八服，更服附子七枚乃愈。

3. 李某，男，32岁。头痛每在夜间发作，疼痛剧烈，必以拳击头始能缓解。血压正常，心肺正常。西医检查未明确诊断，头痛不耐烦时，只好服止痛药片。问如何得病？答：夏天开车苦热，休息时先痛饮冰冻汽水或啤酒，每日无间，至秋即觉头痛。问头痛外尚有何症？答：两目视物有时黑花缭乱。望其人面色黧黑，舌淡质嫩，苔水滑，脉沉弦而缓。此证乃阳虚水泛，上蔽清阳所致，以其色脉之诊可以确定。方药：附子12克，生姜12克，桂枝12克，茯苓24克，白术9克，炙甘草6克，白芍9克。其服6剂获安，又服苓桂术甘汤4剂巩固疗效而愈。

十、当归四逆汤

【组成及服法】

炙甘草二两，当归三两，细辛三两，芍药三两，桂枝三两，通草二两，大枣二十五枚。

水煎服，日1剂，分两次温服。

【治则及方解】

病机：寒凝血脉，血行不畅。

治则：养血散寒，温通血脉。

方义：本方由桂枝汤去生姜，倍用大枣，加当归、细辛、通草而成。方中当归养血补血，桂枝、细辛温经散寒，炙甘草、大枣补益中气，通草通利血脉。

【辨证指要】

本方常用于治疗不同部位的血虚寒凝之证。如寒滞经络，留着关节，则四肢关节疼痛，或身痛腰痛，或指（趾）尖、鼻尖、耳朵边青紫；若寒凝胞宫，则月经愆期，血少色暗，痛经等；如寒凝腹中，则脘腹冷痛等。症状虽异，但病机则一，辨证只要符合肝血不足，或营血不足，寒邪凝滞，脉道不利，血行不畅的基本病机，便可用本方随症加减施治。

本方养肝血、散寒邪、通阳气，主治手足厥寒之证，虽不用姜、附，仍以四逆命名，所主之厥，为血虚寒凝，所以方名冠以当归，以区别于姜附四逆。

【仲景原文】

《伤寒论》第351条：手足厥寒，脉细欲绝者，当归四逆汤主之。

【注家新论】

1. 方有执《伤寒论条辨》：当归、芍药，养血而收阴；通草、细辛，行脉而通闭；桂枝辛甘，助阳而固表；甘草、大枣，健脾以补胃。夫心主血，当归补其心，而芍药以收之；肝纳血，甘草缓其肝，而细辛以润之；脾统血，大枣益其脾，而甘草以和之。然血随气行，桂枝卫阳，气固则血和也。

2. 许宏《金镜内台方议》：阴血内虚，则不能荣于脉，阳气外虚，则不能温于四末，故手足厥寒，脉细欲绝也。故用当归为君以补血，以芍药为臣辅之而养营气，以桂枝、细辛之苦以散寒湿气为佐，以大枣、甘草之甘为使而益其中，补其不足，以通草之淡而通行其脉道与厥也。又曰：四逆汤加减者共七方，皆用干姜、附子为主，独当归四逆汤皆不用姜、附，何耶？答曰：诸四逆汤中用姜、附者，皆治其阳虚阴盛之证，独当归四逆汤治阴血虚甚，手足厥寒，脉微欲绝者，故用当归为主，不用姜、附。

【医案举例】

1. 李某，男。头目不适，似痛非痛，有如物蒙，毫不清爽，已近一年。曾服菊花、钩藤、黄芩、天麻、石决明、荆芥、防风、羌活和独活等清热散风的药物，疗效较差。因患者舌红苔少，拟四物汤加蔓荆子，3剂。复诊时，自述服本方第一剂后，有一阵头目清爽，但瞬间即逝，服第二、三剂，未见第一剂的效果。仔细观察，发现虽值仲夏，但患者两臂却较一般人为凉，脉细。《伤寒论》有云："伤寒手足厥寒，脉细欲厥者，当归四逆汤主之。"本病当属血虚而厥之当归四逆汤证。给予当归四逆汤原方，服3剂后症状基本消失，效不更方，继服3剂，病愈。

2. 漆某，女。易患冻疮，每年发作，此次因新感风寒，周身不适，肢体寒凉，手足麻痹，适值月经临期，并伴有腰痛、腹胀，舌质淡红，苔薄白润，脉象微细，两手背冻疮红肿，病属血虚经寒，寒凝血滞，故从温经散寒兼佐疏肝为治，方用当归四逆汤加味。方药：当归、桂枝各10克，通草5克，细辛3克，炙甘草5克，白芍、柴胡、郁金各10克，大枣5枚。连服2剂见效，寒厥已罢，冻疮好转尤甚，痛经等症亦随之而平，脉缓有力，仍宗前法，继进3剂而瘥。此类患者治疗时需要注意，必须是在治冻疮开始表现出瘙痒时及时应用此方，如已成疮则服之不效。

3. 闵某，男，32岁。头顶阵发性掣痛3个月，昼夜不休，无呕吐，自觉时冷时热，胸闷不舒，以抗菌素等药治疗头痛不减，形瘦神疲，食减，面色苍白，彻夜失眠，恶闻声响，惧怕亮光，故喜塞牖闭户，稍一吵闹，痛势则加剧，四肢厥冷，脉细如丝，舌质淡白不泽，辨为厥阴肝寒头痛，以当归四逆汤加味治疗。方药：当归9克，桂枝4.5克，白芍6克，细辛2.4克，炙甘草5克，木通3克，炒酸枣仁15克，大枣20枚。连服10剂，复诊：头痛减轻，大便干燥，隔日一行。原方加生地黄、麻子仁各9克，3剂，服后头痛痉愈，大便和食欲均正常，因其形瘦未复，时有失眠，稍累则心慌、心悸，以六味地黄汤加当归善其后。

4. 刘某，女，18岁。自13岁初潮，每次月经来临时均小腹疼痛，喜温喜按，历时2~4天。现症：小腹疼痛，喜温怕冷，手足不温，面色淡白不泽，头晕目眩，舌淡，苔白，脉细沉。月经量少而色深红，经期延后。辨为寒凝血虚，治以当归四逆汤温经散寒，养血活血。方药：当归12克，大枣25枚，桂枝10克，白芍10克，通草6克，细辛6克，炙甘草6克，乌药12克，小茴香12克。5剂，日1剂，水煎温服，3次。服药1剂后，疼痛即有缓解，继服2剂，手足转温，5剂服完，未见痛经，随访1年，未复发。

5. 白某，女，36岁。经期参加劳动，汗出衣湿，入厕小解时，风吹下体，顿觉不适，返家后自觉少腹拘急疼痛难忍，舌淡，脉弦细，辨为血虚受寒，邪客肝经，治以当归四逆汤。方药：当归12克，白芍12克，桂枝10克，炙甘草6克，通草6克，细辛6克，大枣15枚。服3剂而病愈。

十一、当归四逆加吴茱萸生姜汤

【组成及服法】

当归三两，吴茱萸二升，生姜半斤，芍药三两，通草二两，炙甘草二两，细辛三两，桂枝三两，大枣二十五枚。

水煎服，日1剂，分两次温服。

【治则及方解】

病机：血虚寒凝兼胃失和降。

治则：养血通脉，温阳祛寒。

方义：本方以当归四逆汤养血通脉，温经散寒，重加吴茱萸、生姜温中散寒，涤饮降逆，并以清酒扶助药力，散久伏之寒邪。

【辨证指要】

当归四逆汤中加入吴茱萸、生姜、清酒，其温经止痛之功增强，加吴茱萸、生姜是为久寒而设。常用于治疗腹痛较剧，伴有吐涎沫、吞酸之症。并用治妇女常见带下清冷，月经困难，经前腹痛不可忍，经年累月者。

【仲景原文】

《伤寒论》第352条：手足厥寒，脉细欲绝者，当归四逆汤主之。若其人内有久寒者，宜当归四逆加吴茱萸生姜汤。

【注家新论】

1. 成无己《注解伤寒论》：茱萸辛温，以散久寒；生姜辛温，以行阳气。

2. 王子接《绛雪园古方选注》：厥阴四逆证，有属络虚不能贯于四末而为厥者，当用归、芍以和营血。若久有内寒者，无阳化阴，不用姜、附者，恐燥劫阴气，变出涸津亡液之证，只加吴茱萸从上达下，生姜从内发表，再以清酒和之，何患阴阳不和，四逆不温也耶？

3. 熊曼琪《伤寒学》：当归四逆加吴茱萸生姜汤，用当归四逆汤养血通脉、温经散寒，加吴茱萸、生姜暖肝温胃，以除痼疾，加清酒煎药，更增温通经脉之力。既名四逆，又治久寒，但方中不用干姜、附子，却用吴茱萸、生姜，这是因为"四逆"乃血虚寒凝所致，"久寒"因肝胃虚寒而成，病不在脾肾，而在肝胃，此即《伤寒论析义》所言："从其药性，分经投治，法律精严，使各自发挥优势，而直捣病所。"

【医案举例】

1. 刘某，女，年四旬余。素体虚弱，某日农作过劳，傍晚归途遇雨，衣履尽湿，归仅更衣，不甚介意。晚间又经房事，而风雨之夜，寒气砭骨，夜半时起如厕，未久，睡感寒甚，加盖数被不温，少腹拘急绞痛，次第加剧，待至天将明时，阴户遽现紧缩，自觉向腹中牵引，冷汗阵出，手足厥冷，头晕神困，不能起立，服药鲜效。其夫来迎治，脉象微细，舌润不温，乃一阴寒证也。其夫且曰："内子阴户收缩，成一杯大空洞形，时流清液，令人见而生畏。"吾曰："病虽奇，治尚易，近村魏妇病与相若，曾一方即愈，毋用惊惧。"乃与当归四逆加吴茱萸生姜汤，嘱一日服完两大剂，并用艾灸气海、关元十余炷，又嘱其用锡壶盛开水时时温熨脐下。次日往视，已笑逐颜开，在厨下干活，唯身觉略倦而已。

2. 陈某，女，40岁。常常月经后至，量少，色暗红，近停经已4月。初疑为受孕，但历时许久未见腹中动静，且常觉少腹疼痛，知为经闭而非妊娠，故来就医。近十余日少腹疼痛逐渐频剧，初只在夜间痛，现昼夜均痛。其痛绵绵，每日有三至五次加剧。常感胃脘痞闷，口涎增多，时时欲呕，肢末常冷，面色苍白，唇及眼睑下呈暗紫色。舌苔白滑，脉象虚涩。诊为寒阻中焦，气血凝滞。治拟温运中阳、通调气血。方药：当归9克，酒杭芍6克，桂枝9克，木通9克，半夏9克，生姜9克，吴茱萸6克，炙甘草6克，细辛2克，大枣3枚。3剂，隔日服1剂。只服此3剂，月经即潮。

3. 朱某，女，已婚，1959年3月来诊。自述于1958年12月发现两手发紧、麻木、厥冷、抽搐、发绀。3个月前两手指尖发白，继而青紫、麻木，放入热水中则刺痛，诊断为"雷诺氏现象"，经中西医药及针刺治疗均未效。至12月份，右手食指末梢发现瘀血青紫小点，逐渐扩大如豆粒，日久不消，最后破溃，溃后日久，稍见分泌物，创面青紫，现已两月，经外敷药物治疗不效。诊其两脉细弱，舌尖红，两侧有白腻苔，双手置于冷水中经5分钟后指尖变暗，10分钟后指尖即现发绀，15分钟后发绀更加明显，尤以中指为甚。余无其他阳性体征，投以仲景当归四逆汤以通阳和营。方药：当归9克，细辛3克，木通1.5克，白芍6克，炙甘草4.5克，桂枝6克，大枣5枚。服药3剂。1月18日，手指遇冷则青紫如前，唯左脉现紧象。前方加吴茱萸4.5克、生姜6克。同时针刺足趾相应部位出血。2月9日，其方共服16剂，指尖发绀大为减退，右手食指创口愈合，舌两侧之苔渐退，脉稍见有力。3月6日，前方又服17剂，手指创口愈合未发，指尖冷水试验疼痛减轻，脉已渐大，舌两侧白腻苔已不甚明显。唯晨起口干，右侧腹痛。原方当归、芍药各加3克。又服6剂停药观察。于1962年12月13日追访，手指坏疽未发。

4. 贾某，女，22岁。发热3月余，伴有痛经。服用多种抗生素不效，后又服芳香化湿、清热利湿、养阴清热等方药，热仍不退，体温37.9~38.6℃。因月经来潮未净，即下水游泳而感受外邪，即开始发热，延续至今。下次月经来临时少腹发凉，腹中疼痛，月经量少而不畅，四肢不温，关节酸痛，脉沉细伏，舌淡苔白。证属血虚寒闭，寒闭阳郁则发热；寒凝胞宫则月经不畅；寒滞经络则关节酸痛。治宜温通血脉，调和营卫，方用当归四逆汤加减。方药：当归9克，桂枝9克，白芍9克，细辛3克，通草3克，大枣12枚，吴茱萸4.5克，鸡血藤12克，炙甘草4.5克。红糖为引，连服14剂，体温逐渐恢复正常，经量增多，经行已畅，诸症悉除而愈。

十二、附子汤

【组成及服法】

附子二枚，茯苓三两，人参二两，白术四两，芍药三两。

水煎服，日1剂，分两次温服。

【治则及方解】

病机：里阳不振，阴寒外盛，水寒浸渍。

治则：温暖肾阳，祛逐寒湿。

方义：本方重用炮附子，温经扶阳，祛寒除湿而止疼痛；人参大补元气；白术燥湿益气，助附子祛散寒湿；茯苓健脾渗湿，使湿得以下行，从小便而去；芍药和营血，通血痹，与炮附子相伍，温阳以益阴，并监制炮附子之燥性。

【辨证指要】

附子汤功能温经扶助阳气，散寒除湿止痛，临床以身体骨节疼痛、肢冷背寒、脉沉为特点。《伤寒论》用之治疗少阴阳虚寒湿凝滞经脉肌肉骨节之恶寒厥逆，身疼骨痛，口和不渴，脉沉之证。

附子汤与真武汤在药物组成上非常接近。其中附子汤偏于寒湿凝滞肌肉筋骨，以身体疼重、骨节疼痛或腹中冷痛、腹胀为主。真武汤偏于阳虚水泛，以小便不利、腹痛、心悸为主。用药方面，同有炮附子、白术、茯苓、芍药，附子汤以人参大补元气而温散寒湿，真武汤则以生姜辛温走泄而宣化水饮。

附子汤与甘草附子汤相比较，前者重在阳气虚衰，通过温补而散寒除湿；后者重在风寒湿邪阻滞而兼阳虚，除湿散寒之外有祛风之效。

附子汤与白虎加人参汤均可治"背恶寒"。白虎加人参汤证有高热、烦渴引饮、脉洪大等阳明热盛，属热邪内陷之证，而附子汤无热，口中和，脉沉微，为阳虚于里，失于温煦所致。二方一实一虚，一寒一热，截然不同。

【仲景原文】

《伤寒论》第 304 条：少阴病，得之一二日，口中和，其背恶寒者，当灸之，附子汤主之。

《伤寒论》第 305 条：少阴病，身体痛，手足寒，骨节痛，脉沉者，附子汤主之。

《金匮要略·妇人妊娠病脉证并治第二十》：妇人怀娠六七月，脉弦发热，其胎愈胀，腹痛恶寒者，少腹如扇，所以然者，子脏开故也，当以附子汤温其脏。

【注家新论】

1. 王子接《绛雪园古方选注》：附子汤，少阴固本御邪之剂，功在倍用生附，力肩少阴之重任，故以名方。其佐以太、厥之药者，扶少阴之阳而不调太、厥之开阖，则少阴之枢纽终不得和，故用白术以培太阴之开，白芍以收厥阴之阖，茯苓以利少阴之枢纽。独是少阴之邪，其出者从阴内注于骨，苟非生附，焉能直入少阴注于骨间，散寒救阳尤必人参佐生附，方能下鼓水中之元阳，上资君火之热化，全赖元阳一起，而少阴之病霍然矣。再论药品与真武相同，唯生熟、分两各异，其补阳镇阴之分歧，只在一味转旋，学者所当深心体会。

2. 张璐《伤寒缵论》：或问附子汤与真武汤，只互换一味，何真武汤主行水收阴，附子汤主回阳峻补耶？盖真武汤内生姜佐熟附，不过取辛热之势，以走散经中之水饮；附子汤中人参助生附，纯用其温补之力，以恢复涣散之真阳。且附子汤中附、术皆倍于真武，其分两亦自不同，所以主治迥异，岂可比例而观乎？

3.尤在泾《伤寒贯珠集》：气虚者，补之必以甘，气寒者，温之必以辛，甘辛合用，足以助正气而散阴邪，人参、白术、茯苓、附子是也。而病属阴经，故又须芍药以和阴气，且引附子入阴散寒，所谓向导之兵也。

【医案举例】

1.陈某，男，30岁。初受外感，咳嗽，愈后但觉精神萎靡，食欲不振，微怕冷，偶感四肢腰背酸痛。自认为病后元气未复，未即就医治疗。拖延十余日，日日如是，甚感不适，始来就诊。脉象沉细，面色苍白，舌滑无苔。此乃脾肾虚寒，中阳衰败，治当温补中宫，振奋阳气，附子汤主之。方药：炮附子9克，白术12克，横纹潞党参9克，杭芍（酒炒）6克，茯苓9克。水煎服。服1剂后，诸症略有瘥减，次日复诊，嘱按原方续服2剂。过数日，于途中遇见，病者愉快告云：前后服药3剂，诸症悉愈。

2.李某，男，52岁，1962年7月初诊。下肢缓纵不遂，不能起床，已有年余，久服四妙、虎潜之类方药无效。今上肢又渐露软弱无力之象，小便有时失禁而不能自止，大便二三日一行而无所苦，舌淡，脉虚。拟温补肾阳，强壮筋骨，通行经络之法。方用：附子汤加酥炙虎骨、制龟板、鹿角霜、肉苁蓉、炒杜仲、蒸牛膝、桑寄生，并加大活络丹吞服。服药3月，小便失禁已止，肢体稍感有力，但仍卧床不起。续与前方，每服并吞龙马自来丹分许（油炸马钱子、地龙），并嘱其配合针灸、按摩治疗。至次年七月来诊，已能扶杖而行。

3. 张某，女，39 岁。13 年前曾患产后大出血，经治血止。半年后，右上肢肩下腕上整个部位有痛感，逐渐加重，每遇夜半子丑之时痛甚难忍。众医皆谓阴虚而用滋阴养血通络法久治罔效。今邀余诊。现症：夜半子丑痛甚，难以睡眠，平时汗出湿衣，手足心热，恶心，舌体淡胖苔白厚腻，脉沉缓无力。证属肾阳虚寒，寒湿内生，流注经络，阻遏气血，不通则痛。治以温阳益气，除湿活血，方用附子汤。方药：制附子 30 克（另包，先煎 30 分钟），茯苓 18 克，党参 20 克，焦白术 12 克，赤芍 12 克。水煎服。1 剂而痛减，连服 30 剂后诸症均瘥，随访至今未发。

十三、甘草附子汤

【组成及服法】

炙甘草二两，炮附子二枚，白术二两，桂枝四两。
水煎服，日 1 剂，分两次温服。

【治则及方解】

病机：风寒湿盛，内外阳气皆虚。

治则：温经散寒，祛湿止痛。

方义：方中炮附子温散寒湿；白术健脾除湿，术、附并走皮内以逐表湿；桂枝通阳化气以治里湿。本方重在炙甘草，其作用有二：一是湿邪深入关节，治宜缓除；二是关节抽掣疼痛，意在缓急。湿性缠绵难拔，留滞关节，其来也渐，其去也缓。仲景以甘草附子名方，意谓治宜缓而渐进。在方后服法中亦注明"恐一升多者，宜服六七合为始"，指出每次服药不应太多。

【辨证指要】

甘草附子汤为治风湿表里阳虚的主方，其辨证要点为骨节疼烦，掣痛不得屈伸，近之则痛剧，汗出短气，小便不利，恶风不欲去衣，或身微肿。

【仲景原文】

《伤寒论》第175条：风湿相搏，骨节疼烦，掣痛不得屈伸，近之则痛剧，汗出短气，小便不利，恶风不欲去衣，或身微肿者，甘草附子汤主之。

《金匮要略·痉湿暍病脉证治第二》：风湿相搏，骨节疼烦，掣痛不得屈伸，近之则痛剧，汗出短气，小便不利，恶风不欲去衣，或身微肿者，甘草附子汤主之。

【注家新论】

1. 沈明宗《金匮要略编注》：用甘、术、附子助阳健脾除湿，固护而防汗脱，桂枝宣行营卫，兼去其风，乃补中有发，不驱邪而风湿自除。盖风湿证须识无热自汗，便是阳气大虚，当先固阳为主。

2. 钱天来《伤寒溯源集》：虽名之曰甘草附子汤，实用桂枝去芍药汤，以汗解风邪，增入附子、白术，以驱寒燥湿也。

3. 曹颖甫《金匮发微》：甘草附子汤用甘草、白术、桂枝，与桂枝、芍药、知母同。用熟附子二枚，与乌头五枚、炙甘草三两同。唯一身微肿，似当用麻黄以发汗。仲师弃而不用者，正以湿邪陷入关节，利用缓攻也。否则发其汗而大汗出，风去而湿不去，庸有济乎？

4. 周扬俊《金匮玉函经二注》：此条风湿半入里，入里者妙在缓攻，仲景正恐附子多则性猛且急，骨节之窍未必骤开，风湿之邪岂能托出，徒使汗大出而邪不尽尔，君甘草者，欲其缓也，和中之力短，恋药之用长也，此仲景所以前条用附子三枚者，分三服，此条止二枚者，初服五合，恐一升为多，宜服六七合，全是不欲尽剂之意，学者于仲景书有未解，即于本文中求之，自得矣。

【医案举例】

1. 任某，女，33岁。腰背疼痛八九年，经 X 线拍片确诊为"脊椎骨质增生，椎间盘退行性病变"。现症：头昏头痛，目胀，下肢关节疼，手麻木，全身无力，四肢逆冷，舌苔白润，脉沉细。辨为少阴风寒湿痹痛，治以温化寒湿，与桂枝加术附汤。方药：桂枝10克，白芍10克，生姜10克，大枣4枚、炙甘草6克，苍术10克，炮附子12克。上药服6剂，腰痛稍减，他症无变化，上方加茯苓12克继服。1周后痛、麻皆减，继服原方，复诊时，痛、麻已不明显，遇天气变化也不加重。虽名为桂枝加术附汤，实为甘草附子汤加芍药、大枣。痹证多长期不愈，往往有血虚，故加芍药补血活血，以利于通痹活络，临床桂枝汤加茯苓、白术、附子更为常用。

2. 高某，患风湿病，遍身骨节疼痛，手不可触，近之则痛甚，微汗自出，小水不利，身面手足俱有微肿，时值盛夏，天气非常热，患者尚重裘不脱，脉象颇大，而气不相续。此为湿病，因患者有微汗、畏寒之表阳虚证，又有小便不利、手足微肿、气不相续等里阳虚证，因此辨为风湿表里阳虚证。治宜祛风散寒除湿，温助表里阳气，方用甘草附子汤原方。方中附子与白术温里阳、逐湿邪；桂枝与白术振表阳而祛风湿。

十四、薏苡附子败酱散

【组成及服法】

薏苡仁十分，附子二分，败酱草五分。
水煎服，日1剂，分两次温服。

【治则及方解】

病机：热毒内聚肠中，血败肉腐，热蕴成脓。
治则：排脓消痈，通阳散结。
方义：方中重用薏苡仁消痈排脓，开痈利肠胃；败酱草清热解毒，消瘀排脓；附子轻用，其作用不是温阳散寒，而是微微通阳以散结，振奋阳气，以促进痈肿脓液的消散。

【辨证指要】

肠痈脓成的辨证要点为腹部皮肤紧急，深按柔软，腹中无积聚，全身无大热，脉数。属里虚而热不盛，体虚脉弱的慢性肠痈，已成脓未溃。肠痈辨证施治的关键是有脓、无脓。肠痈脓已成，症见腹部局部紧张而肿，用手按压肿痛处濡软不硬，肌肤甲错，身无热，脉数无力。

如本方用于阑尾炎的治疗，则急性症状已经消失，病证为陈旧性，患者正气虚衰，处于局限性化脓阶段。

【仲景原文】

《金匮要略·疮痈肠痈浸淫病脉证并治第十八》：肠痈之为病，其身甲错，腹皮急，按之濡，如肿状，腹无积聚，身无热，脉数，此为肠内有痈脓，薏苡附子败酱散主之。

【注家新论】

徐忠可《金匮要略论注》：薏苡寒能除热，兼下气胜湿，利肠胃，破毒肿，故以为君；败酱善排脓，破血，利结热毒气，故以为臣；附子导热行结，故为反佐。

【医案举例】

1.1972 年，曾治一女孩，手掌肿痒流黄水，即所谓鹅掌风的剧证，久治不愈，思与薏苡附子败酱散。因当时无败酱草，即以生薏苡仁 30 克，附子 6 克为方与之。1 剂知，连服 6 剂即复常，为效之速，实出意料。

2.董某，男，10 岁。头面及四肢发黄水疮，瘙痒而流黄水，此起彼伏，已两月不愈，曾用青霉素等西药消炎治疗无效。饮食如常而大便干燥，苔白厚，脉细数。此属内有瘀热，郁久成痈而毒发于外，为薏苡附子败酱散的适应证，与薏苡附子败酱散加味。方药：生薏苡仁 30 克，制附片 3 克，败酱草 30 克，山栀 10 克，连翘 18 克，金银花 18 克，甘草 6 克。结果：上药服 2 剂，流黄水减，服 6 剂，黄水疮消失。

十五、薏苡附子散

【组成及服法】

薏苡仁十五两，炮附子十枚。

水煎服，日 1 剂，分两次温服。

【治则及方解】

病机：阴寒壅盛，胸阳被遏，心阳衰微，无力运血。

治则：散寒除湿，通阳止痛。

方义：薏苡仁除湿宣痹，导湿浊下行，以解筋脉拘急；炮附子温阳散寒；用散，意在方便服用，也含发挥药物宣散作用的意图。

【辨证指要】

薏苡附子散为治疗胸痹急症的主方，其辨证要点为突发胸部剧痛或刺痛彻背，喘息咳唾，短气，伴面色苍白，冷汗自出，身冷肢厥，舌暗，脉沉伏或涩或极细而迟。

本方临床可用于治疗心肌梗死、冠心病、心绞痛、肋间神经痛、胃脘痛等符合寒盛阳遏病机者，亦可以本方改用汤剂随症加味治疗。

【仲景原文】

《金匮要略·胸痹心痛短气病脉证治第九》：胸痹缓急者，薏苡附子散主之。

【注家新论】

1.程林《金匮要略直解》：薏苡仁以除痹下气，大附子以温中散寒。

2.周扬俊《金匮玉函经二注》：胸痹缓急者，痹之急症也。寒饮上聚心膈，使阳气不达，危急为何如乎？故取薏苡逐水为君，附子之辛热为佐，驱除寒结，席卷而下，又焉能不胜任而愉快耶？

3.沈明宗《金匮要略编注》：此寒湿痹于经络，即寸口脉沉而迟，虚寒之方也。胸中阳虚，风寒湿阴之邪，混合上逆，痹着胸背经络，筋脉不和，或缓或急而痛，曰胸痹缓急。所以附子补阳祛寒，同薏苡仁舒筋燥湿，俾邪去则不缓急矣。

【医案举例】

吴某，女，49岁，干部。患冠心病、心绞痛已近两年，常感胸膺痞闷、憋气，甚则不能平卧，服瓜蒌薤白半夏汤加丹参、鸡血藤、降香等多剂，证情已趋和缓，但今日突然心胸疼痛，痛连脊背，呻吟不已，口唇青紫，手足冰冷，额汗如珠，家属急来邀诊，舌暗水滑，脉弦迟极沉。询其原因系由劳累后洗头受凉所致。病证辨析：患者常感胸膺痞闷、憋气，甚则不能平卧，为胸痹之病。但突然心胸疼痛，痛连脊背，呻吟不已，口唇青紫则为典型的"真心痛"，即胸痹心痛急症，且患者兼有口唇青紫，手足冰冷，额汗如珠，舌暗水滑，脉弦迟极沉，当辨为阴寒壅盛，胸阳被遏之胸痹急症。治宜温阳通痹止痛以缓急，方用薏苡附子散合独参汤加味。方药：薏苡仁90克，熟附子30克，人参30克，三七24克。先煎参、附，后纳薏苡仁、三七，浓煎频呷。方用炮附子温经散寒止痛；薏苡仁除湿宣痹，缓急止痛；人参大补元气；三七通脉行瘀止痛。重剂"浓煎频呷"，使药效持续。只2剂，疼痛即缓解，厥回肢温，额汗顿止。

十六、附子粳米汤

【组成及服法】

炮附子一枚，半夏半升，甘草一两，大枣十枚，粳米半升。

水煎服，日1剂，分两次温服。

【治则及方解】

病机：脾胃阳虚，寒夹水饮上逆。

治则：温阳化湿，和胃止痛。

方义：方中炮附子温阳、散寒、止痛；与相反药物半夏相配，继发水饮速去，半夏且能降逆止呕；粳米、甘草、大枣和胃健脾。

【辨证指要】

附子粳米汤所治证候以满、痛、呕为特点，并且满在胸胁，痛如刀割，腹满，且喜揉按，肠鸣，胸胁逆满，呕吐，其呕吐物多为清稀水饮，或夹有不消化食物。此外，尚有四肢厥冷，舌苔白滑，脉细而迟等症。

【仲景原文】

《金匮要略·腹满寒疝宿食病脉证治第十》：腹中寒气，雷鸣切痛，胸胁逆满，呕吐，附子粳米汤主之。

【注家新论】

1.尤在泾《金匮要略心典》：下焦浊阴之气，不特肆于阴部，而且逆于阳位，中土虚而堤防撤矣，故以附子辅阳驱阴，半夏降逆止呕，而尤赖粳米、甘、枣培令土厚，而使敛阴气也。

2.程林《金匮要略直解》：疗寒以热药，腹中寒气，非附子辛热不足以温之；雷鸣切痛，非甘草、大枣、粳米之甘不足以和之；逆满呕吐，非半夏之辛不足以散之。五物相须而为佐使。

【医案举例】

1.周某，男，20岁，1965年4月9日初诊。腹痛2年，多于受凉而激发，此次已痛作3天，左腹痛明显，呈持续性，上下移动，肠鸣时作，每见腹痛则大便秘结，手足常凉，苔薄白，舌质淡，脉沉迟。证属沉寒在里，治以温里安中，与附子粳米汤。方药：半夏12克，川附子10克，粳米15克，炙甘草6克，大枣4枚，生姜10克。上药服3剂，腹痛大减，便秘改善，两手转温，仍怕冷，继服6剂，腹痛已无发作，纳也增。

2.陈某，女，62岁。晚餐后腹内痛，呕吐不止，煎服姜艾汤，呕痛未少减，且加剧焉，请处方治之。考虑到患者年老腹痛而呕，多属虚寒所致，处以砂半理中汤。黎明患者家属又紧急赶来，说服药后痛呕如故，四肢且厥，势甚危迫，恳求速往面诊。同诣其家，见其母呻吟床第，辗转不宁，呕吐时作，痰涎遍地，唇白面惨，四肢微厥，神疲懒言，舌质白胖，按脉沉而紧。患者年事已高，主要表现为腹中雷鸣剧痛，胸膈逆满，呕吐不止，且呕吐多痰涎清稀，与《金匮要略·腹满寒疝宿食病脉证治第十》第10条所述脉证相符，故当辨为腹痛之寒饮逆满证。此外，该患兼见唇白面惨，四肢微厥，神疲懒言，小便清长，舌白胖，脉沉紧等脾胃阳虚证，当辨为中焦虚寒，水饮内停之本虚标实重症。治宜温中散寒止痛，化饮降逆止呕，方用附子粳米汤加干姜、茯苓。4剂，水煎服。方中炮附子温中散寒止痛；半夏降逆止呕；粳米、大枣、甘草补益脾胃，且能缓急止痛。全方共奏温中散寒、降逆止呕之效。恐该汤力过弱，再加干姜、茯苓以温中散寒，健脾利水。二诊：服上方2剂，痛、呕均减，再2剂痊愈。虑本患脾胃阳虚，又年事已高，改用姜附六君子汤温补脾肾，治其本，以扶正气。调养十日收功，即健复如初。

3. 李某，男，49岁。高热、腹痛半月有余，服中药10余剂未效，来京求治。症见：自汗盗汗，腹痛剧烈，胃脘痛，午后高热达40℃，舌苔白微腻，脉沉弦紧。此表虚里饮，里饮郁久化热之证，先以温阳化饮治之，与附子粳米汤合小半夏加茯苓汤。方药：川附子10克，粳米15克，炙甘草6克，大枣3枚，半夏12克，生姜10克，茯苓10克。上药服 3 剂,腹痛减,胃痛、高热如故,仍汗出多,且恶风明显,脉数而虚。此为里寒稍减,而表虚不固,故治以温中固表之法,与黄芪建中汤。方药:生黄芪 10 克,桂枝 18 克,白芍 10 克,生姜 10 克,大枣 3 枚,饴糖 30 克(分冲)。服 3 剂,热渐退,汗出已减。继服 3 剂,热平身凉和,但晚上仍腹痛肠鸣,再与首诊方调之,10 天后告之:腹痛已愈。

第九章　五苓散类方

一、五苓散

【组成及服法】

猪苓十八铢，泽泻一两六铢，白术十八铢，茯苓十八铢，桂枝半两。

水煎服，日1剂，分两次温服。

【治则及方解】

病机：气化不行，水湿内停。

治则：通阳化气利水。

方义：五苓散为利小便而祛湿的一张名方。方中以泽泻咸寒为君；与甘平之猪苓与茯苓相配而渗湿利水；白术苦温健脾以助水湿之运；桂枝辛温通阳化气。诸药合用，气化行而水道利，水湿去则诸症消。

【辨证指要】

五苓散适用于水湿内停诸证。临床应用时只要掌握膀胱气化不利、水湿内停这一病机特点，即可用本方加减治疗。此外，本方还有健脾化湿之功，中焦湿盛，升降失常累及下焦者，亦可用之。

五苓散与猪苓汤均可治疗脉浮，发热而渴，小便不利之证。五苓散用术、桂暖肾以行水，猪苓汤则用滑石、阿胶滋阴以行水，加术、桂是治在太阳，而加滑石、阿胶是治在阳明。五苓散以通阳化气行水为主，而猪苓汤则以育阴利水为主。

【仲景原文】

《伤寒论》第71条：太阳病，发汗后，大汗出，胃中干，烦躁不得眠，欲得饮水者，少少与饮之，令胃气和则愈。若脉浮，小便不利，微热消渴者，五苓散主之。

《伤寒论》第72条：发汗已，脉浮数，烦渴者，五苓散主之。

《伤寒论》第73条：伤寒汗出而渴者，五苓散主之。不渴者，茯苓甘草汤主之。

《伤寒论》第74条：中风发热，六七日不解而烦，有表里证，渴欲饮水，水入则吐者，名曰水逆。五苓散主之。

《伤寒论》第386条：霍乱，头痛，发热，身疼痛，热多欲饮水者，五苓散主之；寒多不用水者，理中丸主之。

《金匮要略·痰饮咳嗽病脉证并治第十二》：假令瘦人脐下有悸，吐涎沫而癫眩，此水也，五苓散主之。

【注家新论】

1. 许宏《金镜内台方议》：五苓散乃汗后一解表药也。

且伤寒发汗后当解，今此不解者，为有内热，烦渴饮水，又加余表不能尽解也。若与桂枝汤，又干内热；若与白虎汤，又兼有表，故与五苓散中用桂枝取微汗，以两解也。

2. 柯韵伯《伤寒来苏集》：猪苓色黑入肾，泽泻味咸入肾，具水之体。茯苓味甘入脾，色白入肺，清水之源。桂枝色赤入心，通经发汗，为水之用。合而为散，散于胸中则水精四布，上滋心肺，外溢皮毛，通调水道，一汗而解矣。本方治汗后表里俱热、燥渴、烦躁、不眠等症，全同白虎。所异者，在表热未解，及水逆与饮水多之变症耳。若谓此方是利水而设，不识仲景之旨矣。若谓用此以生津液，则非渗泄之味所长也。

【医案举例】

1. 程姓，症见高热口渴，谵语不眠，小便短赤，脉浮洪大。连给大剂人参白虎汤 3 剂，不但症状无减，口渴反而增剧。后思乡前辈某曾治一患者，口渴喜热饮，用桂、附之类取效，方猛然大悟，急问病者，喜热饮否？答道：喜热饮，虽至手不可近，亦一饮而尽。再细察其舌，质红无苔而滑。因思：脉浮洪大，发热，虽似白虎证，但口渴喜热饮实非白虎汤所宜。此乃无根之火上浮，故口渴喜热饮，舌红而滑；虚火乱及神明，故谵语；火不归位，膀胱气化失职，故小便短赤。当按膀胱蓄水证治之。遂用五苓散改汤剂，桂枝用肉桂以引火归原，每剂用桂八分研末，分两次冲服。仅 2 剂，热退口和，小便清利。后调理半月渐趋康复。

2. 治一人，年 19 岁。患伤寒发热，饮食下咽，少顷即尽吐，喜饮凉水，入咽亦吐，号叫不定，脉洪大浮滑，此水逆证，投五苓散而愈。方药：猪苓 12 克，泽泻 9 克，白术 12 克，茯苓 12 克，桂枝 6 克。

3. 任某，男。素有饮茶之癖，日久化为湿痰，咳呕痰多，频吐不尽，自拟二陈汤，虽有好转，终难根治。治当通阳利小便，方能除其痰根，五苓散加化痰之品，随手而愈。

4. 国某，男，64 岁。患者上肢及颈项部患湿疹，已两年多，迭经治疗，服中西药甚多，疗效不显，时轻时重，本次发作已月余，症见两上肢及颈部密布粟粒样疹点，渗水甚多，点滴下流，轻度瘙痒，身微恶寒，汗出较多，口干饮水，大便正常，小便略黄，舌苔薄白，脉濡缓略浮。证属阳虚不能化气利水，湿邪郁于肌表，津液但能向上向外，而通调水道的功能迟滞。治宜温阳化气利水，药用五苓散方。方药：茯苓 15 克，桂枝 9 克，泽泻 9 克，白术 9 克，薏苡仁（代猪苓）24 克。水煎服，3 剂。3 月 19 日复诊：患者服第 1 剂后，患处渗水即明显减少，全身出汗亦基本停止。恶寒消失，口干减轻。此是阳化水降，原方再服 3 剂。一年后随访，未见复发。

二、茯苓桂枝白术甘草汤

【组成及服法】

茯苓四两，桂枝三两，白术二两，炙甘草二两。
水煎服，日 1 剂，分两次温服。

【治则及方解】

病机：脾阳虚衰，水饮内停。

治则：健脾渗湿，温阳化饮。

方义：方中茯苓甘淡健脾，渗湿化饮为君；白术苦温健脾燥湿，助茯苓运化水湿而为臣；桂枝通阳化气，平冲降逆为佐；炙甘草益气和中，调和诸药为使。

【辨证指要】

苓桂术甘汤是临床上治疗脾虚饮停的一首常用方剂，其基本病机为脾阳虚衰，水饮内停。临床表现为心下逆满，头目眩晕，气上冲胸，心悸或咽喉窒塞，咳嗽上气，脉弦或沉弦，舌质淡，苔水滑或白苔等。如伴有少气懒言等中气不足之证者，可加入党参、黄芪。如全身均感恶寒者，可加入附子。

苓桂术甘汤与桂枝去桂加茯苓白术汤同可治疗脾虚水饮证。后者治疗脾虚饮停，水气结于心下而未逆乱，病位仅限于心下；前者治疗脾虚饮停，水气不仅停于心下，且逆乱于胸、于头，病理变化以水气攻冲为主，病证表现多端。

苓桂术甘汤与桂苓五味甘草汤同可化饮邪，疗气上冲证。两方药味仅差一味，前者主治脾胃之气失和，饮邪停留，病位在中焦，气上冲表现在胸、头；后者主治水之上源失司变生饮邪而停留，病位在肺，气从少腹上冲至胸，前者所主气上冲在中焦，后者所主气上冲在肺。

【仲景原文】

《伤寒论》第 67 条：伤寒，若吐、若下后，心下逆满，气上冲胸，起则头眩，脉沉紧，发汗则动经，身为振振摇者，茯苓桂枝白术甘草汤主之。

《金匮要略·痰饮咳嗽病脉证并治第十二》：心下有痰饮，胸胁支满，目眩，苓桂术甘汤主之。

《金匮要略·痰饮咳嗽病脉证并治第十二》：夫短气有微饮，当从小便去之，苓桂木甘汤主之，肾气丸亦主之。

【注家新论】

1. 尤在泾《伤寒贯珠集》：茯苓、白术以蠲饮气，桂枝、甘草以生阳气，所谓病痰饮者，当以温药和之也。

2. 王子接《绛雪园古方选注》：此太阳、太阴方也，膀胱气钝则水蓄，脾不行津液则饮聚。白术、甘草和脾以运津液，茯苓、桂枝利膀胱以布气化，崇土之法，非但治水寒上逆，并治饮邪留结，头身振摇。

【医案举例】

1. 徐某，女，38 岁。自觉心下有气上冲于胸，胸满心悸，头目眩晕，不敢移动，西医诊为梅尼埃病，治疗无效，始求中医诊治。舌苔白水滑，脉沉弦。辨为水气上冲的"水气病"。头为诸阳之会，反被水寒阴气侵袭，所以发生眩晕与胸满、心悸等症。此即《伤寒论》"心下逆满，气上冲胸，起则头眩"是也。方药：茯苓 30 克，桂枝 12 克，白术 10 克，炙甘草 6 克，泽泻 20 克。连服十数剂而愈。

2. 卢某，女。身体矮瘦，患心下水饮已数年。平日心下觉寒，稍胀满，西医确诊为"幽门狭窄"。过5~6日后，则头晕，呕吐清水，吐尽方休。如此反复数年，愈演愈重，近又犯病而住院，服中西止呕药均无效。余虑其胃寒积饮而吐，且心下有时逆满，颇与苓桂术甘汤证相近，此证非温阳涤饮莫治，因久病寒甚，稍加干姜。方药：茯苓30克，桂枝10克，焦白术24克，炙甘草10克，干姜5克。嘱服3剂。时隔10余日，其夫告余：仅服2剂呕吐立止，近2日仅有泛酸感。拟前方量减半并加吴茱萸、黄连少许，煅牡蛎12克，常服。

3. 王某，女，年约五旬。患者经常跌倒抽搐，昏不知人，重时每月发作数次，经西医诊断为"癫痫"，多方治疗无效。现症：胃脘痞硬微痛，食欲不佳，口干欲饮，舌上有一层白苔，干而且厚，此系水饮结于中脘。患者心下有宿痰水饮，疑为癫痫发作的触媒。仿桂枝去桂加茯苓白术汤意，因本症不发热，去掉桂枝、姜、枣，加入枳实消痞，僵蚕、蜈蚣、全蝎以搜络、祛痰、镇痉。方药：茯苓、白术、白芍、甘草（炙）、枳实、僵蚕、蜈蚣、全蝎。上方连服数剂后，癫痫痊愈，胃病随之而愈。

三、茯苓桂枝甘草大枣汤

【组成及服法】

茯苓半斤，桂枝四两，炙甘草二两，大枣十五枚。
水煎服，日1剂，分两次温服。

【治则及方解】

病机：心脾阳虚，不能制水，水聚于下，气势上冲。

治则：温通心阳，化气行水。

方义：本方重用茯苓为君，利水宁心以安神；桂枝辛温助阳，平降冲逆为臣药；炙甘草益气补虚，与桂枝相合辛甘化阳与健脾培中之大枣，共为佐使药。用甘澜水者，取其动极思静。

【辨证指要】

发汗后，脐下悸，是心气虚而与肾气不交，肾气动的表现。本方证所主脐下悸则由心气虚，肾水从下发动所致。因此重用茯苓，且先煎以制肾水而伐肾邪。在临床运用时应辨清是脐下悸还是心下悸，脐下悸可伴心下悸，但心下悸不一定伴有脐下悸。

本方应与苓桂术甘汤鉴别。本方由苓桂术甘汤去术加大枣，倍茯苓而成。苓桂术甘汤为水停中焦，故用白术，以治心下逆满，气上冲胸。本方水停下焦，故去术而倍茯苓，治脐下悸，欲作奔豚。加大枣为了培中土，补土以制水。

本方应与桂枝加桂汤鉴别。桂枝加桂汤治已作奔豚之证，而本方则治欲作奔豚之证，已作奔豚之证系阴邪盛，病情较本方证为重。

【仲景原文】

《伤寒论》第65条：发汗后，其人脐下悸者，欲作奔豚，茯苓桂枝甘草大枣汤主之。

【注家新论】

1. 成无己《注解伤寒论》：茯苓以伐肾邪；桂枝能泄奔豚；甘草、大枣之甘，滋助脾土，以平肾气；煎用甘澜水者，扬之无力，取不助肾气也。

2. 方有执《伤寒论条辨》：茯苓淡渗胜水，能伐肾脏之淫邪；桂枝走阴降肾，能御奔豚于未至；甘草益气，能补汗后之阳虚；大枣和土，能制为邪之肾水；甘澜水者，操之而使其性抵于纯，不令其得以助党而长祸也。

【医案举例】

1. 张某，男，54岁。主诉脐下跳动不安，小便困难，有气从小腹上冲，至胸则心慌气闷，呼吸不利而精神恐怖。每日发作四五次，上午轻而下午重。舌质淡，苔白而水滑，脉沉弦略滑，乃水停下焦之苓桂枣甘汤证。方药：茯苓30克，桂枝10克，上肉桂6克，炙甘草6克，大枣15枚。用甘澜水煮药。仅服3剂，则小便畅通而病愈。

2. 张某，女，65岁。多年失眠，久治不效。近头晕，心悸，脐部跳动，有时感气往上冲，冲则心烦，汗出，口干不思饮，苔白，脉缓。此属寒饮上扰心神，治以温化降逆，佐以安神，予苓桂枣甘汤加味。方药：茯苓24克，桂枝12克，大枣5枚，炙甘草6克，酸枣仁15克，远志6克。服3剂睡眠稍安，头晕、心烦、气上冲感亦减，前方加生龙牡各15克，续服6剂，诸症若失。

四、茯苓甘草汤

【组成及服法】

茯苓二两，桂枝二两，炙甘草一两，生姜三两。

水煎服，日1剂，分两次温服。

【治则及方解】

病机：水停中焦，饮气相搏。

治则：温中化饮，通阳利水。

方义：方用茯苓甘淡，淡渗水湿；桂枝通阳化饮，平冲制悸；生姜温胃散水；炙甘草甘平而培中补土，健脾以制水。

【辨证指要】

本方以温阳化饮为主，适用于阳虚而中焦水停之证。所见之厥而心下悸，由于阳气内伏，不能卫外，而致手足厥冷，阳气内伏使水气内停而出现心下悸。这与由于肾阳虚衰，不能温煦肢体的厥有着本质区别。临床上见到心下悸，呕吐，不欲饮，小便不利，指尖凉，或微有寒热者，即可用本方治疗。

本方与苓桂术甘汤、苓桂枣甘汤三方均可治疗阳虚停水之证。用药除茯苓、桂枝、甘草外仅差一味。本方所治之证为胃阳虚，水停中焦，悸动在胃之上脘，并可见胃中震水音，故用生姜健胃散饮；苓桂术甘汤所治之证为脾阳虚，水停中焦，心下逆满，起则头眩而心悸不安，用白术健脾行水；苓桂枣甘汤所治之证为心阳虚，下焦寒水上冲，脐下悸动而气逆欲作,用大枣补脾益气,培土制水,并重用苓、桂,通利下焦寒水之气。

【仲景原文】

《伤寒论》第73条:伤寒,汗出而渴者,五苓散主之;不渴者,茯苓甘草汤主之。

《伤寒论》第356条:伤寒厥而心下悸,宜先治水,当服茯苓甘草汤,却治其厥。不尔,水渍入胃,必作利也。

【注家新论】

1.成无己《注解伤寒论》:茯苓、甘草之甘,益津液而和卫;桂枝、生姜之辛,助阳气而解表。

2.王子接《绛雪园古方选注》:茯苓甘草汤,治汗出不渴,其义行阳以统阴,而有调和营卫之妙。甘草佐茯苓,渗里缓中并用,是留津液以安营;生姜佐桂枝,散外固表并施,是行阳气而实卫,自无汗出亡阳之虞。

3.许宏《金镜内台方议》:今此汗出而渴者,为邪不传里,但在表而表虚也。故与茯苓为君,而益津和中;甘草为臣辅之;以桂枝为佐,生姜为使,二者之辛而固卫气者也。

【医案举例】

1.胡某,受湿患疮,久疮而阳之气泄,半年即奄奄无力,食少嗳嗳难化,此脾胃病,法以运中阳为要。方药:茯苓、桂枝、炙甘草、生姜加生白术、薏苡仁。

2.陈某,夏天抗旱,过劳之余,口中干渴殊甚,乃俯首水桶而暴饮,当时甚快,来日发现心下动悸殊甚,以致影响睡眠，屡次就医，服药无数，然病不除。经友人介绍，请余诊治，令其仰卧床上，以手按其心下，则跳动应手，如是用手震颤其上腹部，则水在胃中辘辘作响，声闻于外。余曰：此振水音也，为胃中有水之证。问其小便尚利，脉弦而苔水滑。方药：茯苓12克，桂枝10克，生姜汁一大杯、炙甘草6克。嘱煎好药兑入姜汁服。服后便觉热辣气味直抵于胃，而胃中响动更甚。不多时觉腹痛欲泻，登厕泻出水液甚多，因则病减。又照方服1剂而悸不发矣。

3. 阎某，心下筑筑然动悸不安，腹诊有振水音与上腹悸动。三五日必发作一次腹泻，泻下如水，清冷无臭味，泻后心下悸动减轻，饮食、小便可，舌苔白滑少津，脉象弦。辨为胃中停饮不化，与气相搏的水悸病证。若胃中水饮顺流而下趋于肠道，则作腹泻，泻后胃饮稍减，故心下悸动随之减轻。然去而旋生，转日又见悸动。当温中化饮为治，方药：茯苓24克，生姜24克，桂枝10克，炙甘草6克。药服3剂，小便增多，而心下之悸明显减少。再进3剂，诸症得安。自此之后，未再复发。

五、桂枝去桂加茯苓白术汤

【组成及服法】

芍药三两，生姜三两，炙甘草二两，茯苓三两，大枣十二枚，白术三两。

水煎服，日1剂，分两次温服。

【治则及方解】

病机：表邪不解，水停心下。

治则：运脾利水，调和营卫。

方义：方中生姜解表散寒，宣散水气；芍药和营，与生姜相伍，和营之中有调卫之意。加白术健脾燥湿，使水有所制，加茯苓健脾渗湿，使水邪有去路而不停；炙甘草、大枣益气，既助生姜、芍药以调和营卫，又助白术、茯苓健脾之中以补脾，使中气健而水邪去，并调和诸药。

【辨证指要】

太阳病误下后，水气不能发泄于外，而停滞于内，因此在原方中加入逐水气、利小便的白术、茯苓。

【仲景原文】

《伤寒论》第28条：服桂枝汤，或下之，仍头项强痛，翕翕发热，无汗，心下满微痛，小便不利者，桂枝去桂加茯苓白术汤主之。

【注家新论】

1. 方有执《伤寒论条辨》：去桂枝用芍药、甘草者，收重伤之阴而益里伤之虚也。姜、枣健脾胃而和中，下后用之更宜。故二物仍其旧也。茯苓淡渗以利窍，术能益土以胜水，本其有停饮之故，所以加之，以为拯前治之误也。

2. 王子接《绛雪园古方选注》：苓、术、芍、甘，治太阳里水法也。解肌或下，水邪不去，而反变证，是非解肌者矣，当去桂枝，而以苓、术、生姜代桂枝行阳，存芍药以收阴，不取辛甘发散于表，取苓、芍约阴利水，甘、枣培土制水，即太阳入里用五苓表里两解之义也。

【医案举例】

李某，邪伤太阳，病在寒水之经，头痛项强，发热无汗，心下痞满，阴隐作痛，小便不利，乃膀胱气化不行，营卫失调，是以不能作汗，此为太阳变证，宜从下焦施治，桂枝去桂加茯苓白术汤主之，用芍药三钱，炙甘草二钱，生姜三片，茯苓三钱，白术三钱，大枣四枚。3剂而愈。

六、猪苓汤

【组成及服法】

猪苓、茯苓、泽泻、阿胶、滑石各一两。
水煎服，日1剂，分两次温服。

【治则及方解】

病机：阴虚内热，水气不利。
治则：育阴清热利水。
方义：方中猪苓利肾中水气，使水气从小便而去；阿胶甘咸，养血滋阴而润燥，与猪苓相伍，滋阴而不助水气，利水气而不伤阴；泽泻甘寒，泻热利水；茯苓健脾益气，利水渗湿，使水有所制而不得泛溢；滑石甘寒，利水而清热，善治水气有热证。

【仲景原文】

《伤寒论》第223条：若脉浮，发热，渴欲饮水，小便不利者，猪苓汤主之。

《伤寒论》第224条：阳明病，汗出多而渴者，不可与猪苓汤，以汗多胃中燥，猪苓汤复利其小便故也。

《伤寒论》第319条：少阴病，下利六七日，咳而呕渴，心烦，不得眠者，猪苓汤主之。

【辨证指要】

猪苓汤乃五苓散去术、桂，加滑石、阿胶组成。本方通过利水而清热，主要用于外感热病经治疗后余热未尽，水热互结，阴液受损的病证。后世医家大多用其治疗小便不利，淋沥，或口渴欲饮等证候。临床上凡辨证属于水热互结，兼有阴伤者，均可用本方治疗。临床表现以小便不利，渴，呕，心烦，咳，不眠等症状为主。

五苓散与猪苓汤都可以治疗小便不利，发热，口渴，脉浮。五苓散所主病证是表里兼证，虽有脉浮、发热等症，但必有头痛、恶寒；虽有小便不利，但必有少腹急结或胀痛；猪苓汤所主之证，为阴虚有热的水气证，虽有发热，但无恶寒，虽有渴欲饮水但饮水不多。

【注家新论】

1. 成无己《注解伤寒论》：甘甚而反淡，淡味渗泄为阳，猪苓、茯苓之甘，以行小便；咸味涌泄为阴，泽泻之咸，以泄伏水；滑利窍，阿胶、滑石之滑，以利水道。

2. 吴谦《医宗金鉴》：引赵羽皇云：盖伤寒表虚，最忌亡阳，而里虚又患亡阴。亡阴者，亡肾中之阴，与胃家之津液也。故阴虚之人，不但大便不可轻动，即小水亦忌下通，倘阴虚过于渗利，则津液反致耗竭。方中阿胶质膏，养阴而润燥；滑石性滑，去热而利水。佐以二苓之渗泄，既疏浊热而不留其壅瘀，亦润真阴而不苦其枯燥，是利水而不伤阴之善剂也。故利水之法，于太阳而用五苓者，以太阳职司寒水，故加桂以温之，是暖肾以行水也。于阳明、少阴而用猪苓者，以二经两关津液，特用阿胶、滑石以滋之，是滋养无形以行有形也。利水虽同，寒温迥别，惟明者知之。

3. 许宏《金镜内台方议》：猪苓汤与五苓散二方，大同而异者也。但五苓散中有桂、术，兼治于表也，猪苓汤中有滑石，兼治于内也。今此脉浮发热本为表，又渴欲饮水，小便不利，乃下焦热也。少阴下利不渴为寒，今此下利渴，又咳又呕，心烦不得眠，知非虚寒，乃实热也。故用猪苓为君，茯苓为臣，轻淡之味，而理虚烦、行水道；泽泻为佐，而泄伏水；阿胶、滑石为使，镇下而利水道者也。

【医案举例】

1. 陈某，男，17 岁。右下腹剧痛，小便不利，住院治疗。经 X 线腹部平片诊为"先天性输尿管狭窄，肾积水"。治疗 3 周，未见好转。就诊时，右下腹隐痛，腰痛明显，站立困难，小便频急，淋滴不畅，24 小时尿量不及 300ml，面及下肢轻度浮肿，精神萎靡，唇红，舌质偏红，苔微黄，脉细弦略数。诊为"尿癃"，证属膀胱气滞，约而不通，水道不行。气滞则血郁络阻，故腰腹痛甚；小便不利，水无出路，溢于肌肤，而为肿胀；气滞血郁，久则化热伤阴，故唇舌均红而脉呈数象。治拟滋化源，利膀胱，佐以理气而不伤阴者，猪苓汤加减主之。方药：猪苓、阿胶各10克，滑石、川楝子、茯苓各15克，琥珀、木通各6克。2剂。

二诊时患者小便较利，尿量较前增加1倍，腰痛减轻，但有恶心感，脉舌同前。症已少减，药颇中的。虑前阴药过多，理气不足，仍步前法，加理气镇呕之品，并宜因势利导，使无上述之虞。上方加砂仁5克，竹茹10克，瞿麦、冬葵子各15克。3剂。

三诊时小便通畅，除感腰微痛外，无其他不适。宜酌去通利之品，加补肾益气之药善后。方药：猪苓、阿胶、枸杞各10克，茯苓、滑石、川楝子、生地黄、怀山药、冬葵子各15克，琥珀6克，砂仁5克。5剂。诸症解除。出院后，在家续服5剂，即能下乡劳动，于今已5年余，未见复发。

2.崔某，男，14岁。自诉患慢性肾炎，现症：眼睑及面部微肿，胫跗俱肿，腰酸体倦，下午两颧潮红，小便短少，舌微红。尿常规检查：尿蛋白（＋＋），红细胞（＋），白细胞（＋）。予服猪苓汤9剂，症状好转，尿蛋白、红细胞均消失。停药7天后，病又复发，尿蛋白（＋），再予猪苓汤。方药：猪苓、泽泻各12克，滑石24克，阿胶（烊化）12克。清水煎服，6剂，痊愈。随访2年，未有复发。按此病例辨属肾阴虚损，水道不利，用猪苓汤育阴清热，通利小便。若尿中红细胞多者可加白芍、墨旱莲；白细胞多者加黄柏；血压高者加牛膝、杜仲、白芍。

七、茵陈五苓散

【组成及服法】

茵陈蒿末十分，五苓散五分。

水煎服，日1剂，分两次温服。

【治则及方解】

病机：湿热内蕴，湿重于热。

治则：清热利湿退黄。

方义：方中茵陈蒿倍于五苓散，重在分利湿热而退黄；五苓散发汗利小便以除湿。两者相协，利湿之功重于清热，制散剂，药力较缓，用于治疗黄疸之轻症。

【辨证指要】

茵陈五苓散功在清热利湿退黄。方中茵陈蒿苦寒清热，利湿退黄；五苓散淡渗利水除湿。全方利湿作用较强，故知本方主治湿重于热的黄疸，其症除有身黄，目黄，小便黄外，还应有身重，恶心，食欲减退，倦怠，小便不利，舌苔白腻，脉濡缓等症状。

【仲景原文】

《金匮要略·黄疸病脉证并治第十五》：黄疸病，茵陈五苓散主之。

【注家新论】

1.尤在泾《金匮要略心典》：此正治湿热成疸者之法，

茵陈散结热，五苓利水去湿也。

2.吴谦《医宗金鉴》：黄疸病之下，当有"小便不利者"五字，茵陈五苓散方有着落，必传写之遗。黄疸病脉沉腹满在里者，以大黄硝石汤下之；脉浮无汗在表者，以桂枝加黄芪汤汗之；小便不利者，不在表里，故以茵陈五苓散主之。

3.徐忠可《金匮要略论注》：此表里两解之方，然五苓中有术、桂，乃为稍涉虚者设也。

4.曹颖甫《金匮发微》：黄疸从湿得之，此固尽人知之；治湿不利小便非其治，此亦尽人知之。五苓散可利寻常之湿，不能治湿热交阻之黄疸，倍茵陈，则湿热俱去矣。先食饮服者，恐药力为食饮所阻故也。

【医案举例】

陈某，女，32岁。5天前，过食油腻，当时即感胃脘部胀满不适，大便色白稀溏，前医辨为食积腹胀，用保和丸加减治疗，病情不减反而加重，现症：胃脘胀满，巩膜黄染，舌苔白腻，脉濡缓。化验检查结果示：黄疸指数升高，谷丙转氨酶300U，尿胆红素（＋）。肝在胁下3厘米处可及。西医诊为"黄疸型急性肝炎"，中医辨为湿邪困脾之证，以茵陈五苓散加减治疗。方药：茵陈蒿、金钱草、板蓝根各30克，白术、栀子、猪苓、泽泻各10克，谷麦芽各10克，桂枝6克，茯苓12克，薏苡仁30克。5剂。药后，患者腹胀消失，小便量多色微黄，纳食正常，舌苔亦转正常，脉微濡，肝功能恢复正常。后用六君子汤加茵陈蒿、板蓝根、神曲调理数日而病愈。半年后随访，情况良好。

八、茯苓杏仁甘草汤

【组成及服法】

茯苓三两，杏仁五十个，甘草一两。

水煎服，日1剂，分两次温服。

【治则及方解】

病机：饮阻于肺，肺气壅塞。

治则：宣肺利水。

方义：方中茯苓淡渗逐饮利水，杏仁化痰宣肺利气，甘草甘缓补中益气。

【辨证指要】

主症为：胸痹，胸中气塞，短气，小便不利，舌淡苔白腻，脉沉滑。常伴见喘息，胸背痛等。

【仲景原文】

《金匮要略·胸痹心痛短气病脉证治第九》：胸痹，胸中气塞，短气，茯苓杏仁甘草汤主之，橘枳姜汤亦主之。

【注家新论】

1.周扬俊《金匮玉函经二注》：胸痹既有虚实，又有轻重，故痹之重者，必彻背彻心者也，轻者不然，然而何以言痹？以其气塞而不舒，短而弗畅也。然一属手太阴肺，肺有饮则气每壅而不利，故以茯苓逐水，杏仁散结，用之当矣。又何取于甘草？盖以短气则中土不足也，土为金之母也。

2.吴谦《医宗金鉴》：胸痹，胸中急痛，胸痹之重者也；胸中气塞，胸痹之轻者也。胸为气海，一有其隙，若阳邪干之则化火，火性气开，不病痹也；若阴邪干之则化水，水性气阖，故令胸中气塞短气，不足以息，而为胸痹也。水盛气者，则息促，主以茯苓杏仁甘草汤，以利其水，水利则气顺矣。

【医案举例】

赵某，男，56 岁。冠心病 3 年，但病状较轻，偶有心悸，胸闷痞塞，仍坚持工作。两个月来又患支气管炎，咳嗽时作，咳吐白沫痰，胸中痞塞较前加重，纳略减，大便尚调，下肢轻微浮肿，小便量减，舌质淡苔薄白，脉滑小数。证属心阳不振，痰饮内结之胸痹，治用茯苓杏仁甘草汤合二陈汤宣肺化饮。方药：茯苓 30 克，陈皮 10 克，制半夏 10 克，杏仁 10 克，甘草 5 克，大枣 5 枚，生姜 3 片。5 剂，水煎服，日 1 剂。药后下肢浮肿消净，胸闷痞塞大减，小便量增。上方加全瓜蒌 15 克、桂枝 8 克，再进 7 剂。咳偶作，咳吐白痰少许。上方 10 倍量制水丸，日 2 次，每次 6 克。服丸剂期间可正常工作。

九、茯苓泽泻汤

【组成及服法】

茯苓半斤，白术三两，泽泻四两，甘草二两，桂枝二两，生姜四两。

水煎服，日 1 剂，分两次温服。

【治则及方解】

病机：脾虚不运，饮阻气逆。

治则：通阳化饮利水，和胃降逆止呕。

方义：方中桂枝、甘草通阳化气；茯苓、泽泻、白术，淡渗利水，健脾除湿；生姜温散水饮，和胃降逆，使气化水行，胃气得降，呕、渴即止。

【辨证指要】

本证呕吐，乃饮阻气逆所致，故辨证关键在于饮邪内停，如反复呕吐，呕吐之物皆痰涎清水，并兼见头眩、心下悸等饮停之症。

【仲景原文】

《金匮要略·呕吐哕下利病脉证治第十七》：胃反，吐而渴欲饮水者，茯苓泽泻汤主之。

【注家新论】

1. 尤在泾《金匮要略心典》：猪苓散，治吐后饮水者，所以崇土气，胜水气也。茯苓泽泻汤治吐未已，而渴欲饮水者，以吐未已，知邪未去，则宜桂枝、甘、姜散邪气，苓、术、泽泻消水气也。

2. 丹波元简《金匮玉函要略辑义》：按此条证，中焦蓄水，气液为之壅遏，不能升腾滋养，故使渴欲饮水，李氏以为津液亡者，误矣。宜参《伤寒论辑义》五苓散条。又此方桂枝佐苓、术等，以温散水饮，生姜以降逆气，尤氏以为散邪气者，亦误矣。

【医案举例】

崔某，女，37岁，干部。眩晕呕吐3天，患者平素有胸闷发憋，心慌气短，失眠少寐之症，心电图和超声心动图均未发现心脏器质性疾病，X线片、CT均未发现异常。诊为"植物神经功能紊乱，胃神经官能症"。每遇情志稍有抑郁则病情加重。2天前因生气饮冷而突然发病，呕吐频频，每次吐出清水约半痰盂。头晕目眩，摇摇欲倒，并口干欲饮，舌苔白腻而厚，脉弦滑。辨为呕、渴并见的饮阻气逆证，而与"朝食暮吐，暮食朝吐"的虚寒胃反不同。其病机为脾虚不运，饮阻气逆。既然病属呕渴并见的饮阻气逆证，则治宜健脾渗湿，温阳利水，行气降逆以止呕，方用茯苓泽泻汤加味而获效。

十、桂苓五味甘草汤

【组成及服法】

茯苓四两，桂枝四两，炙甘草三两，五味子半升。
水煎服，日1剂，分两次温服。

【治则及方解】

病机：肾阳不足，虚阳上冲。
治则：温阳化饮，止冲降逆。
方义：方中桂枝、炙甘草辛甘化阳；桂枝配茯苓通阳化气，降逆利水，共治其本；五味子收敛耗散之气，使虚阳不致上浮，兼顾其标。

【辨证指要】

本证由于小青龙汤辛温发散太过，损伤津液，扰动阳气，虚阳上越，随冲任之脉上冲胸咽所致。症见：手足冷，气从少腹上冲胸咽，面色潮红或头部如戴物状烘热感，头眩心悸，自汗出，舌质淡，苔白滑。

【仲景原文】

《金匮要略·痰饮咳嗽病脉证并治第十二》：青龙汤下已，多唾口燥，寸脉沉，尺脉微，手足厥逆，气从小腹上冲胸咽，手足痹，其面翕热如醉状，因复下流阴股，小便难，时复冒者，与茯苓桂枝五味甘草汤，治其气冲。

【注家新论】

1. 沈明宗《金匮要略编注》：故易桂、苓以逐冲气归源，五味收敛肺气之逆，甘草安和脾胃，不使虚阳上浮，此乃救逆之变方也。

2. 吴谦《医宗金鉴》：小青龙汤辛温大散，惟有余之人宜之，若施之于不足之人，辛热则伤阴，故多唾口燥也。大散则伤阳，故手足厥逆，面热如醉，阳外浮也。小便难，气上逆，阴内竭也。脉沉微，里气衰也。手足痹，表气虚也。时复冒，虚之甚也。虽阴阳表里俱虚，然属误汗寒热错杂之坏病，故与茯苓桂枝五味甘草汤，先通阳和阴，使上冲气平，再议他法也。

【医案举例】

张某，女，23 岁，农民。患哮喘 3 年，四季均可发作，每当发作时皆不能平卧，哮喘不止，自觉有气自腹上冲，胸闷气短，肺部可闻及干湿性啰音，舌苔白腻，脉滑数。证属冲气上逆，肺失肃降，用桂苓五味甘草汤加味。方药：茯苓、桂枝各 12 克，甘草 9 克，五味子 24 克，紫苏子 12 克，炒莱菔子 15 克，炒杏仁 9 克。共服 20 剂，哮喘止。

十一、苓甘五味姜辛汤

【组成及服法】

茯苓四两，甘草、干姜、细辛各三两，五味子半升。
水煎服，日 1 剂，分两次温服。

【治则及方解】

病机：寒饮内动，上逆犯肺。

治则：温阳蠲饮，散寒安中。

方义：茯苓化饮安中；干姜、细辛温肺散寒以化饮；五味子敛肺止咳；姜、辛、味同用开合相济以镇咳。

【辨证指要】

本方为后世治寒饮咳喘之本。症见阵发性胸满咳嗽，遇冷加重，咳痰量多，清稀色白，或喜唾涎沫，胸满不舒，舌苔白滑，脉弦滑。本方化饮无麻、桂之燥，祛邪无伤正之弊，较小青龙汤缓和得宜。特异性指征：患者自觉口鼻内有冷气，舌面或咽下唾液也觉得冷。

【仲景原文】

《金匮要略·痰饮咳嗽病脉证并治第十二》：冲气即低，而反更咳，胸满者，用桂苓五味甘草汤去桂加干姜、细辛，以治其咳满。

【注家新论】

1. 徐忠可《金匮要略论注》：冲气即低，乃桂、苓之力，单刀直入，肾邪即伏，故低也。反更咳满，明是肺中伏匿之寒未去，但青龙汤已用桂，桂苓五味甘草汤又用桂，两用桂而邪不服，以桂能去阳分凝滞之寒，而不能驱脏内沉匿之寒，故不得再用桂枝之例而去之，唯取细辛入阴之辛热，干姜纯阳之辛热，以泻满驱寒而止咳也。

2. 曹颖甫《金匮发微》：降冲气而冲气低，则上冒之浮阳当息，而咳逆可止矣，而反更咳、胸满，似前方失之太轻。是不然，盖前用小青龙汤麻黄开泄太甚，迫其汗液，而阳气暴张，小腹之客气因而上逆；中阳既痹，始则手足厥逆，继而手足痹，甚至上下颠倒，浮阳窜乱，一似电光石火，闪烁无定，此时若以温药化饮，不免助浮阳外抗，于是不得已用苓桂五味甘草汤，以收散亡之阳。盖必冲气渐低，然后可进温药，师于是有苓甘五味姜辛汤方治，以发抒胸中阳气而除其咳满，此先标后本之治也。

【医案举例】

薛某，男，55岁，干部。患支气管哮喘15年，每年气候反常而诱发，每次发作即用西药青霉素、氨茶碱、激素控制。1993 年 12 月 3 日因牙痛自服牛黄解毒丸后，哮喘未见缓解，两肺哮鸣音有增无减。据其舌淡苔白，痰白清稀，及服凉药诱发等情况，诊断为"寒哮"。遂停用西药，予苓甘五味姜辛汤。方药：茯苓 15 克，甘草 6 克，五味子 10 克，干姜 12 克，细辛 9 克。水煎服。服 1 剂即明显好转，继进 1 剂喘平，肺部听诊哮鸣音消失。

十二、桂苓五味甘草去桂加干姜细辛半夏汤

【组成及服法】

茯苓四两，五味子、半夏各半升，细辛、甘草、干姜各二两。

水煎服，日 1 剂，分两次温服。

【治则及方解】

病机：饮邪上逆。

治则：温肺化饮，降胃止呕。

方义：本方由苓甘五味姜辛汤加味组成。方中减轻了甘草、干姜、细辛的用量，减甘草，是防其甘缓滞中，于呕吐不利；减干姜、细辛是防其过于辛热化燥。然而，本方温化寒饮之力并不逊于苓甘五味姜辛汤，因为方中加了一味辛温的半夏，该药既能降逆止呕，又可增强全方温化寒饮的作用。

【辨证指要】

本证为服苓甘五味姜辛汤后，冲气复发，饮邪上逆犯

胃所致，症见：咳满止而稍有微咳，痰多，清稀色白，头昏目眩，胸满呕逆，舌苔白腻，脉沉弦滑。

【仲景原文】

《金匮要略·痰饮咳嗽病脉证并治第十二》：咳满即止，而更复渴，冲气复发者，以细辛、干姜为热药也。服之当遂渴，而渴反止者，为支饮也。支饮者，法当冒，冒者必呕，呕者复纳半夏，以去其水。

【注家新论】

1. 尤在泾《金匮要略心典》：冲脉之火，得表药以发之则动，得热药以逼之亦动，而辛热气味，既能劫夺胃中之阴，亦能布散积饮之气。仲景以为渴而冲气动者，自当治其冲气；不渴而冒与呕者，则当治其水饮，故纳半夏以去其水，而所以治渴而冲气动者，惜未之及也。约而言之，冲气为麻黄所发者，治之如桂、苓、五味、甘草，从其气而导之矣。其为姜、辛所发者，则宜甘淡咸寒，益其阴以引之，亦自然之道也。若更用桂枝，必悍格不下，即下亦必复冲，所以然者，伤其阴故也。

2. 沈明宗《金匮要略编注》：此支饮内蓄而复发也。咳满即止，肺之风寒已去；而更发渴，冲气复发者，饮滞外邪，留于胸膈未除也。即以细辛、干姜热药推之，若无痰饮内蓄，而服细辛、干姜热药，助其燥热，应当遂渴。而渴反止者，是内饮上嗌喉间，浸润燥热，故不作渴，但阻胸中阳气，反逆而上行而冒，冒家阳气上逆，饮亦随之而上，故冒者必呕。呕者于前去桂枝茯苓五味甘草汤，复纳半夏，消去其水，呕即止矣。

3. 王廷富《金匮要略指难》：此条为冲气与水饮上逆的鉴别和复变呕冒的证治。服苓甘五味姜辛汤后，上焦之寒饮得辛温而散，故咳满即止。而更复渴，冲气复发者，以细辛、干姜为热药也。因冲气复发非水饮，在于辛温伤胃阴，有化燥之象，故口渴。冲气误用表药发之则动，得热以迫之亦妄动，当责之姜、辛之热。假如是姜、辛之热所致，服之当连续口渴，此处是稍见口渴而停止，故曰反。在于素有饮邪，阴寒内盛而中阳日衰，水饮上逆，并非冲气上逆，虽见渴而不遂渴，故曰为支饮也。其变证为呕冒，呕冒的病理，在于水饮未尽，浊阴上逆，胃气虚不能控制所形成。此为水饮上逆之呕冒证，故加半夏与诸药同伍，以温阳化饮、降逆止呕。

【医案举例】

胡某，男，48岁。咳嗽气短，倚息不得卧，吐白痰夹水，早晚咳甚，咳时须痰吐出后而安，伴有胃脘胀满，胸部不适，舌白而润，脉弦滑。病属痰饮为患，以温肺散寒、除痰涤饮为治，方用苓甘五味姜辛半夏汤。方药：茯苓12克，炙甘草1克，五味子1克，生姜3克，细辛3克，制半夏6克。服药2剂后，除胃脘部稍有不适外，其症状均明显减轻，脉仍弦滑，原方加陈皮6克，生姜易为干姜6克，继服5剂后，诸症痊愈，后以香砂六君子汤调理，培土以生金，善后。

十三、苓甘五味加姜辛半夏杏仁汤

【组成及服法】

茯苓四两,甘草三两,五味子半升,干姜三两,细辛三两,半夏半升,杏仁半升。

水煎服,日1剂,分两次温服。

【治则及方解】

病机:冲气上逆,肺气失降。

治则:温阳行水。

方义:本方是在苓甘五味姜辛半夏汤的基础上加杏仁组成的,因本证属寒饮在胸肺,肺卫不利,故除新增一味杏仁宣肺利气外,还将方中干姜、细辛的用量又各增至三两。意在加强本方辛温宣散的力量。合奏温化寒饮,宣利肺气的功效。

【辨证指要】

此方治服苓甘五味姜辛半夏汤后,呕止冒解,又现浮肿。浮肿,咳嗽痰白,无寒热是本方的辨证要点。

【仲景原文】

《金匮要略·痰饮咳嗽病脉证并治第十二》:水去呕止,其人形肿者,加杏仁主之。其证应纳麻黄,以其入逐痹,故不纳之。若逆而内之者,必厥。所以然者,以其人血虚,麻黄发其阳故也。

【注家新论】

1.尤在泾《金匮要略心典》：水在胃者为冒，为呕，水在肺者，为咳为肿。呕止而形肿者，胃气和而肺壅未通也，是惟麻黄可以通之。而血虚之人，阳气无偶，发之最易厥脱，麻黄不可用矣。杏仁味辛能散，味苦能发，力虽不及，与证适宜也。

2.徐忠可《金匮要略论注》：形肿谓身肿也，肺气已虚不能遍布，则滞而肿，故以杏仁利之，气不滞则肿自消也。其证应纳麻黄者，《水肿篇》云：无水虚肿者，谓之气。水，发其汗则自已，发汗宜麻黄也。以其人遂痹，即前手足痹也，咳不应痹而痹，故曰逆。逆而内之，谓误用麻黄，则阴阳俱虚而厥，然必厥之意尚未明，故曰所以必厥者，以其人因血虚不能附气，故气行涩而痹，更以麻黄阳药发泻其阳气，则亡血复汗，温气去而寒气多，焉得不厥，正如新产亡血复汗，血虚而厥也。

【医案举例】

黄某，女，38岁。咳嗽半月不愈，咳吐白痰，咽部痒，胸部闷，口干不思饮，鼻流清涕，颜面浮肿，大便溏稀，日1～2行，舌苔白腻，脉滑右寸浮。此属寒饮内盛，外溢于表之证，治以温中化饮，稍佐解表，与苓甘五味姜辛夏杏汤。方药：茯苓12克，细辛6克，炙甘草10克，五味子10克，干姜6克，清半夏12克，杏仁15克。上药服1剂，咳即止，3剂后浮肿消，他症也渐好转。

十四、苓甘五味加姜辛半杏大黄汤

【组成及服法】

茯苓四两,五味子半升,甘草三两,半夏半升,细辛三两,杏仁半升,干姜三两,大黄三两。

水煎服,日1剂,分两次温服。

【治则及方解】

病机:水饮犯肺,通调失司。

治则:温肺散寒,止咳化痰,通腑泻热。

方义:本方病兼胃热上冲,属饮邪夹热,故于温化蠲饮方中,加大黄一味,以苦寒泻热。

【辨证指要】

本证属寒饮郁肺夹胃热证,以咳嗽,咳痰清稀,或咳痰不爽,胸满,头晕目眩,面部通红如醉状,大便干,苔白或夹黄,脉浮或数为辨证要点。

【仲景原文】

《金匮要略·痰饮咳嗽病脉证并治第十二》:若面热如醉,此为胃热上冲熏其面,加大黄以利之。

【注家新论】

1.曹颖甫《金匮发微》:水去呕止,有未尽之水气,因水方外散,痹于表分而形肿者;亦有水分已尽,胃中燥热上冒头面者,于是有面热如醉之形态。盖累进温中泄水之剂,证情决非戴阳，故于前方加杏仁外，更加大黄以利之。所以然者，则以水邪去路不出于肺，必出大肠也。

2. 王廷富《金匮要略指难》：此条为水饮挟热之证治。服上方后，面热如醉，乃连服辛温之药，饮邪未尽，胃热已聚，可见水饮有挟阴之寒者，有挟阳之热者，胃之脉上行于面故也。此条之面热如醉，与三十七条之"面翕热如醉状"不同，前者是冲气上冲，假热浮于面，其热为乍热；本证之面热如醉，是热无休止。由于脾阳初建，饮邪未尽，水饮挟胃热上熏之证，故用温阳散饮，祛痰荡热之法主治。方中虽有干姜、细辛、半夏之温，功在助脾阳，再去水饮，大黄以荡热，取其各入病所，各用其功效，乃寒热并用之法。

【医案举例】

王某，男，43岁。自幼咳喘，反复发作，今咳喘月余，吐白痰多，晚上喘重，不能平卧，胸闷心烦，口干不思饮，大便干结，小便如常，舌苔白腻，脉弦细。证属寒饮内停，郁久化热，属太阴阳明合病，治以温中化饮，清泻阳明，与苓甘五味姜辛夏杏大黄汤。方药：茯苓12克，炙甘草10克，五味子10克，干姜6克，细辛6克，半夏12克，杏仁12克，大黄6克。上药服1剂，自感喘已，继服2剂，咳痰大减。二诊后，改半夏厚补汤加味3剂，自感无不适。

第十章 抵当汤类方

一、桃核承气汤

【组成及服法】

桃仁五十个，桂枝二两，大黄四两，芒硝二两，炙甘草二两。

水煎服，去滓，芒硝冲服，饭前服，芒硝量仅为调胃承气汤的四分之一，泻下力较轻，患者服药后"当微利"。

【治则及方解】

病机：血蓄太阳。

治则：活血化瘀，通下瘀热。

方义：本方由调胃承气汤加桂枝、桃仁而成。桃仁活血化瘀，桂枝温阳活血以助桃仁。合调胃承气汤苦寒泻下，泻热逐瘀，导瘀热下行，为治疗蓄血证的轻剂。

【辨证指要】

仲景以本方为主治疗太阳病邪随经入里化热，与瘀血互结于下焦的蓄血证。无论内伤外感，只要辨证为热邪与瘀血互结者，均可酌情使用本方。

【仲景原文】

《伤寒论》第106条：太阳病不解，热结膀胱，其人如狂，血自下，下者愈。其外不解者，尚未可攻，当先解其外。外解已，但少腹急结者，乃可攻之。宜桃核承气汤。

【注家新论】

1. 成无己《注解伤寒论》：甘以缓之，辛以散之。少腹急结，缓以桃仁之甘；下焦畜血，散以桂枝之辛。大热之气，寒以取之。热甚搏血，故加二味于调胃承气汤中也。

2. 许宏《金镜内台方议》：以桃仁为君，能破血结，而缓其急；以桂枝为臣，辛热之气，而温散下焦蓄血。以调胃承气汤中品味为佐为使，以缓其下者也。此方乃调胃承气汤中加桃仁、桂枝二味，以散其结血也。

3. 尤在泾《伤寒贯珠集》：此即调胃承气汤加桃仁、桂枝，为破瘀逐血之剂。缘此证热与血结，故以大黄之苦寒，荡实除热为君，芒硝之咸寒，入血软坚为臣，桂枝之辛温，桃仁之辛润，擅逐血散邪之长为使；甘草之甘，缓诸药之势，俾去邪而不伤正为佐也。

【医案举例】

1. 陈某，男，20岁。先患外感，之后诸医杂治，屡次未效，其人不远数十里来此求诊，现见面色稍黄，少腹胀满，身无寒热，脉浮涩，舌苔黄，舌质鲜红。诊后：家属促疏方，并询病历，答曰：病已入血，前医但知用气分药，宜其不效。《内经》言："血在上善忘，血在下如狂。"此证即《伤寒论》之"热结膀胱，其人如狂也。"故而当用桃核承气汤。一剂知，二剂已。

2. 沈某，女，20 岁。平素体弱，某天外出，突然受惊吓，即发狂，甚至逢人乱殴，力大无穷。数日之后，乃邀余诊治。病已七八日，发狂仍如故。问之，才知病者经事两月未行。遂乘其睡时入室诊察，脉沉紧，少腹似胀。此蓄血证无疑，下之可愈，遂疏桃核承气汤与之。方药：桃仁 30 克，生大黄 15 克，芒硝 6 克，炙甘草 6 克，桂枝 6 克，枳实 9 克。翌日得知，服后下黑血甚多，狂即止，体亦不疲，且能啜粥，见人羞避仍不出。乃书一善后方药与之，之后便不复再诊。

3. 杜某，女，18 岁。因受到惊吓而精神失常，或哭或笑，惊狂不止。伴见少腹疼痛，月经愆期不至。现见舌质紫暗，脉弦滑，此乃情志所伤，气机逆行，血瘀而神乱，应当疏桃核承气汤。方药：桃仁 12 克，桂枝 9 克，大黄 9 克，炙甘草 6 克，柴胡 12 克，牡丹皮 9 克，赤芍 9 克，水蛭 9 克。2 剂。药后经水下行，少腹痛止，精神随之安定。

二、抵当汤

【组成及服法】

水蛭、虻虫各三十个，酒洗大黄三两，桃仁二十个。
水煎服，去滓，温服，如不下，再次服用。

【治则及方解】

病机：表邪循经入腑，热与血结于下焦。

治则：破血逐瘀。

方义：方中水蛭、虻虫直入血络，破血逐瘀；桃仁活血化瘀；大黄泻热逐瘀，共奏逐瘀泻热之功。本方为攻逐瘀血峻剂，使用应注意中病即止，体弱、年高、孕妇有内出血者慎用或禁用。

【辨证指要】

抵当汤主下焦瘀血重症，病机为邪热与瘀血搏结，病变主要矛盾在于瘀血，治疗重在活血逐瘀。临床表现中精神症状明显。

此外，服抵当汤已取效，恐多服伤正者，可接着使用桃核承气汤治疗。

小柴胡汤与抵当汤都可治疗血结在胞中，但小柴胡汤所治以邪热与经血相搏为主，病以发热、谵语、如见鬼状为主，病变的主要矛盾为邪热，治疗以清热调气理血为主；抵当汤所治以瘀血相搏在胞中为主，病变的主要矛盾为瘀血，邪热居于次要方面，治疗重在破血逐瘀。

桃核承气汤、抵当汤、抵当丸、桂枝茯苓丸，虽皆主治下焦蓄血证，但其轻重缓急各不相同。其中抵当汤证最重，主下焦瘀血重证，由于蓄血最重，故见少腹满而硬，神志烦而狂。次为抵当丸证，主下焦瘀血缓证，虽蓄血已重，但尚未牢固，故少腹满而未硬，或烦而不狂。再次为桃核承气汤证，血结尚属轻浅，病变主要矛盾为邪热，证以少腹急结，其人如狂为主；以桂枝茯苓丸证为最缓。

【仲景原文】

《伤寒论》第124条：太阳病六七日，表证仍在，脉微而沉，反不结胸，其人发狂者，以热在下焦，少腹当硬满，小便自利者，下血乃愈。所以然者，以太阳随经，瘀热在里故也，抵当汤主之。

《伤寒论》第125条：太阳病，身黄，脉沉结，少腹硬，小便不利者，为无血也。小便自利，其人如狂者，血证谛也，抵当汤主之。

《伤寒论》第237条：阳明证，其人喜忘者，必有蓄血，所以然者，本有久瘀血，故令喜忘；屎虽硬，大便反易，其色必黑者，宜抵当汤下之。

《伤寒论》第257条：患者无表里证，发热七八日，虽脉浮数者，可下之；假令已下，脉数不解，合热则消谷善饥，至六七日不大便者，有瘀血，宜抵当汤。

【注家新论】

1. 成无己《伤寒明理论》：人之所有者，气与血也。气为阳气，流而不行者则易散，以阳病易治故也。血为阴血，蓄而不行者则难散，以阴病难治故也。血蓄于下，非大毒峻剂则不能抵当其甚邪，故治蓄血曰抵当汤。水蛭味咸苦微寒，《内经》曰：咸胜血。血蓄于下，胜血者必以咸为主，故以水蛭为君。虻虫味苦微寒，苦走血，血结不行，破血者必以苦为助，是以虻虫为臣。桃仁味苦甘平，肝者血之源，血聚则肝气燥。肝苦急，急食甘以缓之，散血缓急，是以桃仁为佐。大黄味苦寒，湿气在下，以苦泄之。血亦湿类也，荡血通热，是以大黄为使。四物相合，而方剂成。病与药对，虽苛毒重疾，必获全剂之功矣。

2. 方有执《伤寒论条辨》：抵，至也。水蛭、虻虫，攻坚而破瘀，桃仁、大黄，润滞而推热。四物者，虽曰比上则为较剧之重剂，然亦至当不易之正治也。

3. 王子接《绛雪园古方选注》：抵当者，至当也。蓄血者，死阴之属，真气运行而不入者也，故草木不能独治其邪，务必以灵动嗜血之虫为之响导。飞者走阳络，潜者走阴络，引领桃仁攻血、大黄下热，破无情之血结，诚为至当不易之方，毋惧乎药之险也。

【医案举例】

1. 仇某，男，12岁。病伤寒七八日，脉微而沉，身发黄且发狂，小腹胀满，脐下摸之如冰，小便反利。医见发狂，遂以为热毒蓄伏心经，故以铁粉、牛黄等药，欲止其狂。予诊后曰：非其治也，此乃瘀血证。如仲景云："太阳病身黄，脉沉结，少腹硬，小便不利者，为无血也；小便自利，其人如狂者，血证谛也，抵当汤主之。"再投，而见下血数升，发狂立止，得汗而解。经云："血在上则忘，血在下则狂。"太阳膀胱经也，随经而蓄于膀胱，故脐下满胀，自阑门渗入大肠也，大便发黑者，便是此其验也。

2. 刘某，女，31岁。产后受风引起眼睛疼痛，以致视力逐渐下降已经两年多。病变先从右眼开始，视力降至0.1。眼底检查发现有眼底水肿，被诊断为"中心性视网膜炎"。

经过治疗，右眼视力恢复到 1.0，但左眼视力又降至 0.1，用石斛夜光丸之后，视力有所上升，左眼到达 0.8，右眼升高至 1.2。但患者常常感觉后背疼痛，右侧少腹也感觉疼痛，每到经期两腿发胀，腰腹剧痛。且精神紧张，惊恐不安，善忘少寐，舌质暗绛，舌边有瘀斑，脉弦滑。根据上述之脉证，辨为下焦蓄血，气滞血瘀，瘀浊上扰，故而投用逐瘀活血之法。方药：大黄 9 克，桃仁 15 克，虻虫 6 克，水蛭 6 克，牡丹皮 9 克，白芍 9 克。服药六七小时之后，便出现后脑部跳动性疼痛，同时小腹疼痛难忍，随即见大便泻下，小便赤如血色，之后诸痛逐渐减轻，顿觉周身轻松，头目甚是清爽。此后转用血府逐瘀汤加决明子、茺蔚子，又服 6 剂，视力恢复如常人，眼科检查示黄斑区棕黑色病变已基本消失。

三、抵当丸

【组成及服法】

水蛭、虻虫各二十个，桃仁二十五个，酒洗大黄三两。

四味药物，粉碎后，做丸剂服，服后当见下血，如果未见，再服。

【治则及方解】

病机：表邪循经入腑，热与血结下焦。

治则：攻下瘀血，峻药缓攻。

方义：方中水蛭破血逐瘀，利水；虻虫破血逐瘀通经，二药相伍，善于治疗瘀血内阻血结证，桃仁逐瘀破血，大黄泻热祛瘀，利血脉。本方组成及功效与抵当汤同，改汤为丸，剂量较小，且煮丸服用，不去滓，药汁与药渣同时服下，取峻药缓攻之义。

【辨证指要】

抵当丸主下焦瘀血缓证，其所治病证为瘀血重于邪热。抵当丸不是蜜丸，而是水丸，药量只有抵当汤四分之一，且连渣吞服，效力较汤为持久，适用于瘀血病势较缓者。

抵当汤与抵当丸同可治疗蓄血证，抵当汤剂量较抵当丸为重，且剂量也有变化。

【仲景原文】

《伤寒论》第126条：伤寒有热，少腹满，应小便不利，今反利者，为有血也，当下之，不可余药，宜抵当丸。

【注家新论】

1. 方有执《伤寒论条辨》：然名虽丸也，犹煮汤焉。夫汤，荡也；丸，缓也。变汤为丸而犹不离乎汤，其取欲缓不缓，不荡而荡之意欤？

2. 尤在泾《伤寒贯珠集》：此条证治，与前条大同，而变汤为丸，未详何谓，尝考其制，抵当丸中水蛭、虻虫，减汤方三分之一，而所服之数，又居汤方十分之六，是缓急之分，不特在汤、丸之故矣。此其人必有不可不攻，而又有不可峻攻之势，如身不发黄，或脉不沉结之类，仲景特未明言耳。

3.张锡驹《伤寒论直解》：余者，多也，以三分余之汤药而分为四丸，是丸少于汤也，故曰不可余药，言其少也。

【医案举例】

1.赵某，病伤寒七八日之久，脉微而沉，见身黄发狂，小腹胀满，脐下觉冷，小便自利。投以抵当丸，下黑血数升，其狂即止，得汗解。方药：水蛭1.5克（熬令入水不转色），炙虻虫1.5克，大黄9克，桃仁9克。共为末，白蜜炼为丸，每服3克，开水下。

2.于某，男，45岁。有支气管哮喘病史，平时呼吸很是困难，听诊有显著笛音，脾肿至过脐线。同时还有1例，蒋某，女，29岁，家庭妇女，患有肺结核，肺尖部有湿啰音，心率偏快，脾肿至肋下四指。二者由于大便检查，孵化后都找到毛蚴，所以都迫切要求治疗。当时试用抵当丸分别给药10～12克，每日上下午饭前一小时分两次用温水吞服，共服28天。服药期间，并未见下血、便溏及任何反应，反而觉得食欲渐趋旺盛，经过20多天，不仅脾肿慢慢缩小，而且大便化验均正常，之后都已恢复体力，正常参加劳动。

第十一章 泻心汤类方

一、大黄黄连泻心汤

【组成及服法】

大黄二两，黄连一两，黄芩一两。

用热水浸泡后，去滓温服。

【治则及方解】

病机：无形邪热壅于心下。

治则：和胃，泻热，消痞。

方义：方中大黄苦寒为主药，泻热和胃而通畅气机；黄连、黄芩苦寒，清泻胃中邪热而复中焦升降之职，方名"泻心汤"者，因心属火故也。本方用法不取煎煮而用麻沸汤浸泡，少顷，绞汁即饮，以取其气，薄其味，旨在清泻中焦无形之热，而不在泻有形之物。

【辨证指要】

本方为治疗热邪壅聚心下所致痞证的要方。病者多以心下痞塞不适为主诉，多伴有舌红，苔黄，亦有舌红（绛）而苔薄白者。适用于郁热所致之胃脘痞塞、癫痫、吐血、衄血、咳嗽、经血上冲等症。

【仲景原文】

《伤寒论》第154条：心下痞，按之濡，其脉关上浮者，大黄黄连泻心汤主之。

《伤寒论》第164条：伤寒大下后，复发汗，心下痞，恶寒者，表未解也，不可攻痞，当先解表，表解乃可攻痞。解表宜桂枝汤，攻痞宜大黄黄连泻心汤。

《金匮要略·惊悸吐衄下血胸满瘀血病脉证治第十六》：心气不足，吐血，衄血，泻心汤主之。

《金匮要略·妇人杂病脉证并治第二十二》：妇人吐涎沫，医反下之，心下即痞，当先治其吐涎沫，小青龙汤主之。涎沫止，乃治痞，泻心汤主之。

【注家新论】

1. 成无己《注解伤寒论》曰：火热受邪，心病生焉。苦入心，寒除热。大黄、黄连之苦寒，以导泻心下之虚热。但以麻沸汤渍服者，取其气薄而泄虚热。

2. 王子接《绛雪园古方选注》：痞有不因下而成者。君火亢盛，不得下交于阴而为痞，按之虚者，非有形之痞，独用苦寒，便可泄却。如大黄泻营分之热，黄连泄气分之热，且大黄有攻坚破结之能，其泄痞之功即寓于泻热之内，故以大黄名其汤。以麻沸汤渍其须臾，去滓，取其气不取其味，治虚痞不伤正气也。

3.陈修园《长沙方歌括》：心下痞，按之濡而不硬，是内陷之邪与无形之气搏聚而不散也。脉浮在关上，其势甚高，是君火亢于上不能下交于阴也。此感上焦君火之化而为热痞也，方用大黄、黄连大苦大寒以降之，火降而水自升，亦所以转否为泰法也。最妙在不用煮而用渍，仅得其无形之气，不重其有形之味，使气、味俱薄，能降而即能升，所谓圣而不可知之谓神也。

【医案举例】

1.史某，50岁。酒客，大吐，发狂，吐血盈盆，脉洪数，面红赤，此为三阳实火之病，与大黄18克、黄连15克、黄芩15克，泻心汤一帖而止。

2.孙某，男，60岁。鼻衄且心烦，心下痞满，小便黄，大便不爽利，舌红苔黄，脉皆数。当为心胃之火，上犯阳络，胃气有余，搏而成痞。方药：大黄9克，黄连6克，黄芩6克。只饮1碗，其病应手而效。

3.张某，男，38岁。两月前，因家事纠纷，导致精神失常，服氯丙嗪等药无效，遂前来就诊。见患者言语无羁，怒目视人，口味臭秽。大便数日不行，舌红苔焦黄而干，脉滑疾。此为心火内盛之证，处大黄黄连泻心汤。方药：大黄9克，黄连9克，黄芩9克。水煎服，3剂。服药3剂，大便通，能入睡，烦躁诸症也都好转。

二、附子泻心汤

【组成及服法】

大黄二两，黄连一两，黄芩一两，炮附子一枚。

用热水浸泡大黄、黄连、黄芩三味药，附子单独煎，然后合在一起，分温服。

【治则及方解】

病机：无形邪热结于心下，而表阳虚。

治则：泻热消痞，扶阳固表。

方义：本方由大黄黄连泻心汤加附子而成。方中大黄清泻脾胃无形邪热；黄连清中焦邪热；黄芩清上焦邪热。用麻沸汤浸渍，取其气清轻上扬，免其味重浊下泻，以泄中焦邪热。附子久煎别煮取汁，使辛热药物充分发挥其温肾壮阳，顾护卫气之功。

【辨证指要】

本方由大黄黄连泻心汤加附子组成，寒热并用，攻补两全，主治邪热内郁而兼阳虚之病。临床凡见脘腹痞满，甚者疼痛，形寒肢冷，恶心呕吐，大便不调，心烦口干，食欲不振，神疲乏力，舌淡或红，苔白或黄，脉沉细数，或沉弦，病机符合本虚标实、寒热错杂者，无论何种病证，皆可用之。

本证应与热痞兼表未解者相鉴别，如果其人恶寒汗出，而又有发热脉浮、头项强痛等症，则宜遵先表后里的原则。

先用桂枝汤解其表，待表解后，方可用大黄黄连泻心汤以泻痞。

半夏泻心汤、生姜泻心汤、甘草泻心汤、大黄黄连泻心汤、旋覆代赭汤、桂枝人参汤、五苓散、大柴胡汤、十枣汤与附子泻心汤都可治疗心下痞满。半夏泻心汤主治中虚湿热痞证，病以痞满、呕、利为主；生姜泻心汤主治中虚湿热痞证兼有食滞水气，病以痞满、干噫、食臭为主；甘草泻心汤主治中虚湿热痞重症，病以痞满、利下不止、少气为主；大黄黄连泻心汤主治脾胃热痞证，病以心下痞满而灼热为主；旋覆代赭汤主治中虚痰饮病证，病以心下痞硬、噫气不除为主；桂枝人参汤主治脾胃虚寒病证，病以心下痞硬、喜温、恶寒为主；五苓散主治水气痞证，病以心下痞满、口渴、小便不利为主；大柴胡汤主治胆胃热结痞证，病以胸胁苦满、心下痞硬为主；十枣汤主治悬饮阻塞心下痞证，病以胁痛、短气为主；而附子泻心汤邪热内郁，而表阳虚，病以心下痞满、恶寒为主。

【仲景原文】

《伤寒论》第 155 条：心下痞，而复恶寒汗出者，附子泻心汤主之。

【注家新论】

1. 尤在泾《伤寒贯珠集》：此证邪热有余而正阳不足，设治邪而遗正，则恶寒益甚，或补阳而遗热，则痞满愈增，此方寒热补泻并投互治，诚不得已之苦心，然使无法以制之，鲜不混而无功矣。方以麻沸汤渍寒药，别煮附子取汁，合和与服，则寒热异其气，生熟异其性，药虽同行，而功则各奏，乃先圣之妙用也。

2. 陈修园《长沙方歌括》：心下痞，是感少阴君火之本热也；复恶寒者，复呈太阳寒水之本寒也；汗出者，太阳本寒则标阳大虚而欲外撒也。治伤寒以阳气为主，此际岂敢轻用苦寒？然其痞不解，不得不取大黄、黄连、黄芩之大苦大寒，以解少阴之本热；又恐亡阳在即，急取附子之大温，以温太阳之标阳，并行不悖，分建奇功如此。最妙在附子专煮扶阳，欲其熟而性重，三黄荡积开痞，欲其生而性轻也。

3. 熊曼琪《伤寒学》：附子泻心汤由大黄黄连泻心汤加附子而成。方用大黄、黄连、黄芩之苦寒，清泻上部之邪热，附子之辛热以温经复阳固表。本方大温大热的附子与大苦大寒的大黄、黄连、黄芩相配，寒温并用，补泻兼施，这是一种特殊的配伍方法，用类似配伍方法的方剂还有《金匮要略》的大黄附子汤。

【医案举例】

1. 李某，得外感数月有余，屡治不效，现腹满，上身热而汗出，腰以下恶风，舌苔淡黄，脉弦，与附子泻心汤。二日之后复诊，服药 2 剂，疾如失矣，为疏善后方而归。

2. 郑某，男，36 岁。因为操劳过度，忽然口吐鲜血，之后便见畏寒，胸中痞，足胫冷，面色赤，脉浮而芤，系心火上炎，形成上热下寒之证。现见吐血不止，当急则治标，考虑"釜底抽薪"之法，但病者有恶寒，虑及阳虚的情况，故而决定先予附子泻心汤，以三黄泻心火，使热下行；以附子顾护阳气。方药：大黄9克，黄芩6克，黄连9克，附子9克。次日复诊，出血止，胸痞除，但见全身发热、心悸，脉转为弦细，此乃大出血后见虚热之象。故再拟清余热、交心肾法，予黄连阿胶汤2剂，之后便热退，脉转为沉而细，心悸未除且精神疲倦。又以归脾汤去木香、龙眼肉加阿胶60克，服2剂之后，愈。

3. 韩某，男，28岁。背热如焚，上身汗多，齿衄且烦躁不已。可是小腹以下却发凉，如坐水中，阴囊收缩，大便溏泄，尿急、尿频，每周梦遗3次之多。视其舌质偏红，舌苔根部白腻，脉滑而缓。此为上热下寒之证，治当清上温下，处予附子泻心汤。方药：黄芩6克，黄连6克，大黄3克（沸水浸泡10分钟去渣），炮附子12克（文火煎40分钟后，取汁兑"三黄"药汤，加温后合服）。服3剂之后，大便已成形，背热减轻，汗出止，小腹暖。又服3剂，病愈。

三、半夏泻心汤

【组成及服法】

半夏半升，人参三两，干姜三两，炙甘草三两，黄芩三两，黄连一两，大枣十二枚。

水煎服，煎好后，去滓，再次煎煮，分温服。

【治则及方解】

病机：脾胃湿热壅遏，气机失常。

治则：辛开苦降，和胃降逆，散结除痞。

方义：本方由小柴胡汤去柴胡、生姜，加黄连、干姜而成。为辛开、苦降、甘调的代表方。方中以半夏、干姜辛散脾胃寒湿，开结消痞；黄连、黄芩苦寒，苦以燥湿，寒以清热，苦寒易于伤中气，因此，配以姜、枣、草甘温以补脾之虚，而助湿之运化；炙甘草调和诸药。

【辨证指要】

半夏泻心汤证以脾胃湿热壅遏，气机升降失常为主，临床以胃脘部胀闷或者疼痛为主症。多伴有脾虚湿盛的相关症状，如舌苔白腻或黄腻，脉弱或微，泄泻、便秘、呕吐等也常常可以见到。

本方攻补兼备，具有升清降浊、寒温并调之功，其所治之虚，以中焦脾胃气虚为主，临床上多见呕吐、泄泻、胃脘痛等病，症见胸脘痞满，纳呆，呕吐，腹泻，神疲乏力，胃痛，舌淡红或舌红，苔黄白腻，脉细弦等，皆可使用本方治疗。

【仲景原文】

《伤寒论》第149条：伤寒五六日，呕而发热者，柴胡汤证具，而以他药下之，柴胡证仍在者，复与柴胡汤。此虽已下之，不为逆，必蒸蒸而振，却发热汗出而解。若心下满而硬痛者，此为结胸也，大陷胸汤主之；但满而不痛者，此为痞，柴胡不中与之，宜半夏泻心汤。

《金匮要略·呕吐哕下利病脉证治第十七》：呕而肠鸣，心下痞者，半夏泻心汤主之。

【注家新论】

1. 成无己《注解伤寒论》：凡陷胸汤攻结也，泻心汤攻痞也。气结而不散，壅而不通为结胸，陷胸汤为直达之剂。塞而不通，否而不分为痞，泻心汤为分解之剂。所以谓之泻心者，谓泻心下之邪也。痞与结胸，有高下焉。结胸者，邪结在胸中，故治结胸曰陷胸汤；痞者，邪留在心下，故治痞曰泻心汤。黄连味苦寒，黄芩味苦寒。《内经》曰：苦先入心，以苦泻之。泻心者，必以苦为主，是以黄连为君，黄芩为臣，以降阳而升阴也。半夏味辛温，干姜味辛热。《内经》曰：辛走气，辛以散之。散痞者，必以辛为助，故以半夏、干姜为佐，以分阴而行阳也。甘草味甘平，大枣味甘温，人参味甘温，阴阳不交曰痞，上下不能为满。欲通上下，交阴阳，必和其中。所谓中者，脾胃是也。脾不足者，以甘补之，故用人参、甘草、大枣为使。以补脾而和中。中气得和，上下得通，阴阳得位，水升火降，则痞消热已，而大汗解矣。

2. 方有执《伤寒论条辨》：半夏、干姜，辛以散虚满之痞；黄芩、黄连，苦以泄心膈之热；人参、甘草，甘以益下后之虚；大枣甘温，润以滋脾胃于健。曰泻心者，言满在心膈而不在胃也。

3. 庞安时《伤寒总病论》：下后津液入里，胃虚上逆，寒结在心下，故宜辛甘发散，半夏下气，苦能去湿，兼通心气。又甘草力大，故干姜、黄连不能相恶也。

【医案举例】

1.张某，男，36岁。心下痞，时而呕吐，大便不成形，日三四行，脉弦滑，舌苔白。此证即为伤寒之心下痞。方药：半夏12克，干姜6克，黄芩6克，黄连6克，党参9克，炙甘草9克，大枣7枚。服1剂，大便泻出大量白色黏液，呕吐减十分之六七；再进1剂，则心下痞亦减，之后又服2剂，病愈。

2.徐某，男，42岁。慢性肝炎迁延经五年之多，先后多次住院，主要特点是有明显的胃肠道症状。现主要表现为食欲不振，口微苦，饭后胃脘满闷，腹胀明显，干噫食臭，午后脘部胀满明显，甚则烦闷不欲言，大便溏泄，腹痛并且下坠感明显，重胀，肝区时痛，舌苔白微黄，脉沉而有力，其人形体偏胖，为寒热夹杂的痞证。投仲景半夏泻心汤。方药：党参12克，清半夏9克，干姜4.5克，炙甘草4.5克，黄芩9克，黄连3克，大枣4枚（擘）。服药后，诸症均减，服至40余剂，大便基本成形，肝区疼痛基本消失。

3.李某，女性，60岁。1972年春，失眠较为严重，屡治不愈，现日渐加重，甚至烦躁不已，昼夜不眠，每日必须依靠安眠药，才能勉强略睡几个小时。其人胃脘满闷，大便数日未行，腹部并无胀痛，脉涩而不流利，舌苔黄厚黏腻。本证应是湿热内蕴。予以半夏泻心汤加枳实。傍晚服下，当晚就酣睡一夜，满闷烦躁等症都大见好转。之后又连服几剂，食欲慢慢恢复，大便通畅，之后一切基本恢复正常。

四、甘草泻心汤

【组成及服法】

炙甘草四两，黄芩三两，黄连一两，半夏半升，大枣十二枚，干姜三两，人参三两。

水煎服，煎好后，去滓再煎，分温服。

【治则及方解】

病机：脾虚寒热互结。

治则：补虚和中，泻热消痞。

方义：炙甘草补中益气，和脾胃，脾胃之气复，则能生化气血；黄连、黄芩清热燥湿，使脾胃不为湿热所侵；半夏、干姜辛温以宣畅气机，使湿热之邪因气机畅通而退却。人参、大枣补益中气，扶正祛邪，与炙甘草相伍，以补益脾胃之气，以达邪祛正复。

【辨证指要】

本方由半夏泻心汤重用炙甘草而成，具有较强的补中调虚之功，临床运用以寒热错杂，虚实并见，升降失常基本病机，凡症见泄泻，心下痞满，纳呆，舌红或淡，苔黄润或白腻，脉沉细数或濡缓等，皆可加减使用。

【仲景原文】

《伤寒论》第158条：伤寒中风，医反下之，其人下利日数十行，谷不化，腹中雷鸣，心下痞硬而满，干呕，心烦不得安，医见心下痞，谓病不尽，复下之，其痞益甚，此非结热；但以胃中虚，客气上逆，故使硬也，甘草泻心汤主之。

《金匮要略·百合狐惑阴阳毒病脉证治第三》：狐惑之为病，状如伤寒，默默欲眠，目不得闭，卧起不安，蚀于喉为惑，蚀于阴为狐，不欲饮食，恶闻食臭，其面目乍赤、乍黑、乍白。蚀于上部则声喝。甘草泻心汤主之。

【注家新论】

1. 王子接《绛雪园古方选注》：甘草泻心，非泻结热，因胃虚不能调剂上下，致水寒上逆，火热不得下降，结为痞。故君以甘草、大枣和胃之阴，干姜、半夏启胃之阳，坐镇下焦客气，使不上逆，仍用芩、连，将已逆为痞之气轻轻泻却，而痞乃成泰矣。

2. 张璐《伤寒缵论》：甘草泻心汤者，即生姜泻心汤，去生姜、人参，而倍甘草、干姜也。客邪乘虚，结于心下，本当用人参，以误而再误，其痞已极，人参仁柔无刚决之力，故不宜用。生姜辛温最宜用者，然以气薄主散，恐其领津液上升，客邪从之犯上，故倍用干姜代之以开痞。而用甘草为君，坐镇中州，庶心下与腹中，渐至宁泰耳。今人但知以生姜代干姜之僭，孰知以干姜代生姜之散哉？但知甘草能增满，孰知甘草能去满哉？

3. 吴谦《医宗金鉴》：方以甘草命名者，取和缓之意也。用甘草、大枣之甘，补中之虚，缓中之急；半夏之辛，降逆止呕；芩、连之寒，泻阳陷之痞热；干姜之热，散阴凝之痞寒。缓中降逆。泻痞除烦，寒热并用也。

【医案举例】

1. 郑某，女，32 岁。口腔经常发生溃疡，且不易愈合，而且前阴黏膜溃破，既痛且痒，心下痞满，饮食乏味，小便尚可，大便偏溏，每日两次。其脉弦而无力，舌苔薄白而润。此证为脾虚不运，失降失常，气痞于中。方药：炙甘草 12 克，黄芩 9 克，人参 9 克，干姜 9 克，黄连 6 克，半夏 10 克，大枣 7 枚。共服 10 余剂，以上诸症逐渐获愈。

2. 宋某，男，55 岁。主诉：便秘数月之久，每当饥饿的时候便觉胃脘胀痛，吐酸水，得按则痛减，得矢气亦觉快然。诊见面部虚浮，脉濡缓。投甘草泻心汤加云苓，3 剂后大便畅快，矢气增多。

3. 郭某，女，36 岁。口腔及外阴均有溃疡，有半年之多，曾用激素治疗，效果不佳。根据其脉证，诊断为狐惑病。采用甘草泻心汤加味。方药：生甘草 30 克，党参 18 克，生姜 6 克，干姜 3 克，半夏 12 克，黄连 6 克，黄芩 9 克，大枣 7 枚（擘），生地黄 30 克。水煎服，12 剂。另用生甘草 12 克、苦参 12 克，4 剂煎水，外洗阴部。其后，再次前来就诊时，口腔及外阴溃疡已基本治愈。按照原方又服 14 剂，外洗方又 4 剂，患者便未再复诊。

五、生姜泻心汤

【组成及服法】

生姜四两，炙甘草三两，人参三两，干姜一两，黄芩三两，半夏半升，黄连一两，大枣十二枚。

水煎服，煎好后，去滓再煎，分温服。

【治则及方解】

病机：寒热互结，水饮内停。

治则：补中降逆，散水消痞。

方义：本方即半夏泻心汤减干姜量，加生姜组成。方中黄连、黄芩苦寒清热燥湿；半夏、干姜辛温，辛以散邪，温以畅通，使脾胃气机得以升降，并制约黄连、黄芩寒凉太过而阻碍气机；人参、大枣调补脾胃之气，恢复脾胃的生理功能，重用生姜和脾胃，散水气；炙甘草补中益气，并调和诸药。

【辨证指要】

本方在半夏泻心汤运用规律的基础上，兼治食积、饮停。在具体运用时不必食积与饮停兼备，凡寒热错杂或兼食积或兼饮停，以致中焦升降失职者，皆可选用本方治疗。治疗胃肠道疾患时，只要抓住虚实夹杂、湿热并存的病机，有脘腹胀满、呕吐、泻利、呃逆等症，均可选择使用。

半夏泻心汤、生姜泻心汤、甘草泻心汤均为治疗心下痞的方剂，皆以脾胃升降失常，寒热错杂而出现的心下痞满与呕利等症为主。三方药物相仿，治疗略同，但同中有异，其中辛开、苦降、甘调而各有侧重。半夏泻心汤证以心下痞兼呕为主；生姜泻心汤以心下痞硬，干噫食臭，胁下有水气，腹中雷鸣与下利为主。甘草泻心汤则以痞、利俱甚，谷气不化，客气上逆，干呕，心烦不得安为主。

【仲景原文】

《伤寒论》第 157 条：伤寒汗出，解之后，胃中不和，心下痞硬，干噫食臭，胁下有水气，腹中雷鸣，下利者，生姜泻心汤主之。

【注家新论】

1. 方有执《伤寒论条辨》：生姜、大枣，益胃而健脾，黄芩、黄连，清上而坚下，半夏、干姜，蠲饮以散痞，人参、甘草，益气而和中。然则泻心者，健其脾而脾输，益其胃而胃化，斯所以为泻去其心下痞硬之谓也。

2. 柯韵伯《伤寒附翼》：病势已在腹中，病根犹在心下，总因寒热交结于内，以致胃中不和。若用热散寒，则热势猖獗，用寒攻热，则水势横行，法当寒热并举，攻补兼施，以和胃气。故用芩、连除心下之热，干姜散心下之痞，生姜、半夏去胁下之水，参、甘、大枣培腹中之虚。因太阳之病为在里，故不从标本，从乎中治也。且芩、连之苦，必得干姜之辛，始能散痞。人参得甘、枣之甘，协以保心。又君生姜佐半夏，全以辛散甘苦之枢，而水气始散，名曰泻心，实以安心也。

3. 王子接《绛雪园古方选注》：胃阳虚不能行津液而致痞者，惟生姜辛而气薄，能升胃之津液，故以名汤。干姜、半夏破阴以导阳，黄芩、黄连泻阳以交阴，人参、甘草益胃安中，培植水谷化生之主宰，仍以大枣佐生姜，发生津液，不使其再化阴邪，通方破滞宣阳，是亦泻心之义也。

【医案举例】

1. 彭某，女，30 岁。夏日食葡萄而泻 3 天，每日 3 次，水样便，腹微疼，咽干不思饮，心下痞满，纳差，嗳气，腹时胀满而肠鸣辘辘，四肢乏力，苔白腻，脉弦滑。原本中寒，又值外邪相加，中阳不运，水饮内作，因见肠鸣下利、嗳气、纳差等症，与生姜泻心汤。方药：生姜 12 克，干姜 3 克，炙甘草 10 克，党参 10 克，半夏 12 克，黄芩 10 克，黄连 10 克，大枣 4 枚。药服 1 剂，腹泻、腹疼止，服 3 剂而诸症好转。

2. 胡某，男。患慢性胃炎，自觉心下有胀闷感，饱食后嗳生食气，即所谓"干噫食臭"，腹中常有雷鸣声，即所谓"腹中雷鸣"。体形削瘦，面色无华。当为心下痞，因疏方予之。方药：生姜 12 克，炙甘草 9 克，党参 9 克，干姜 3 克，半夏 9 克，黄芩 9 克，黄连 3 克，大枣 4 枚（擘）。服药 5 剂，所有症状基本消失，唯食欲不振，投以加味六君子汤，胃纳渐佳。

六、旋覆代赭汤

【组成及服法】

旋覆花三两，人参二两，生姜五两，代赭石一两，炙甘草三两，半夏半升，大枣十二枚。

水煎服，煎好后，去滓再煎，分温服。

【治则及方解】

病机：胃气虚弱，痰浊内停。

治则：和胃降逆，化痰下气。

方义：本方即生姜泻心汤去干姜、芩、连，加旋覆花、代赭石而成。方中旋覆花下气化痰，散结消痞；代赭石重镇降逆，平肝和胃；人参、炙甘草、大枣甘温补益，培土和中，且炙甘草调和诸药。因无寒热错杂之邪，故不用干姜、芩、连之寒温配伍。

【辨证指要】

旋覆代赭汤既可治便秘，又可治下利，其理妙在和解表里，斡旋中焦，升清降浊。因此，无论何种病证，只要临床表现为恶心呕吐，呃逆嗳气，食欲不振，脘腹胀满或疼痛，面色不华，眩晕，少气懒言，畏寒肢冷，失眠多梦，口干舌燥，咽喉异物感，胸闷，咳嗽，喘促，大便不调，舌质淡，苔白腻或黄腻、脉沉弦或弦滑，符合痰浊中阻、胃虚气逆之病机者，皆可用之。

生姜泻心汤与旋覆代赭汤都可治疗噫气证，前者所主病机为湿热内阻，中气虚弱，病兼食滞水气，噫气伴有不消化食物气味；后者所主病机为痰饮内阻，中气虚弱，故其噫气不除，或情绪不佳等。

【仲景原文】

《伤寒论》第 161 条：伤寒发汗，若吐若下，解后心下痞硬，噫气不除者，旋覆代赭汤主之。

【注家新论】

1. 成无己《注解伤寒论》：硬则气坚，咸味可以软之，旋覆之咸，以软痞硬。虚则气浮，重剂可以镇之，代赭石之重，以镇虚逆。辛者散也，生姜、半夏之辛，以散虚痞。甘者缓也，人参、甘草、大枣之甘，以补胃弱。

2. 方有执《伤寒论条辨》：旋覆、半夏蠲饮以消痞硬，人参、甘草养正以益新虚，代赭以镇坠其噫气，姜、枣以调和其脾胃，然则七物者，养正散余邪之要用也。

3. 张璐《伤寒缵论》：汗、吐、下法备而后表解，则中气必虚，虚则浊气不降，而痰饮上逆，故作痞硬，逆气上冲，而正气不续，故噫气不除，所以用代赭领人参下行，以镇安其逆气，微加解邪涤饮以开其痞，则噫气自除耳。

【医案举例】

1. 王某，女，40岁。患者有十二指肠溃疡史，常常感到胃脘部痞满，嗳气频作，尤以进食之后为甚，必待嗳气后稍稍安定，大便稀，纳差，舌质胖嫩苔白，脉象弦滑。拟方旋覆代赭汤加味，方药：旋覆花9克，党参9克，法半夏9克，代赭石15克，炙甘草9克，大枣1枚，枳壳9克，广木香6克，厚朴9克。服5剂后，痞满嗳气减少，食量增加，继服5剂，症状消失。

2. 黄某，男，67岁。患胃病已30多年，常常胃痛并伴有嘈杂感，5天之前，饮食不节，导致上腹部胀痛，恶心呕吐，症状逐渐加重，食后片刻即吐，或朝食暮吐，暮食朝吐，气味酸臭，吐后可得缓解，心烦口渴，大便干结。上脘胀满，有水声，舌苔黄腻，脉细数。治宜扶正降逆。方药：党参9克，旋覆花9克，代赭石21克，半夏6克，黄连4.5克，伏龙肝30克，枳壳6克，竹茹9克，甘草3克，生姜3克，大枣5枚。2剂后即能进食，继调治十余剂之后，病愈。

3. 林某，男，37岁。嗳气频作，胸闷脘满，现今已然3月余。现见呕吐少食，吞咽不爽，消瘦乏力，大便不利，面色晦暗。舌边尖红，苔薄白，脉沉细而滑。证当为肝胃失调，气逆不降。治以辛开苦降，和胃降逆，方用旋覆代赭汤合橘枳生姜汤加减。方药：旋覆花9克，代赭石6克，北沙参9克，半夏9克，麦门冬9克，陈皮4.5克，炒枳壳4.5克，姜黄连1.5克，生姜1克，生甘草3克。水煎服。服药3剂之后，胃脘舒适，嗳气已止，食欲好转。改投理气和中、清热化痰法，进橘枳二陈汤，连服8剂而愈。

七、黄连汤

【组成及服法】

黄连三两，干姜三两，人参二两，炙甘草三两，桂枝三两，半夏半升，大枣十二枚。

水煎服，日1剂，分两次温服。

【治则及方解】

病机：寒热格拒上下。

治则：清热和营，温中通阳。

方义：方中黄连苦寒，清在上在胃之邪热；干姜温中散寒，助脾运化；桂枝辛温，通行上下；半夏燥湿健脾；人参补益脾胃；炙甘草、大枣补中益气，调和诸药。

【辨证指要】

本方由半夏泻心汤化裁而来，寒温并用，辛开苦降，有清上温下、和胃降逆之功。用于治疗上热下寒，寒热互阻之腹痛、呕吐证。

现代临床常用本方治疗胃中寒热不和之心下痞满，或痘疮热毒犯胃而腹痛者，或霍乱、癥瘕攻心腹痛，或妇人血气痛、呕而心烦者。

栀子干姜汤、干姜黄连黄芩人参汤与黄连汤三方均可治疗胃热脾寒证，栀子干姜汤主胃热脾寒轻证，寒热证机并举；干姜黄连黄芩人参汤主治胃热脾寒以胃热为主，病以食入口即吐、胃脘灼热为特点；而黄连汤主胃热脾寒以脾寒为主，病以腹中冷痛、下利为特点。

本方与半夏泻心汤相比，由半夏泻心汤去黄芩加桂枝而成。二方虽只有一味之差，但主治各异。半夏泻心汤为寒热痞结于中，有心下痞满、呕吐、下利，故姜、夏与芩、连并用，以解寒热互结之证。本方为上热呕吐，下寒腹痛下利，中无痞证，故重用黄连清热于上，桂枝、干姜通阳散结于下，使上下阴阳寒热各得其所。

【仲景原文】

《伤寒论》第173条：伤寒胸中有热，胃中有邪气，腹中痛，欲呕吐者，黄连汤主之。

【注家新论】

1.成无己《注解伤寒论》：上热者，泄之以苦，黄连之苦以降阳。下寒者，散之以辛，桂、姜、半夏之辛以升阴。脾欲缓，急食甘以缓之，人参、甘草、大枣之甘以益胃。

2.方有执《伤寒论条辨》：热搏上焦，黄连清之，非桂枝不解也；寒郁中焦，人参理之，非干姜不散也；甘草、大枣，益胃而和中；半夏辛温，宽胸而止呕吐也。

3.许宏《金镜内台方议》：湿家下后，舌上加苔者，以丹田有热，胸中有寒，是邪气入里，而为上热下寒也。此伤寒邪气传里，而为下寒上热也。胃中有邪气，使阴阳不交，阴不得升为下寒，故腹中痛。阳不得降为上热，故欲呕吐也。故与半夏泻心汤中加桂枝，升降阴阳之气也。为下痛，故去黄芩。经曰：上热者泄之以苦，下寒者散之以辛，故用黄连为君，以治上热；干姜、桂枝、半夏以散下寒为臣。人参、大枣、甘草之甘，以益胃而缓其中也。

【医案举例】

1.陈某，男，25岁。久泻愈之后，又复呕吐，本以为虚，故而进之以参、术、砂、半；后又以为热也，又进之麦门冬、竹茹、芦根。诸药杂投，终却无效。是证见身微热，呕吐清水，水入则不纳，胸膈满闷，时有冲气上逆，口不知味，舌尖干红，苔腻，脉阴沉迟而阳浮数，此乃上热而中虚之证也。投黄连汤。服药后呕吐渐止，复用药，症全除。

2.黄某，先患外感，各药杂投，后见腹胀呕吐，脉弦而数，舌红苔黄，口苦。与黄连汤，方药：黄连3克，法半夏9克，干姜 3 克，桂枝 3 克，党参 9 克，甘草 3 克，大枣 6 克。2 剂而效。

3. 罗某，男，48 岁，1972 年 3 月就诊。病者胃脘痞痛，牵引右胁下痞满，食后腹胀，有时大便溏泄，经常呕吐之后痞满更甚，脉弦缓，舌淡红，苔白黄腻。与黄连汤，方药：黄连 6 克，干姜 6 克，法半夏 9 克，党参 12 克，炙甘草 6 克，桂枝 6 克，大枣 3 枚，瓜蒌壳 15 克，郁金 9 克。3 剂药后，痞满大减，再进 5 剂，饮食增加，继服原方 20 多剂，病愈。

八、干姜黄芩黄连人参汤

【组成及服法】

干姜、黄连、黄芩、人参各三两。
水煎服，日 1 剂，分两次温服。

【治则及方解】

病机：上热下寒，寒热格拒。
治则：苦寒清热，甘温益阳。
方义：黄连苦寒清泻胃中邪热。黄芩清热，与黄连相伍，以增其清泻邪热之功；干姜温阳散寒；人参补益脾胃，使胃以受纳，脾以运化，并与干姜相合，温脾之中以补脾。

【辨证指要】

本方寒热并用，辛开苦降，历代医家皆以其主治胃反呕吐。本方与半夏、生姜、甘草等泻心汤同取辛开、苦降、甘调法，同治脾胃升降失常，寒热错杂之证，但主症有所不同，泻心汤证以痞为主，呕、利为次，本证以呕为主，未及心下痞。说明虽见寒热相阻，逆而作吐，但未达气痞程度，因症状较轻，且制方用药仅用泻心之半。

栀子干姜汤与本方都可以治疗胃热脾寒证，前方所主之胃热，只是胃热而不兼湿，脾寒而不兼虚；而后者所主之胃热兼湿，脾寒也兼虚。前方所主胃热脾寒不分轻重，而干姜黄芩黄连人参汤主胃热脾寒以胃热为主。

【仲景原文】

《伤寒论》第 359 条：伤寒，本自寒下，医反复吐下之，寒格更逆吐下，若食入口即吐，干姜黄芩黄连人参汤主之。

【注家新论】

1. 成无己《注解伤寒论》：辛以散之，甘以缓之，干姜、人参之甘辛，以补正气；苦以泄之，黄连、黄芩之苦，以通寒格。

2. 王子接《绛雪园古方选注》：厥阴寒格吐逆者，阴格于内，拒阳于外而为吐，用芩、连大苦，泄去阳热，而以干姜为之向导，开通阴寒。但误吐亡阳，误下亡阴，中州之气索然矣，故必以人参补中，俾胃阳得转，并可助干姜之辛，冲开阴格而吐止。

3. 许宏《金镜内台方议》：用干姜为君，以散逆气，而调其阳，辛以散之也；以黄连为臣，而和其阴；黄芩为佐，以通寒格，苦以泄之也；以人参为使，而和其中，补益真气，甘以缓之也。

【医案举例】

1. 于某,男,29 岁。夏月突发吐泻,吐多于泻,心烦口苦,脉滑数,舌苔黄润。此应为是热在上而寒湿在下,胃气因吐利受伤,故为中虚而寒热错杂之证。方药:黄连 6 克,黄芩 6 克,人参 6 克,干姜 3 克。捣生姜汁 1 盅,兑汤药中服之。服 1 剂,即吐止病愈。

2. 林某,50 岁,长期胃病。现见呕吐,胸闷,食下即呕,口燥,大便溏泄,脉虚数。与干姜黄芩黄连人参汤,方药:横纹潞党参 15 克,北干姜 9 克,黄芩 6 克,黄连 4.5 克。水煎服,出汤,待稍凉时,分四次服。1 剂后,病愈。

九、黄芩汤

【组成及服法】

黄芩三两,炙甘草二两,芍药二两,大枣十二枚。
水煎服,日 1 剂,分两次温服。

【治则及方解】

病机:少阳胆热下迫阳明。

治则:清热止利。

方义:方中黄芩苦寒,清少阳胆热,长于清热止利;芍药泻热敛阴以和营;芍药配甘草,酸甘化阴而缓急止痛;炙甘草伍大枣,甘平益气滋阴,培土安中,并制黄芩寒凝之性,更能调和诸药。

【辨证指要】

本方为"万世治痢之祖方"。其重心在于清泻里热，里热清则不仅下利自止，其在表之热亦可随之而解。临床多用于治疗腹痛下重，大便黏液不爽的热利（痢）。现代临床有用本方治疗传染性单核细胞增多症，以及诸病气血不和而属热者之报道。凡泄泻、痢疾由于大肠湿热导致的，均可应用。其使用指征为身热不恶寒，口苦，心下痞，腹痛，下痢，脓血黏稠，舌红少津，脉弦数。

【仲景原文】

《伤寒论》第172条：太阳与少阳合病，自下利者，与黄芩汤；若呕者，黄芩加半夏生姜汤主之。

《金匮要略·呕吐哕下利病脉证治第十七》：《外台》黄芩汤治干呕下利。

【注家新论】

1.钱天来《伤寒溯源集》：当用黄芩撤其热，而以芍药敛其阴，甘草、大枣和中而缓其津液之下奔也。若呕者，是邪不下走而上逆，邪在胃口，胸中气逆而为呕也，故加半夏之辛滑，生姜之辛散，为蠲饮治呕之专剂也。

2.许宏《金镜内台方议》：太阳与少阳合病者，自下利，为在半表半里，与黄芩汤以和解之。故与黄芩为君，以解少阳之里热，苦以坚之也。芍药为臣，以解太阳之表热，而行营气，酸以收之也。以甘草为佐，大枣为使，以补肠胃之弱，而缓中也。

3. 张璐《伤寒缵论》：黄芩汤乃温病之主方，即桂枝汤以黄芩易桂枝而去生姜也。盖桂枝主在表风寒，黄芩主在里风热，不易之定法也。其生姜辛散，非温热所宜，故去之。

【医案举例】

1. 王某，男，28岁。初夏因贪凉而迎风取爽，导致头痛，身热，用发汗解表药之后证变，见热退身凉，头痛不发，以为病已愈。3天后，口中甚苦，且恶心干呕，下利黏腻臭秽，日四五次，腹中痛，有里急后重感，脉弦数而滑，舌苔黄白相杂，当为少阳胆热下注于肠，导致胃气不和之证。方药：黄芩10克，白芍10克，半夏10克，生姜10克，大枣7枚，甘草6克。服3剂而愈。

2. 王某，男，30岁。病初见恶寒，后则壮热不退，目赤，舌红绛，烦躁不已，下利赤痢，其中微显紫暗，腹中急痛，欲便却又不得，脉洪实。法以清热解毒，投黄芩汤。方药：黄芩、白芍各12克，甘草3克，大枣3枚。服药2剂后，热退神安而痛减，后改投红痢枣花汤，连服3剂痊愈。

十、黄芩加半夏生姜汤

【组成及服法】

黄芩三两，炙甘草二两，大枣十二枚，芍药二两，半夏半升，生姜一两半。

水煎服，日1剂，分两次温服。

【治则及方解】

病机：少阳之热下迫阳明伴见呕吐。

治则：清胆热，和胃气。

方义：方中黄芩苦寒，清少阳胆热；芍药泻胆热，和血脉，利气血，与黄芩相用，治少阳胆热上攻；半夏温胃散寒、降逆止呕；生姜调理脾胃散寒，助半夏降逆之功；炙甘草、大枣补益胆气，助胆气驱除邪气，并制黄芩苦寒伤胃，更能调和诸药。

【辨证指要】

本方临床多用于治疗由于胆热犯胃所致的呕吐，有时可见下利。黄芩汤与黄芩加半夏生姜汤都可清胆热，黄芩汤主下利，治胆热下迫大肠，清胆热即可止下利；黄芩加半夏生姜汤所主之呕吐，其病机不是邪热攻胃，而是胆胃兼证，若是单一的胆热攻胃，治以黄芩汤即可达到清胆热止呕吐的作用。

【仲景原文】

《伤寒论》第172条：太阳与少阳合病，自下利者，与黄芩汤；若呕者，黄芩加半夏生姜汤主之。

《金匮要略·呕吐哕下利病脉证治第十七》：干呕而利者，黄芩加半夏生姜汤主之。

【注家新论】

1.成无己《注解伤寒论》：太阳阳明合病，自下利为在表，当与葛根汤发汗；阳明少阳合病，自下利为在里，可与承气汤下之；此太阳少阳合病，自下利为在半表半里，非汗、下所宜，故与黄芩汤，以和解半表半里之邪。呕者，胃气逆也，故加半夏、生姜以散逆气。

2. 方有执《伤寒论条辨》：气一也，下夺则利，上逆则呕，半夏逐水散逆，生姜呕家圣药，加所当加，无如二物。

【医案举例】

吕某，男，52岁。因饮食过度发生吐、利之证，初起时腹部剧痛，继发吐利，气势汹涌，吐、利无度。家人认为霍乱送医院治疗。经过详细检查确诊为"急性胃肠炎"，服西药效果不明显。及余诊查尚不断作呕，隔20~30分钟泄泻一次，口干饮水即吐，脉象弦滑，舌苔黄腻。心中烦热，小便赤，此系时值夏令饮食不节伤及胃肠。而脉象弦滑，心中烦热，为热邪内犯所致。宜黄芩加半夏生姜汤为主镇呕及止泄。方药：黄芩12克，杭芍15克，枳壳10克，半夏10克，泽泻10克，生姜6克，藿香10克，佩兰6克，猪苓10克，厚朴6克，甘草3克。服3剂呕止，而泄泻减轻，心烦宁，小便顺利，后以和胃理肠止泻之剂调理而愈。

十一、泻心汤

【组成及服法】

大黄二两，黄连、黄芩各一两。
水煎顿服。

【治则及方解】

病机：火热亢盛，热迫血行。

治则：清热泻火，凉血止血。

方义：方中大黄清泻血分实热，引火下行，釜底抽薪，且祛瘀生新；黄芩、黄连善清上焦火热，三味均为苦寒之品，能直折其火热，火热去而血自止。如《沈注》所言，此方"统泄三焦实火，俾邪去而血自宁"。

【辨证指要】

泻心汤主治心火亢盛、迫血妄行所致之吐血，以吐血，血多鲜红，来势急，面红口渴，神烦便秘，舌红苔黄，脉洪数等为主要临床表现。

【仲景原文】

《伤寒论》第156条：本以下之，故心下痞，与泻心汤。痞不解，其人渴而口燥烦，小便不利者，五苓散主之。

《金匮要略·惊悸吐衄下血胸满瘀血病脉证治第十六》：心气不足，吐血，衄血，泻心汤主之。

【注家新论】

1. 尤在泾《金匮要略心典》：心气不足者，心中之阴气不足也，阴不足则阳独盛，血为热迫而妄行不止矣。大黄、黄芩、黄连泻其心之热，而血自宁。寇氏云："若心气独不足，则当不吐、衄矣，此乃邪热因不足而客之，故令吐、衄，以苦泄其热，以苦补其心，盖一举而两得之。"此说亦通。

2. 吴谦《医宗金鉴》：心气"不足"二字，当是"有余"

二字,若是不足,如何用此方治之,必是传写之讹。心气有余,热盛也,热盛而伤阳络,迫血妄行,为吐、为衄。故以大黄、黄连、黄芩大苦大寒直泻三焦之热,热去而吐衄自止矣。

3.陈修园《金匮要略浅注》:此为吐、衄之神方也,妙在以芩、连之苦寒,泄心之邪热,即所以补心之不足,尤妙在大黄之通,止其血而不使其稍停余瘀,致血愈后酿成咳嗽虚劳之根。且釜下抽薪,而釜中之水自无沸腾之患。

【医案举例】

1.赵某,男,53岁。高血压20多年,经常失眠头疼,近1个月以来常常鼻衄,心慌烦躁,大便干,舌红苔黄,脉弦数。证属里热上犯,治法当清泻里热,投泻心汤。方药:大黄10克,黄连6克,黄芩6克,生地黄炭10克。服上药3剂,大便通畅,心烦消失,睡眠好转。

2.刘某,女,65岁。左半身不遂3天,曾服用镇肝息风等药,并用羚羊粉冲服,症状不减轻,反而更加烦躁,甚至整夜不眠,头晕头热,胸闷,心中懊侬,舌红苔黄腻,脉弦滑数。予大黄汤加生石膏:大黄10克,黄连6克,黄芩10克,生石膏45克。先以大黄浸汤,以其汤煎煮他药。服1剂后,大便通1次,诸症明显减轻。之后又服大柴胡汤合桂枝茯苓丸加生石膏善后调理。

第十二章 桂枝附子汤类

一、桂枝附子汤

【组成及服法】

桂枝四两，生姜三两，炙甘草二两，附子三枚，大枣十二枚。

水煎服，日1剂，分两次温服，

【治则及方解】

病机：风湿相搏于肌肉关节之间。

治则：温阳通经，祛风散寒。

方义：桂枝附子汤，方中桂枝温阳散寒；附子温壮阳气，祛逐寒湿，与桂枝相用，振奋阳气，祛散风、寒、湿；生姜温阳散寒；大枣补益中气；炙甘草益气补中，并调和诸药。

【辨证指要】

本方具有温阳散寒止痛之功，大凡全身肌肉关节酸胀，疼痛，重着，临床表现热象不明显者，均可酌情选用。

桂枝附子汤与白术附子汤都可治疗阳虚痹证。前者主治阳虚痹证偏于寒者，病以疼痛剧烈为特点，治疗重在散寒；后者主治阳虚痹证偏于湿者，病以烦痛且重为特点，治疗重在除湿。

本方与桂枝去芍药加附子汤药味相同，但桂枝多一两，附子多两枚。桂枝附子汤用于阳虚肌痹证，故重用附子三枚、桂枝四两，以温阳散寒止痛为主；桂枝去芍药加附子汤用于胸阳虚弱之恶寒脉微证，用桂枝三两、附子一枚，以温阳散寒为主。

【仲景原文】

《伤寒论》第174条：伤寒八九日，风湿相搏，身体疼烦，不能自转侧，不呕不渴，脉浮虚而涩者，桂枝附子汤主之；若大便坚小便自利者，去桂加白术汤主之。

【注家新论】

1. 成无己《注解伤寒论》：风在表者，散以桂枝、甘草之辛甘；湿在经者，逐以附子之辛热；姜、枣辛甘行荣卫，通津液，以和表也。

2. 方有执《伤寒论条辨》：此以得之寒因，故身体疼烦，不呕不渴也。不能自转侧者，湿主重着也。浮，风也；虚，则汗后之不足；涩，湿也。与上篇小异而大同。桂枝附子汤者，即上篇之甘草附子汤，以姜、枣易术之变制也。

3. 许宏《金镜内台方议》：伤寒至八九日后，邪当传里。今此八九日后，身体烦疼，不能自转侧，又不呕不渴，脉浮虚而涩者，非为表证。脉浮为风，脉涩为湿，烦则为风，身疼为湿，乃风湿证也。与桂枝汤去芍药以治风，加附子以散表中之风湿寒邪也。此汤须用脉浮虚而涩，无热不渴，身体烦疼，不能转侧者，方可服也。若是风湿热症，脉紧数者，不可服也，又当于《外台》求之。

【医案举例】

1.黄某，女，24岁。下肢关节疼痛多年，经多方治疗，效果不显著，现尤以右膝关节疼痛为主，伸屈之时痛剧，行走困难，遇阴雨天之时，则疼痛难忍，食欲尚可，苔白润滑，脉弦紧，重按则无力，此为寒湿痹证。方药：桂枝尖30克，炮附子24克，炙甘草18克，生姜18克，大枣4枚。3剂。服药后痛减半，予方药：桂枝尖30克，炮附子30克，生姜24克，大枣6枚。连服10剂，疼痛完全消失。

2.唐某，男，37岁。素体肥胖，体内多湿，正值春夏之交，淫雨绵绵，适感冷风，而病风湿。现见头痛恶风，身重烦疼，肢冷，尿涩，脉弦而迟，舌苔白腻。投以桂枝附子汤，辛甘发散为君；五苓散淡渗利湿为佐，仿仲景治湿之法徐徐微汗，则风湿俱去矣。方药：桂枝3克，茯苓18克，苍术3克，炙甘草2克，淡附片3克，泽泻4.5克，秦艽3克，生姜3克，大枣3克。1剂之后，微微汗出而痛除，再剂而肢温不恶风，寒热亦慢慢平复。其后用平胃散加木瓜、砂仁，温中调气而收功。

二、甘草附子汤

【组成及服法】

炙甘草二两，白术二两，附子二枚，桂枝四两。

水煎服，日 1 剂，分两次温服。取微汗。

【治则及方解】

病机：风湿留着，表里阳气皆虚。

治则：温阳散寒，除湿止痛。

方义：方中附子、桂枝辛热以温经散寒；白术苦温以健脾燥湿；配以炙甘草之甘缓，调和诸药，并能补益中焦，有助于扶正祛邪。

【辨证指要】

应用本方时，应先辨别风寒湿邪之偏盛及病位，灵活选加相应药物。根据正气之偏虚，酌情选加温阳益气、补血填精之品。还可以适当选加活血通络之桃仁、红花、芍药、丹参、白花蛇舌草、地龙、蜈蚣、全蝎等，有助于提高临床疗效。

【仲景原文】

《伤寒论》第 175 条：风湿相搏，骨节疼烦，掣痛不得屈伸，近之则痛剧，汗出短气，小便不利，恶风不欲去衣，或身微肿者，甘草附子汤主之。

【注家新论】

1.成无己《注解伤寒论》：桂枝、甘草之辛甘，发散风邪而固卫；附子、白术之辛甘，解湿气而温经。

2.柯韵伯《伤寒附翼》：此即桂枝附子汤加白术去姜、枣者也。前症得之伤寒，有表无里。此症因于中风，故兼见汗出身肿之表，短气小便不利之里。此《内经》所谓：风气胜者，为行痹之症也。然上焦化源不清，总因在表之风湿相搏，故于前方仍重用桂枝，而少减术、附。去姜、枣者，以其短气，而辛散湿泥之品，非所宜耳。

3.许宏《金镜内台方议》：故用附子为君，除湿祛风，温经散寒；桂枝为臣，祛风固卫；白术去湿为使；甘草为佐，而辅诸药。疏风去寒湿之方也。

4.王子接《绛雪园古方选注》：甘草附子汤，两表两里之偶方。风淫于表，湿流关节，阳衰阴胜，治宜两顾。白术、附子顾里胜湿，桂枝、甘草顾表化风，独以甘草冠其名者，病深关节，义在缓而行之，徐徐救解也。

【医案举例】

1.杨某，男，42 岁。患关节炎 3 年有余，最近有所加剧，骨节疼痛难忍，心烦不已，大有不可近之势，并伴有心慌、气短、胸闷等症，入夜之后加重。脉缓弱而无力，舌胖嫩。此为心肾阳虚，寒湿流注于关节之证。方药：附子 15 克，白术 15 克，桂枝 10 克，炙甘草 6 克，茯苓皮 10 克，薏苡仁 10 克。服药 3 剂之后，其痛减半，心慌等症亦有所缓解。后又改用桂枝去芍药加附子汤，继服 3 剂，则病大减。为图全功改服丸药方，终获痊愈。

2.高某，患风湿病多年，遍身骨节尽痛，甚则手不可触，触之则疼痛加剧，遍身微汗，小便不利。其时正当夏初，见其身面手足乃至全身俱微肿，且天气甚为炎热，但重裘不脱，却脉象颇大，以至于气不相续。此定是风湿为病。当遵仲景之法，处以甘草附子汤。1剂大效，服3剂之后，诸症尽愈。

3.郑某，男，50岁。发热30多天，中西医的各种治疗均未起效。现体温持续在37.5~38.5℃之间，恶风寒，肢体疼，渴却又不欲饮水，短气汗出，周身困乏，小便短少。平素极度嗜酒，自觉酒后周身畅然。观其舌淡苔腻，脉沉细。此证当为风湿相搏。方药：附片、桂枝各10克，白术、甘草各8克，茯苓15克。3剂药后，病竟然收获全功。

三、白术附子汤

【组成及服法】

白术二两，生姜一两半，炮附子一枚半，炙甘草一两，大枣六枚。

水煎服，日1剂，分两次温服。

【治则及方解】

病机：寒湿在表，脾虚不运。

治则：祛湿除痹，温经助阳。

方义：白术、附子逐皮间水气,祛湿除痹；白术、炙甘草、生姜、大枣健脾益气。

【辨证指要】

白术附子汤证辨证要点为身体疼，不能转侧，大便坚，小便自利。白术一药，《神农本草经》记载："主风寒湿痹死肌，痉，疸，止汗除热，消食。"因此汉代多用白术治疗寒湿痹证，白术附子汤用白术主要是祛肌表湿邪，而《中药学》将其列入补虚药中，性味苦甘温，补气健脾，燥湿利水，止汗安胎。可见古今用药有所不同。临床上湿病兼大便干结可用白术附子汤。特别是生白术既有健脾，又有润肠通便作用。说明本方不仅可以祛风湿，也具有通大便的作用。

【仲景原文】

《伤寒论》第 174 条：伤寒八九日，风湿相搏，身体疼烦，不能自转侧，不呕不渴，脉浮虚而涩者，桂枝附子汤主之；若大便坚小便自利者，去桂加白术汤主之。

【注家新论】

1. 程林《金匮要略直解》：风淫所胜，则身烦疼，湿淫所胜，则身体难转侧。风湿相抟于营卫之间，不干于里，故不呕不渴也。脉浮为风，涩为湿，以其脉近于虚，故用桂枝附子汤温经以散风湿。小便利者，大便必硬，桂枝近于解肌，恐大汗故去之，白术能祛肌湿，不妨于内，故加之。凡方后如有虫行，如醉、如冒等状者，皆药势将行使然。

2. 尤在泾《金匮要略心典》：身体疼烦，不能自转侧者，邪在表也；不呕不渴，里无热也；脉浮虚而涩，知其风湿外持，而卫阳不正，故以桂枝汤去芍药之酸收，加附子之辛温，以振阳气而敌阴邪。若大便坚，小便自利，知其在表之阳虽弱，而在里之气犹治，则皮中之湿，自可驱之于里，使从水道而出，不必更发其表，以危久弱之阳矣。故于前方去桂枝之辛散，如白术之苦燥，合附子之大力健行者，于以并走皮中而逐水气，亦因势利导之法也。

3. 李彣《金匮要略广注》：烦者，风也；身疼不能转侧，风湿在经也；不呕不渴，里无邪也。《经》云：风则浮虚。兼涩者，湿也，桂枝附子汤，祛风逐湿。大便坚、小便利，为内无津液，桂枝发汗，走津液，故去桂，加白术以生津液。张元素曰：附子以白术为佐，乃除寒湿之圣药，宜少加之引经，又益火之原以消阴翳，则便尿有节也。

【医案举例】

1. 韩某，男，37 岁。患关节炎已经数年，左手腕关节囊肿，起大小如蚕豆一般，周身酸楚以至于疼痛，以两膝关节为甚，已然不能正常蹲立，行走实在困难。每当天气变化之时，则身痛加剧。其大便干燥难解，舌淡嫩而胖苔白滑，脉弦迟。此证当为寒湿痹证，且以湿邪为主。治宜祛湿除痹，温经通阳，方用白术附子汤。方药：附子 15 克，白术 15 克，生姜 10 克，炙甘草 6 克，大枣 12 枚。3 剂，水煎服。服药后周身有如虫行皮中之状貌，两腿膝关节大量出黏凉汗液，大便变得爽快，此乃寒湿已除、脾虚得复之征象。转方用：干姜 10 克，白术 15 克，茯苓 10 克，炙甘草 6 克。服至 3

剂以后，下肢基本不痛了，行路基本正常。又复用上方3
剂而身痛亦解除。后以丸药调理，逐渐归复平安。

　　2.黄某，男，35岁。其人平素多有内湿，大便偏于溏
软，近来春插下水之时，不慎感受寒湿，现见发热恶寒，
无汗，一身尽痛，小便不利，大便反快，舌苔白滑，脉濡。
此内外合邪，内湿招致外湿，最终为病。投麻黄加术汤2
剂，寒热除，身痛止，只食欲未复，大便仍溏，故而又当
治以温阳化湿，健脾扶正，用白术附子汤。方药：白术12克，
附片6克，甘草3克，生姜3片，大枣3枚，茯苓10克。
嘱其服3剂以善其后。

第十三章　小半夏汤类

一、半夏散及汤

【组成及服法】

半夏、桂枝、炙甘草各等分。

三味药分别捣筛后，合在一起，白饮和服。

【治则及方解】

病机：寒邪客于咽喉，痰湿凝滞。

治则：散寒通阳，涤痰开结。

方义：方中半夏辛温，涤痰散结；桂枝通阳散寒；炙甘草缓急止痛，且调和诸药。含咽的目的是为了使药力持久作用于患处。

【辨证指要】

本方主要用于治疗风寒客于少阴经脉，兼有痰湿阻络的少阴客寒咽痛证，用于治疗寒性咽痛及音哑有一定疗效。用本方与麻黄汤或桂枝汤合方，治疗外感风寒所致咽喉疼痛，疗效较佳。

半夏厚朴汤、甘草汤、桔梗汤、苦酒汤、猪肤汤、半夏散及汤都可治疗咽痛。其主要区别为：半夏厚朴汤主治痰气阻结于咽喉，以咽中有物，吞之不下，吐之不出为特点，治疗以顺气化痰利咽为主；甘草汤主治邪热侵袭，结于咽部，以咽部红肿热痛为特点，治疗以清热利咽解毒为主；桔梗汤主治痰热上攻咽痛，以咽喉不利，伴见红肿热痛为特点，治当清热利咽；苦酒汤主治痰火相结之咽痛，以咽中烂，语言不出为特点，治疗以清热涤痰，通窍利咽为主；猪肤汤主治阴虚虚火上浮所致咽痛，病以心烦，舌红少津无苔，脉细数为特点，治疗当育阴清热利咽；半夏散及汤主治寒气相结于咽部，以咽痛，局部红肿不明显为特点，治疗以通阳化痰，散寒开结为主。

【仲景原文】

《伤寒论》第 313 条：少阴病，咽中痛，半夏散及汤主之。

【注家新论】

1. 成无己《注解伤寒论》：《内经》中有"寒淫所胜，平以辛热，佐以甘苦。半夏、桂枝之辛，以散经寒；甘草之甘，以缓正气"之说。

2. 王子接《绛雪园古方选注》：半夏散，咽痛能咽者，用散；不能咽者，用汤。少阴之邪，逆于经脉，不得由枢而出，用半夏入阴散郁热，桂枝、甘草达肌表，则少阴之邪，由经脉而出肌表，悉从太阳开发，半夏治咽痛，可无劫液之虞。

【医案举例】

1. 丁某，女，36岁。咽喉肿痛七八个月之久，音哑，伴咽喉憋闷之感，大便干，小便自利。舌苔薄白而润，脉浮。证属寒遏而阳郁，经脉为之不利，治当开结散寒。方药：半夏15克，桂枝12克，炙甘草6克。服药6剂之后，咽喉肿痛及憋闷感明显减轻，已经能够发出声音但不是很清晰。故上方再加竹茹6克，又服6剂后，音哑竟除，声音如常。

2. 郑某，女。身体向来孱弱，亦有痰、嗽之宿疾，后因家庭纠纷，心力交瘁，引发下症：见恶寒发热，头痛，咽痛尤重，卧床不起，吞咽困难，脉浮缓。此少阴枢机失常，邪气拂逆不能外达而导致之咽痛。投之以半夏汤原方，其中桂枝解肌，甘草清火，半夏散结降逆，合而为方以表里兼治。嘱其徐徐咽下。服2剂之后，寒热、痰、嗽、咽痛等症统统消失，继以扶正而收全功。

3. 王某，女。有慢性咽炎病史，现见咽喉疼痛，声音嘶哑，神疲乏力，舌淡苔白腻，脉细滑。前医屡用大剂量之金银花、连翘、板蓝根、牛蒡子等药，又或取用甘凉濡润之品，如玄参、生地黄、麦门冬等。本病究其原因，是其咽喉乃少阴枢机出入门户，患者初感风热之时，其时未能及时开泄，却过用寒凉，导致邪客少阴，真阳受阻，阳郁而化热，循经以上逆，故见咽痛，此时却再投苦寒反遏郁之，如此是错上加错，定当急投温散开通之剂，方用半夏汤。方药：半夏12克，桂枝9克，甘草6克。并嘱病患少少与之，频频含咽，每天1剂。5剂药后，复诊自诉：药含入口，顿觉爽快无比，神情清爽，守原方继服 10 剂而病愈。

二、厚朴生姜半夏甘草人参汤

【组成及服法】

炙厚朴半斤，半夏半升，生姜半斤，人参一两，炙甘草二两。

水煎服，日 1 剂，分两次温服。

【治则及方解】

病机：汗后脾虚气滞腹胀。

治则：温运健脾，消滞除满。

方义：方用炙厚朴苦温，行气宽中，消胀除满，使脾胃之气得以畅通；生姜辛温理气，半夏和胃降逆，散饮开结；三药合用，辛开苦降，宽中除满。人参、炙甘草甘温，补益脾气而复脾之运化。全方消补兼施，以行气除满为主。

【辨证指要】

本方用于治疗虚实夹杂之证。临床上凡见腹胀不痛，按之柔软，食欲欠佳，精神疲倦，呕吐涎沫，舌质淡，苔薄白或白腻，脉濡缓等症，均可用本方治疗。

【仲景原文】

《伤寒论》第 66 条：发汗后，腹胀满者，厚朴生姜半夏甘草人参汤主之。

【注家新论】

1. 成无己《注解伤寒论》：《内经》中有"脾欲缓，急食甘以缓之，用苦泄之。厚朴之苦，以泄腹满；人参、甘草之甘，以益脾胃；半夏、生姜之辛，以散滞气"之说。

2. 王子接《绛雪园古方选注》：厚朴宽胀下气，生姜散满升津，半夏利窍通阴阳，三者有升降调中之理。佐以甘草和阴，人参培阳。补之泄之，则阴结散，虚满消。

3. 尤在泾《伤寒贯珠集》：发汗后，表邪虽解而腹胀满者，汗多伤阳，气窒不行也，是不可以徒补，补之则气愈窒，亦不可以径攻，攻之则阳益伤，故以人参、甘草、生姜助阳气，厚朴、半夏行滞气，乃补泄兼行之法也。

【医案举例】

1. 陈某，患泻痢多日，现见腹胀疼痛，服黄芩、白芍等药，胀急疼痛加剧，脉见洪大而数，按之濡，气口大3倍于人迎，此湿热伤脾胃，邪盛正虚之证。投厚朴生姜半夏甘草人参汤，2剂之后，痛止胀减，但泻痢未止，改投干姜黄芩黄连人参汤2剂，泻利遂止，但仍不思饮食，与半夏泻心汤而收全功。

2. 尹某，男。腹胀多日，心下胀满，日夜持续有不适之感，是证当属虚胀。投厚朴生姜半夏甘草人参汤，方药：厚朴12克，生姜9克，半夏9克，炙甘草6克，党参4.5克。5剂后复诊，又服5剂，愈。

3. 叶某，男，39岁。患者行胃次全切除手术以后，一般情况恢复良好。只是出院以后，渐感胃脘痞满，嗳气频繁，大便不爽，虽少食多餐，且以流质饮食为主，但是亦感痞满不饥，病情日渐加剧，脉细弱，舌白滑而润，虽然患者为术后腹胀满者，但与《伤寒论》条文"发汗后，腹胀满"情形小异而大同，也就是病因虽不同，但病症相同，故用厚朴生姜半夏甘草人参汤加味。方药：党参12克，法半夏9克，枳壳6克，厚朴9克，炙甘草6克，佛手片9克，广木香6克，生姜3片。服5剂后，自觉气下行，腹胀、嗳气随之大减。效不更方，继续服至20余剂，隔1～2日服1剂，经两月余，一切恢复如常。一年之后，腹胀未有再发，食欲正常，消化良好，且体态略发胖。

三、苦酒汤

【组成及服法】

半夏十四枚，鸡子一枚（去黄），米醋适量。

将半夏和苦酒（即米醋），放在鸡子壳中，将鸡子壳置刀环中，放在火上，煮三沸后，去滓，少量含咽，不瘥，如此再服三剂。

【治则及方解】

病机：邪客少阴，虚火上炎。

治则：清热涤痰，敛疮消肿。

方义：方中苦酒，即米醋，有解毒敛疮之功；半夏涤痰利咽；鸡子清甘寒消肿而利咽；半夏与鸡子清相伍，利咽而无燥津之弊；半夏与苦酒相配，辛开苦泄，增强涤痰敛疮之力。本方服法，取少量频频含服，可使药物持续作用于患处，有利于更好地发挥药效。

【辨证指要】

本方治疗由于邪客于少阴，虚火上炎所致的咽喉疼痛，主症为：咽喉溃烂，有阻塞感，声音嘶哑，甚或不能语言。本方常用于治疗咽喉部红肿溃烂、扁桃体炎、溃疡病等病。

【仲景原文】

《伤寒论》第312条：少阴病，咽中伤，生疮，不能语言，声不出者，苦酒汤主之。

【注家新论】

1. 成无己《注解伤寒论》：辛以散之，半夏之辛，以发声音；甘以缓之，鸡子之甘，以缓咽痛；酸以收之，苦酒之酸，以敛咽疮。

2. 方有执《伤寒论条辨》：半夏主咽而开痰络，苦酒消肿而敛咽疮，鸡子甘寒而除伏热。

3. 钱天来《伤寒溯源集》：少阴之阴热上攻，终非三阳之热邪可比，故始终禁用寒药，然非辛温滑利，不足以开上焦痰热之结邪，故用半夏为君。郁热上蒸，则上焦天气不清。所以咽中伤烂，肺受火刑，金实无声，故语言不能，声音不出……故以鸡子白之清凉滑窍为臣……阴火上逆，非寒凉可治，当用酸敛以收之，故用味酸性敛之苦酒为佐，使阴中热淫之气敛降，如雾敛云收，则天清气朗而清明如故矣。

4. 柯韵伯《伤寒论注》：取苦酒以敛疮，鸡子以发声，而兼半夏者，必因呕而咽伤，胸中之痰饮尚在，故用之，且以散。鸡子、苦酒之酸寒，但令滋润其咽，不令泥痰于胸膈也。置刀环中，放火上，只三沸即去滓，此略见火气，不欲尽出其味，意可知矣。鸡子黄走血分，故心烦不卧者宜之；其白走气分，故声不出者宜之。

【医案举例】

1. 雷某，男，70 岁。10 余天以来，无任何诱因出现发热恶寒，咽痛。局部检查，可见咽部红肿疼痛，有散在的若干小溃疡，大多有明显的脓性分泌物，声音嘶哑。行抗感染及对症治疗两周以后，咽部仍然红肿，溃疡甚至扩大漫延，一直延伸至上腭部，疼痛、声哑俱加重，患者甚为紧张，故而求中医诊治。此证应为痰火郁结于咽喉，法当敛疮消肿，清热涤痰，投以苦酒汤。方药：半夏 15 克，米醋 80ml。加水 250ml，煎 20 分钟，去渣，稍稍放凉后加入 2 个鸡蛋清，拌匀之后，一定要徐徐含咽，每日一服。服药两天之后，诸症大减，前后共服 8 剂，溃疡完全消失，其他症状均消除而告痊愈。

2. 于某，女，32 岁。平素体质强健，只是常常情志抑郁，忽然失音，不发热，不咳嗽，也没有吞咽疼痛憋闷感，前医与玄参、麦门冬、牛蒡子、胖大海、贝母、甘草等清热养阴之药，4 剂不效，故前来求治。予投之以苦酒汤：制半夏 3 克（研粉），米醋 1 汤匙，鸡蛋 1 个。先将鸡蛋打破，去掉蛋黄，再加入半夏粉和米醋，置于火上煮一沸，倒出，慢慢含咽之。两服之后，竟然音出如常。

3. 王某，男，16 岁。患者是晋剧演员，在两个月之前突然失音，以至于语声全无，曾经在喉科治疗，诊断为"声带水肿"，肌肉注射青、链霉素，并服用中成药清热消肿利咽等药共 6 剂，尽皆无效。经用苦酒汤 1 剂之后，声音豁然而出，一共服药 3 剂而痊愈。

四、小半夏汤

【组成及服法】

半夏一升，生姜半斤。

水煎服，日 1 剂，分两次温服。

【治则及方解】

病机：中焦脾胃虚寒，纳运升降失常，寒饮食积停滞，随胃气而上逆。

治则：温中祛寒，益气健脾，化饮消食，降逆止呕。

方义：半夏、生姜散寒化饮，导水下行，降逆止呕。小半夏汤药仅两味，其中半夏祛痰化饮，降逆止呕作用较强，配伍生姜温胃散饮，降逆止呕，不仅增强蠲饮降逆之功，又可制约半夏之毒性，是结构简单而药力专一的一首古方，被后世誉为"治呕之祖方"。

【辨证指要】

小半夏汤证为因饮致呕证，其辨证要点为呕吐而不渴或渴而呕者，心下痞满，头眩，心悸。

【仲景原文】

《金匮要略·痰饮咳嗽病脉证并治第十二》：呕家本渴，渴者为欲解，今反不渴，心下有支饮故也，小半夏汤主之。

《金匮要略·呕吐哕下利病脉证治第十七》：诸呕吐，谷不得下者，小半夏汤主之。

【注家新论】

1.沈明宗《金匮要略编注》：此支饮上溢而呕之方也，凡作呕，必伤津液，应当作渴，故为呕家本渴，渴则病从呕去，谓之欲解。若心下有支饮停蓄胸膈致燥，故呕而不渴，则当治饮，所以生姜散邪，半夏涤饮，呕自止矣。

2.尤在泾《金匮要略心典》：此为饮多而呕者言。渴者饮从呕去，故欲解，若不渴，则知其支饮仍在，而呕亦未止。半夏味辛性燥，辛可散结，燥能蠲饮，生姜制半夏之悍，且以散逆止呕也。

3.曹颖甫《金匮发微》：本书之例，呕而不吐者为干呕，凡言呕，皆兼吐言之，故吐水及痰涎皆谓之呕；胃底胆汁不能容水，胆汁苦燥，与膈上水气相拒，则为呕吐，少阳所以善呕也。但既呕之后，胃中转燥，因而病渴，渴则水邪已去，故为欲解。今反不渴，则以心下支饮方盛，胃底之胆火不炀，故宜生半夏以去水，生姜以散寒，而心下之支饮当去。此证水停心下，阻其胃之上口，势必不能纳谷，"呕吐哕下利篇"云：诸呕吐，谷不得下者，小半夏汤主之。即此证也。

4.周扬俊《金匮玉函经二注》：呕家为有痰饮动中而欲出也，饮去尽而欲解矣，反不渴，是积饮所留，夫支饮者，由气不畅，结聚津液而成耳，半夏之味辛，其性燥，辛可散结，燥可胜湿，用生姜以制其悍，孙真人云生姜呕家之圣药，呕为气逆不散，故用生姜以散之。

【医案举例】

王某，女，54 岁。曾经反复脘胀，胃脘疼痛，食少，呕吐病史 10 余年。近期因劳累过度，导致病情发作，前后半月之久。现见脘腹胀满，疼痛，恶心呕吐，吐后稍稍舒缓，饮食明显减少，空腹时经常听到脘腹部有振水声。10 天之前胃肠钡餐透视显示：胃张力缺乏，胃蠕动减少，钡剂 4 小时后仍存留 50%，诊断为"功能性胃潴留"。医院予西沙必利及健胃消食片等口服，症状并无明显的改善。刻下：面色萎黄，形体消瘦，脘腹胀满，按之不舒，畏寒喜暖，时时呕吐宿食，大便溏泄，日行一次，舌质淡红，苔薄白微腻。辨证分析：病患呕吐病史 10 余年之久，应当属于"呕家"。今主症为呕吐宿食、吐后舒畅，同时伴有脘腹胀满疼痛，空腹之时脘腹部不时有振水声，大便溏泄，辨证当为脾胃虚寒，痰饮内停。治宜温中祛寒，益气健脾，同时施以化饮消食，降逆止呕。方用理中汤合小半夏汤加减，方药：党参 10 克，茯苓 10 克，干姜 10 克，白术 10 克，制半夏 10 克，生姜 10 克，焦山楂 10 克，焦神曲 10 克，陈皮 10 克，枳壳 10 克，木香 10 克，甘草 6 克。服 3 剂之后复诊：脘腹胀满减轻，呕吐渐渐缓解，守原方继服 6 剂。服药之后脘腹较为舒畅，呕吐已止，食欲渐增，只有胃脘时现隐痛，偶有嗳气，此仍为脾虚气滞之候，予香砂六君子汤加减善后，其后随访 3 年未发，遂告病愈。

五、小半夏加茯苓汤

【组成及服法】

半夏一升，生姜半斤，茯苓三两。
水煎服，日 1 剂，分两次温服。

【治则及方解】

病机：中焦脾胃虚寒，纳运升降失常，寒饮食积停滞，随胃气而上逆。

治则：温中祛寒，益气健脾，化饮消食，降逆止呕。

方义：半夏、生姜散寒化饮，导水下行，降逆止呕。因有导水下行的茯苓，蠲饮降逆之力胜于小半夏汤。

【辨证指要】

用于治疗呕吐较剧，并有心下痞，头眩，心悸之症。

【仲景原文】

《金匮要略·痰饮咳嗽病脉证并治第十二》：卒呕吐，

心下痞，膈间有水，眩悸者，小半夏加茯苓汤主之。

《金匮要略·痰饮咳嗽病脉证并治第十二》：先渴后呕，为水停心下，此属饮家，小半夏加茯苓汤主之。

【注家新论】

尤在泾《金匮要略心典》：饮气逆于胃则呕吐，滞于心则心下痞，凌于心则悸，蔽于阳则眩，半夏、生姜止呕降逆，加茯苓去其水也。

【医案举例】

1.刘某,女,42岁。一年以来无明显诱因出现恶心、嗳气、心下痞闷、纳食不佳等症，有医嘱其服用疏肝和胃丸等中成药，药后稍见缓解。但其后病情依然如故，并伴口苦、咽干、胸闷、心悸、头晕，月经延后甚至两三个月一行，经水量少色暗，呈酱油色，舌淡苔白腻，脉沉弦，辨证当属水饮内停于胃脘之证。法当行水散痞，同时引水下行。方药：茯苓30克，半夏18克，生姜3片。服用7剂之后复诊：患者自述服药后第二日，恶心、嗳气、心下痞闷等均明显好转，胸膈之间竟然感到豁然开朗，心悸、头晕悄然若失，时值月经来潮，经水颜色转为正红，经量也较之前增多，同时苔腻也好转不少，既然治疗有效，当守方如故，继宗上法。方药：茯苓30克，半夏18克，生姜16片，泽泻15克，白术6克。再服7剂。一周之后,患者又来复诊：脘痞、恶心、嗳气、心悸头晕业已均好转若失，要求巩固疗效。方药：茯苓30克，半夏14克，天麻10克，猪苓20克，泽泻16克，白术10克，桂枝10克。再服7剂善后。

2.袁某，男，37岁。素有高血压病，头晕目眩，呕吐时时频发，心悸脘痞，脉弦滑，舌苔白滑。辨证分型：呕吐悸眩痞等俱见，此应是膈间水饮也。方药：半夏15克，茯苓30克，生姜15克。水煎服，服6剂之后，痊愈。

六、大半夏汤

【组成及服法】

半夏二升，人参三两，白蜜一升。

三药加蜜久煎，去滓，温服。

【治则及方解】

病机：脾胃虚寒，不能腐熟水谷，兼大肠津亏。

治则：补虚润燥，和胃降逆。

方义：方中半夏和胃降逆以治其标，人参益气补虚，白蜜养血润燥以治其本。

【辨证指要】

胃反是以朝食暮吐，暮食朝吐，吐出不消化食物为特征的一种病证。在此基础上，兼见面色不华，倦怠乏力，舌淡苔白，脉弱等症，还可伴见心下痞硬，大便燥结如羊屎。

【仲景原文】

《金匮要略·呕吐哕下利病脉证治第十七》：胃反呕吐者，大半夏汤主之。

【注家新论】

1. 徐忠可《金匮要略论注》：以前皆论呕，即或兼言吐，不过饮食之后，或吐些少出来耳。若食久即尽出，此乃胃虚不能消谷，因而上逆，故使胃反，反后火逆呕吐兼夹燥矣，故以半夏降逆、下痰涎为主，加人参以养其正，白蜜以润其燥，而且扬水二百四十遍，以使速下，《千金》治不受食，《外台》治呕而心下痞硬。要知不受食，虚也，痞硬亦虚也。

2. 尤在泾《金匮要略心典》：胃反呕吐者，胃虚不能消谷，朝食而暮吐也。又胃脉本下行，虚则反逆也。故以半夏降逆，人参、白蜜益虚安中。东垣云：辛药生姜之类治呕吐，但治上焦气壅表实之病，若胃虚谷气不行，胸中闭塞而呕者，惟宜益胃推扬谷气而已。此大半夏汤之旨也。

3. 沈明宗《金匮要略编注》：此偏痰多之方也。胃反本于营卫两虚，木气乘脾而不健运，津液化为痰饮，卫气逆而化火，痰火上溢，则胃反呕吐，故用人参甘温滋润，补养脾胃，合蜜润燥而生营卫，半夏涤饮下逆而退其标，水蜜合扬二百四十遍，取其性柔，以养胃阴而不燥也。

【医案举例】

患者曾因枪伤后做过腹部手术，术后因肠粘连，又先后做过6次手术，但效果不佳，常常腹痛、呕吐，迁延十几年之久，刻诊：脘腹胀满，朝食暮吐，宿食不化，呕吐物清稀无臭味，大便干结，甚至七八日一行，形体消瘦，面色萎黄，舌淡苔薄白，脉弦而虚弱。辨证分析：主症为朝食暮吐，当诊为"胃反"。病因病机分析：患者因受枪伤，行腹部手术之后大伤元气，以至于脾胃虚损，寒气内生，而不能正常腐熟、运化水谷，故见朝食暮吐、宿谷不化、呕吐频作；脏寒而生满病，气机不畅，故见脘腹胀满；宿谷不化，不能转输进入大肠，致使大肠津亏，而大便干结；脾虚则气血生化乏源，故见形体消瘦、面色萎黄；舌淡苔薄白，脉弦而虚弱均为气血不足的征象。其病机为脾胃虚寒，兼大肠津亏。法当补虚润燥，和胃降逆，方用大半夏汤。方药：半夏15克，高丽参15克，白蜜30克。以蜜水1000ml，加半夏、高丽参煎为300ml，频频啜服。先后服用13剂而最终治愈，8年后随访并未复发。

七、半夏干姜散

【组成及服法】

半夏、干姜各等分。

二药杵为散，取方寸匕，用浆水煎取，温顿服。

【治则及方解】

病机：中阳虚寒，寒饮内停，胃失和降。

治则：温中止呕。

方义：方中半夏辛燥，化痰开结，善降逆气；干姜辛热，温胃散寒，通阳化饮，两味相伍温胃散寒，化饮止呕。

【辨证指要】

本证乃中阳不足，寒饮内盛。除见干呕，吐逆，吐涎沫外，应见胃脘冷痛，不欲饮水，喜温喜按，舌淡苔白，脉缓弱。

【仲景原文】

《金匮要略·呕吐哕下利病脉证治第十七》：干呕吐逆，吐涎沫，半夏干姜散主之。

【注家新论】

1. 尤在泾《金匮要略心典》：干呕吐逆，胃中气逆也。吐涎沫者，上焦有寒，其口多涎也。与前干呕、吐涎沫、头痛不同，彼为厥阴阴气上逆，此是阳明寒涎逆气不下而已，故以半夏止逆消涎，干姜温中和胃，浆水甘酸，调中引气止呕哕也。

2. 曹颖甫《金匮发微》：始而干呕（俗名胃泛），继而吐逆（俗名胃寒，所吐清水），是水气从胃之上口渗入，胃不纳而上泛之证也，加之以吐涎沫，心下必有微饮。其所以异于头痛一证者，彼但为胃中浊气上泛，初无水气，故但用吴茱萸汤以降逆；此证吐逆，为膈上有水气，为胃中有寒，故用半夏干姜散以降逆而温中。徐忠可反以头痛者为重，此证为轻，殆不然也。

【医案举例】

1. 赵某，男，22岁。反胃呕吐已有近3个月，食后胃脘胀满，恶心，口干而多饮，时而感到脘腹疼痛、胸闷或胸痛，腹部常常怕冷，大便溏泄。前医投半夏泻心汤加吴茱萸，6剂后，诸症均不见减，反增吐酸水，苔薄白，脉浮弦。此为寒饮停胃而致胃气失降，服温药和胃之后，正邪相争，邪即上越，故而见吞酸。理应专于温胃，用半夏干姜散。方药：半夏30克，干姜30克。上药共研细末，每服2克，一日3次，服一日之后，即未见呕吐，服一周以后，诸症俱瘥。

2. 吴某，女，42岁。高血压病史已经3年有余，血压常波动在140～190/100～110mmHg，曾服各种中西药，但均无明显效果。患者形体肥胖，常常头昏头胀甚至疼痛，昏眩之时甚至如坐舟船当中，颇欲吐，曾数次呕出大量清稀痰涎，纳食欠佳，胸脘部常有胀闷感，心悸多梦，二便尚可。舌淡苔薄白而腻，脉右寸关滑甚。治宜温中止呕，方用半夏干姜散加味。方药：法半夏9克，淡干姜9克，云茯苓9克。水煎服。方中半夏辛温化痰，开结而善降逆气；干姜温胃散寒而通阳化饮，两味相伍，可以相须为用，增强化饮止呕之功效；加茯苓健脾渗湿，以达升清降浊目的。之后又以温中化饮法加减，治疗一个多月，病愈，患者高兴返家。

八、半夏厚朴汤

【组成及服法】

半夏一升，厚朴三两，茯苓四两，生姜五两，紫苏叶二两。

水煎服，日1剂，分两次温服。

【治则及方解】

病机：情志不遂，气郁生痰，痰气交阻。

治则：解郁化痰，顺气降逆。

方义：方中半夏、生姜、厚朴辛以散结，苦以降逆；茯苓佐半夏下气涤痰降逆；紫苏叶芳香入肺，以宣其气。

【辨证指要】

本病以咽中如有物梗塞，咳之不出，吞之不下，但饮食吞咽无碍为主症，可兼精神抑郁，心烦易怒，失眠，胸闷，善太息。由于妇人多积冷结气，最易得此病，而男子间有之，乃由七情郁结，气机不畅，痰气交阻，结于咽喉所致。

【仲景原文】

《金匮要略·妇人杂病脉证并治第二十二》：妇人咽中如有炙脔，半夏厚朴汤主之。

【注家新论】

1. 尤在泾《金匮要略心典》：此凝痰结气，阻塞咽嗌之间，《千金》所谓咽中帖帖，如有炙肉，吞不下，吐不出者是也。半夏、厚朴、生姜辛以散结，苦以降逆；茯苓佐半夏利痰气，紫苏芳香，入肺以宣其气也。

2. 吴谦《医宗金鉴》：咽中如有炙脔，谓咽中有痰涎，如同炙肉，咯之不出，咽之不下者，即今之梅核气病也。此病得于七情郁气，凝涎而生，故用半夏、厚朴、生姜，辛以散结，苦以降逆，茯苓佐半夏，以利饮行涎，紫苏芳香，以宣通郁气，俾气舒涩去，病自愈矣。此证男子亦有，不独妇人也。

3. 张再良《金匮要略释难》：妇人咽部感觉异常，如有炙脔等物梗堵，但饮食无碍，此由气郁痰阻所致者，用半夏厚朴汤解郁化痰，顺气降逆。本方也可视为辛开苦降剂，生姜、苏叶升散，厚朴苦降，半夏化痰，茯苓利水。气机不利，水停局部而阴凝为痰，对此治法当偏重于温。

【医案举例】

1. 黄某，女性，38岁。发病1周以来，咳嗽未停，服数剂汤药而不见任何效果，现见吐白痰，咽痒，口干不欲饮，胸闷，两胁胀满，舌苔白厚而黏腻，脉滑而细。证当属内有里寒，痰饮上犯，治以化饮降逆，与半夏厚朴汤。方药：半夏12克，厚朴10克，茯苓12克，苏子10克，橘皮15克，杏仁10克，桔梗10克，生姜15克。服用上药2剂以后，咳嗽即止。

2. 张某，女，31岁。4个月以前，因在单位与人争吵而情绪不舒，自我感觉咽喉部位有一物梗阻，吞之而不下，吐之而不出，饮食如常，二便尚可，患者自己怀疑有食管癌，经食道钡餐检查无任何癌肿发现，现口不干，两胁亦不觉胀满，舌正常，两脉弦滑。辨证分析：患者以咽中梗阻、吞之不下，吐之不出为主症，此乃典型的"梅核气"，属于"郁证"范畴，且脉弦滑，当辨为痰气郁结之梅核气。本病与虚火喉痹都是有咽部异物感，但是虚火喉痹还会兼有咽干痒或者灼热等症，多因长期饮酒、嗜食辛辣食物或者感冒而引起，其咽部症状一般与情绪无关，但是和过度辛劳或感受外邪明显相关，受其影响会加剧，所以二者有别。病机分析：患者由于情志刺激，而导致痰气交阻，上逆于咽喉，终发为本病。痰气交阻于咽喉之间，所以患者自觉咽中阻梗，好像有异物感，吞之不下，吐之不出。脉弦滑为气郁痰阻之征象。其病机应为情志不遂，气郁生痰，痰气交阻。法宜解郁化痰，顺气降逆，投半夏厚朴汤加减。方药：紫苏梗9克，法半夏9克，茯苓15克，厚朴9克，川楝子12克，生姜3片。水煎服。服3剂后，症状大减，继服原方3剂，以巩固疗效。

第十四章 防己地黄汤类

一、防己地黄汤

【组成及服法】

防己一分，桂枝三分，防风三分，甘草二分，生地黄二斤。

加酒，水煎，去滓，分温服。

【治则及方解】

病机：风入心经，阴虚血热。

治则：益血滋阴，安神调气。

方义：方中重用生地黄滋补真阴，凉血养血为君；防己善搜经络风湿，兼可清热为臣；防风、桂枝调和营卫，解肌疏风为佐；甘草调补脾胃，调和诸药为使。配合成方，共奏滋阴凉血、祛风通络之功。

【辨证指要】

主治风入心经，阴虚血热，病如狂状，妄行，独语不休，无寒热，脉浮；或血虚风胜，手足蠕动，瘛疭，舌红少苔，脉虚神倦，阴虚风湿化热，肌肤红斑疼痛，状如游火。可用于治疗风湿性关节炎、类风湿性关节炎、癔病、癫痫等证属阴虚热伏者。

【仲景原文】

《金匮要略·中风历节病脉证并治第五》：防己地黄汤治病如狂状，妄行，独语不休，无寒热，其脉浮。

【注家新论】

1. 徐忠可《金匮要略论注》：此亦风之进入于心者也。风升必气涌，气涌必滞涩，涩滞则留湿，湿留壅火，邪聚于心，故以二防、桂、甘去其邪，而以生地黄最多，清心火、凉血热，谓如狂、妄行、独语不休，皆心火炽盛之证也。况无寒热，则知病不在表，不在表而脉浮，其为火盛血虚无疑耳。后人地黄饮子、犀角地黄汤等，实祖于此。

2. 尤在泾《金匮要略心典》：狂走谵语，身热脉大者，属阳明也，此无寒热，其脉浮者，乃血虚生热，邪并于阳而然。桂枝、防风、防己、甘草，酒浸取汁，用是轻清，归之于阳，以散其邪；用生地黄之甘寒，熟蒸使归于阴，以养血除热。盖药生则散表，熟则补衰，此煎煮法，亦表里法也。

3. 曹颖甫《金匮发微》：不明病理者，不可与论古人之方治，盖风邪失表之证，往往随经而瘀热于里，太阳标热内陷，因致热伤血海，太阳证所以蓄血也。此节病由，曰："病如狂状，妄行，独语不休，无寒热，其脉浮。"此为中风而蓄血于下，与风吸百脉血窜脑部，舌难言而口吐涎者，正自不同。热结在里，故无表热。病在太阳之腑，故脉浮。如狂、喜、妄，在伤寒为蓄血之证。"独语，如见鬼状"为热入血室，仲师成例具在，不可诬也。唯伤寒之蓄血为血实，故用抵当汤、桃核承气汤以下之，中风则本由血虚（《伤寒论》所谓营弱卫强），虚者不可重虚，故但用防己地黄汤，重用地黄汁，以清瘀血，防己以泄湿，防风以疏风，甘草、桂枝以扶脾而解肌，此法正与百合证用地黄汁同。服后中病亦当大便如漆，蓄血同也。

4. 周扬俊《金匮玉函经二注》：狂走谵语有热，脉长者则阳明，若此无寒热，其脉浮者，非其证也，然脉浮者，血虚从邪，并于阳而然也，《内经》曰：邪入于阳则狂。此狂者，谓五脏阴血虚乏，魂魄不清，昏动而然也，桂枝、防风、防己、甘草，酒浸其汁，用是轻清，归之于阳，以散其邪，用生地黄之凉血补阴，熟蒸以归五脏，益精养神也，盖药生则散表，熟则补衰，此煎煮法也，又降阴法也，阴之不降者，须少升以提其阳，然后降之，方可下，不然则气之相并，不得分解矣。

【医案举例】

刘某，20岁。因家中大变，刺激过度，因之忧郁在心，肝气不疏，气血暗耗，乃至于神志失常，时而抚掌大笑，时而歌哭无端，错语妄言，一时突然似有所见，俄顷正性复回，深为赧然，一日数潮。前医均以为癫也，投加味温胆汤，并服白金丸，曾吐涎些许，症状并未改观。予因事至零陵，俟其安静之时，以好言劝解，见其舌绛无苔，脉细数，胸闷而夜不得安卧，小便黄赤，此证当是情志怫郁不得伸，气横逆不能降，心神耗损，肾水亏虚，心火妄行，痰涎泛滥。治以养血滋阴，调气安神为主，投《金匮》防己地黄汤加味。方药：生地黄60克（捣汁兑），甘草6克，防己9克，桂枝3克，加香附9克，何首乌、竹沥各15克。兼吞安神丸12克，每天服2剂。3天后复诊：见其神志渐清，发作有所减少。遂再进滋阴安神汤，方药：生地黄、芍药、川芎、党参、白术、茯神、远志、南星、酸枣仁、甘草、黄连。服后自述稍觉头胀且心中憋闷，微有不宁之状，应当是余热未清，不堪参、术之补，故其证情微加。旋即改弦更张，治以清心养神稍佐涤痰开窍，早上服清神汤：黄连、黄芩、柏子仁、远志、菖蒲、酸枣仁、甘草、姜汁、竹沥。晚上改用二阴煎：生地黄、麦门冬、酸枣仁、玄参、茯苓、木通、黄连、甘草、灯心草、竹叶。每天各1剂。如是者四天，遂不再潮热，脉细数而有神，余热似尽，却仍不敢用参、术之补，恐有余焰复燃之虑，故而用天王补心丹，改剂型为汤剂：生地黄、人参改为西洋参、玄参、丹参、茯神、桔梗、远志、天冬、麦门冬、酸枣仁、柏子仁、五味子、当归，送服磁朱丸，补心滋血，安神和胃。服药后精神渐好，食欲增进，其后又调理近半个月，改投栀麦归脾汤，仍吞服磁朱丸，作为善后，又过1月余，身体基本复原。

二、防己黄芪汤

【组成及服法】

防己一两，炒甘草半两，白术七钱半，黄芪一两一分，生姜四片，大枣一枚。

水煎服，日1剂，分两次温服。温令微汗。

【治则及方解】

病机：表虚不固，外受风邪。

治则：益气祛风，健脾利水。

方义：方中防己祛风胜湿以止痛，黄芪益气固表而利水，二药相使而用，祛风除湿而不伤正，益气固表而不恋邪，共为君药。白术补气健脾祛湿，既助防己祛湿行水之力，又增黄芪益气固表之功，为臣药。煎时加生姜以助防己祛风湿，加大枣以助芪、术补脾气，姜、枣为伍，调和营卫，俱为佐药。甘草益气和中，调和诸药，兼司佐使之职。

【辨证指要】

主症为汗出恶风，身重浮肿，关节烦疼，自汗出，腰以下重，小便不利，舌淡，苔白，脉浮。如兼见咳嗽气喘者，加麻黄半两；胃中不和者，加芍药三分，缓急止痛；气上冲者，加桂枝三分以平冲降逆；下有陈寒者，加细辛三分，散寒止痛。

【仲景原文】

《金匮要略·痉湿暍病脉证治第二》：风湿，脉浮，身重，汗出，恶风者，防己黄芪汤主之。

《金匮要略·水气病脉证并治第十四》：风水，脉浮，身重，汗出，恶风者，防己黄芪汤主之。腹痛者加芍药。

【注家新论】

1. 吴谦《医宗金鉴》: 脉浮风也, 身重湿也。寒湿则脉沉, 风湿则脉浮。若浮而汗不出恶风者, 为实邪, 可与麻黄杏仁薏苡甘草汤汗之。浮而汗出恶风者, 为虚邪, 故以防己、白术以去湿, 黄芪、甘草以固表, 生姜、大枣以和营卫也。

2. 周扬俊《金匮玉函经二注》: 此症风湿, 皆从表受之, 其病在外, 故脉浮汗出, 凡身重有肌肉痿而重者, 有骨痿而重者, 此之身重, 乃风湿在表, 故不作疼, 虚其卫气而湿着为身重, 由是以黄芪实卫, 甘草佐之, 防己去湿, 白术佐之, 然则风、湿二邪, 独无散风之药何耶, 盖汗多知其风已不留, 以表虚而风出入乎其间, 因之恶风尔。惟实其卫, 正气壮则风自退, 此不治而治者也, 若其有喘者, 湿中兼寒也, 则加麻黄以散之, 若风内应肝木, 伤其胃中不和者, 则加芍药以泻之, 芍药味酸, 能自土中泻木, 若气上冲者, 则加桂枝以散其逆, 若下有陈寒者, 谓下焦肝、肾之分, 则加细辛以温之, 细辛散里之表药也, 服后云云者, 方中令作一段, 然考之当在下有陈寒加细辛之后, 连为一段, 何则细辛佐防己去寒湿, 黄芪实表, 表尚全实, 则湿不退, 所以皮中如虫行, 表实未全, 则阳气未周, 于是从腰以下, 其陈寒者犹得如冰。

【医案举例】

1. 姚某, 男, 23 岁。6 个月之前诊断为"肾小球肾炎", 经激素治疗未能全部治愈, 仍感乏力, 心悸, 纳差, 双下肢浮肿, 口干思饮, 汗出恶风, 脉细弦滑, 苔白腻。尿常规：比重 1.03，蛋白（+++），红细胞 15～20 个 /HP，白细胞 1～3 个 /HP。此证应属表虚里饮，治当固表利水，投防己黄芪汤。方药：防己 10 克，生黄芪 12 克，炙甘草 6 克，苍术 10 克，生姜 10 克，大枣 4 枚。服药 3 剂后，小便增多，双下肢水肿有所减，汗出亦减少。效不更方，加减服用 1 月余，浮肿完全消失，唯感乏力，查尿常规：尿比重 1.016，尿蛋白（+），红细胞 1～10 个 /HP，白细胞 0～1 个 /HP，再继续随证治之。3 个月后复查，一切恢复正常。

2. 傅某，男，40 岁。患风水之证日久而不愈。主诉：下肢沉重，胫部浮肿，累则双足足跟部疼痛，恶风，汗出。其脉浮虚而数，舌质淡白有齿痕。此证确为"风水"。尿蛋白（++++），红、白细胞（+），医院诊断为"慢性肾炎"。当用防己黄芪汤，方药：汉防己 18 克，生黄芪 24 克，生白术 9 克，炙甘草 9 克，生姜 9 克，大枣 4 枚（擘）。水煎服。嘱咐患者长期坚持服用。患者坚持服前方 10 月有余，检查尿蛋白（+）。又持续服两个多月，蛋白尿基本消失，其他症状也都痊愈。现今只是体力稍差，改投疏补卫阳，兼利水湿。方药：黄芪 30 克，白芍 12 克，桂枝 9 克，茯苓 24 克。

三、防己茯苓汤

【组成及服法】

防己三两，黄芪三两，桂枝三两，茯苓六两，甘草二两。

水煎服，日1剂，分两次温服。

【治则及方解】

病机：脾失健运，水湿泛溢，阳气郁遏。

治则：健脾制水，通阳化气。

方义：方中防己、黄芪走表祛湿，益气利水；桂枝、茯苓通阳化气利水，使水湿之邪从小便而出。诸药合用通阳化气，表里分消。

【辨证指要】

防己茯苓汤适用于水气病之皮水阳郁证，以四肢浮肿，肌肉有轻微跳动为辨证要点。

【仲景原文】

《金匮要略·水气病脉证并治第十四》：皮水为病，四肢肿，水气在皮肤中，四肢聂聂动者，防己茯苓汤主之。

【注家新论】

1. 徐忠可《金匮要略论注》：前皮水所注，证皆不列，谓挈皮、水二字即概之也。又特揭言四肢肿，聂聂动，以申明水气在皮肤中之状，而后皮字义晓然矣。药亦用防己黄芪汤，但去术加桂、苓者，风水之湿在经络近内，皮水之湿在皮肤近外，故但以苓协桂，渗周身之湿，而不以术燥其中气也。不用姜、枣，湿不在上焦之荣卫，无取乎宣之耳。

2. 尤在泾《金匮要略心典》：皮中水气，浸淫四末，而壅遏卫气，气水相逐，则四肢聂聂动也。防己、茯苓善驱水气，桂枝得茯苓，则不发表而反行水，且合黄芪、甘草，助表中之气，以行防己、茯苓之力也。

3.曹颖甫《金匮发微》：肺主皮毛，皮水之为肺病，此固不言可知。按：本篇提纲曰其脉亦浮，外证跗肿，按之没指，不恶风，其腹如鼓，不渴，当发其汗，其为越婢加术汤证无可疑者。然何以有防己茯苓汤证？曰：此为渴者言之也。寒水在下，不受阳热之化，则津液不得上承，而咽喉为燥，自非利小便以泄水，则渴将不止，防己茯苓汤，此固利小便之方治也。太阳水气，本当作汗外泄，为表寒所遏，则皮毛之气悉化为水，而水气在皮肤中；所以在皮肤中者，由皮毛而渐渍肌肉也；水渍肌肉，则脾阳不达四肢而四肢肿，肿之不已，阳气被郁，因见筋脉跳荡，肌肉寒颤，如风前木叶，聂聂动摇。故方中用黄芪以达皮毛，桂枝以解肌肉，使皮毛肌肉疏畅，不至吸下行之水；更加甘草以和脾，合桂枝之温，使脾阳得旁达四肢，但得脾精稍舒，而肢肿当消；所以用黄芪不用麻黄者，此亦痰饮病形肿以其人遂痹故不纳之之例也。

【医案举例】

冯某，女，30岁。患者慢性肾炎病史已有5年，时常四肢浮肿，头晕头痛，腰痛，月经量多且常常后期，查尿酚红排泄试验（PSP）第一小时60%，第二小时10%，苔白厚腻，脉沉弦。证属表虚里饮，法当益气养血、调营利水，与防己茯苓汤合当归芍药散加减。方药：防己10克，茯苓

24 克, 桂枝 10 克, 生黄芪 12 克, 炙甘草 6 克, 当归 10 克, 白芍 12 克, 川芎 10 克, 苍白术各 6 克, 猪苓 10 克, 生姜 10 克。服上药 6 剂, 其后复诊, 述服药期间诸症尽愈, 但停药后, 浮肿却又复发, 继加减服用 1 月有余, 浮肿未再复发。

四、木防己汤

【组成及服法】

木防己三两, 人参四两, 石膏十二枚, 桂枝二两。
水煎服, 日 1 剂, 分两次温服。

【治则及方解】

病机: 寒饮化热, 虚实错杂。
治则: 利水化饮, 清热补虚。
方义: 防己利水化饮, 石膏清热降逆, 人参益气补虚, 桂枝温阳化饮。

【辨证指要】

辨证要点为气喘胸满, 心下痞坚, 面色黧黑, 小便不利, 脉沉紧。病程长, 病情重, 虚实夹杂。

【仲景原文】

《金匮要略·痰饮咳嗽病脉证并治第十二》: 膈间支饮, 其人喘满, 心下痞坚, 面色黧黑, 其脉沉紧, 得之数十日, 医吐下之不愈, 木防己汤主之。

【注家新论】

1. 尤在泾《金匮要略心典》：支饮上为喘满，而下为痞坚，则不特碍其肺，抑且滞其胃矣。面色黧黑者，胃中成聚，营卫不行。脉浮紧者为外寒，沉紧者为里实。里实可下，而饮气之实，非常法可下；痰饮可吐，而饮之在心下者，非吐可去，宜其得之数十日，医吐下之而不愈也。木防己、桂枝，一苦一辛，并能行水气而散结气；而痞坚之处，必有伏阳，吐下之余，定无完气，书不尽言而意可会也，故又以石膏治热，人参益虚，于法可谓密矣。其虚者，外虽痞坚，而中无结聚，即水去气行而愈。其实者，中有实有物，气暂行而复聚，故三日复发也。魏氏曰：后方去石膏加芒硝者，以其既散复聚，则有坚定之物，留作包囊，故以坚投坚而不破者，即以软投坚即破也；加茯苓者，亦引饮下行之用耳。

2. 赵以德《金匮方论衍义》：心肺在膈上，肺主气，心主血，今支饮在膈间，于是气血皆不通利……气不利，则与水同逆于肺而为喘满；血不利，则与水杂糅，结于心下而为痞坚。肾气上应水饮。肾气之色黑，血凝之色亦黑，故黧黑之色见于面也。脉沉为水，紧为寒，非别有寒邪，即水之寒也。医虽以吐下之法治，然药不切于病，故不愈。是以用木防己者，味辛温能散留饮结气，又主肺气喘满，所以用其主治；石膏味辛甘微寒，主心下逆气，清肺定喘；人参味甘温，治喘，破坚积，消痰饮，补心肺气不足，皆为防己之佐；桂枝味辛，热，通血脉开结气，且支饮得温则行，又宜导诸药，用之为使。若邪之浅，在气分多而虚者，服之即愈。

3. 曹颖甫《金匮发微》：饮邪留于膈间，支撑无已，肺气伤于水，太阳阳气不得外达则喘；胸中阳痹，水液内停则满；由胸及于心下，则心下痞坚；寒湿在上，阻遏三阳之络，血色不荣于面，故其色黧黑，此与湿家身色如熏黄同；水盛于上，血分热度愈低，故其脉沉紧。得之数十日，病根渐深，医以为水在上也，而用瓜蒂散以吐之；吐之不愈，又以心下痞坚，而用泻心汤以下之；若仍不愈，医者之术穷矣。不知寒湿久郁则生里热，胃热合胆火上抗，因病喘逆，饮邪留积不去，则上满而下痞坚，故宜苦寒之防己以泄下焦，甘寒体重之石膏以清胃热，又以心阳之不达也，用桂枝以通之；以津液之伤于吐下也，用人参以益之，此仲师用木防己汤意也。但此证胃中无宿垢，但有胃热上冲，阻水饮下行之路而喘满痞坚者为虚，故但于方剂中用石膏以清胃热，中脘已无阻碍，盖即阳明虚热用白虎汤之义也。若胃中有宿垢，虽经石膏清热，上冲之气稍平，但一经复发，此方即无效力，故必去清虚热之石膏，加茯苓以利水道，芒硝以通腑滞，膈间支饮，乃得由胃中下走小肠、大肠，而一泄无余，盖即阳明实热用大承气汤之义也，此虚实之辨也。

【医案举例】

1. 辛某，男，36岁。右手臂颤抖近4年，左手、左腿也有轻微颤抖，不能正常持物，每当用力则颤动而且酸疼，自觉精神紧张，偶有心悸、怔忡不安，心下痞满，口干口渴。前医以养血息风，养肝柔筋等法治疗不效。现见苔白，脉右弦，左沉弦。此证当为外邪内饮，郁而化热，痰饮阻滞经络，治以温中化饮，兼清标热，故投木防己汤。方药：木防己 12 克，生石膏 45 克，桂枝 10 克，党参 10 克，生龙牡各 15 克。服上药 6 剂之后复诊，心悸好转，继服 3 个月手颤抖也好转。

2. 刘某，年近古稀，却嗜酒无度，体态肥胖，而又精神奕奕，以为期颐之寿可至。因家中巨变，胸襟不舒，遂以发生咳嗽，每晨须吐痰数口，膈上始才见宽，但仍嗜酒，借之排遣情绪。昨日饮于邻居，因其饮酒过量而大吐，遂病；现胸膈痞痛，时吐涎沫。医用涤痰汤时而少安，旋即又复作，渐至面色黧黑，喘满而不宁，形体日衰，神困饮少，但犹能饮，因循数月，始觉已有所不支……诊其脉沉弦无力，自述膈间胀痛，吐痰略松爽，已数日未曾饮酒，食亦不思，夜间口干舌燥，心烦难眠……按其心下似痛而非痛，随有痰涎吐出。病机分析：患者形体肥胖，素体气虚而湿盛，加之肝郁克脾，嗜酒伤中，脾虚不运，中阳不化，以致湿聚成饮，弥漫胸膈，停胃犯肺。饮停胸膈，气机不利，故见其胸膈痞痛；寒饮停胃，胃失和降，故时时吐涎沫、按其心下似痛非痛；饮邪犯肺，肺气不利，而见喘满不宁；寒饮郁久化热，故口舌干渴；热邪扰心，故见心烦；脾虚食少，水谷不化精微，肌肉失养，故素盛而今衰。法当利水化饮，清热补虚，方用木防己汤加味。方药：防己、党参各 12 克，石膏 18 克，桂枝 6 克，茯苓 15 克。水煎服。嘱患者饮食清淡、戒酒，尤其注意调畅情志。服药 3 剂复诊：现见其喘平，夜已能成眠，舌现和润，胸膈略已舒畅，痰吐亦少，但尚不思食。如此，说明水邪已渐除，气机得以舒展，然而脾胃虚弱非一时可恢复。故于前方中去石膏之辛凉，加佛手、砂仁、鸡内金调气开胃。再服4剂。服后各症均已递减，食亦知其味，精神亦转佳，唯膈间略有不适而已。予补中健脾，理气化痰之茯苓饮善后调理。

五、木防己去石膏加茯苓芒硝汤

【组成及服法】

木防己、桂枝各二两，人参、茯苓各四两，芒硝三合。水煎，去滓，纳芒硝，微煎，分温服，微利。

【治则及方解】

病机：寒饮化热，虚实错杂。

治则：利水化饮，清热补虚。

方义：防己利水化饮；芒硝咸寒，散痰结；人参益气补虚；桂枝温阳化饮；茯苓健脾渗湿利水。

【辨证指要】

本证一般病程长，病情重，虚实夹杂，多因饮停气阻，坚结成实，其辨证要点为气喘胸满，心下痞坚，面色黧黑，小便不利，脉沉紧。本方证"膈间支饮"，不仅影响于肺，而且影响于胃，故症状既见饮邪上逆犯肺的咳喘胸满（支饮的辨证要点），又见饮停气阻于胃的心下痞坚（预后的判断标志）。

【仲景原文】

《金匮要略·痰饮咳嗽病脉证并治第十二》：膈间支饮，其人喘满，心下痞坚，面色黧黑，其脉沉紧，得之数十日，医吐下之不愈，木防己汤主之。虚者即愈，实者三日复发，复与不愈者，宜木防己汤去石膏加茯苓芒硝汤主之。

【注家新论】

曹颖甫《金匮发微》：不知寒湿久郁则生里热，胃热合胆火上亢，因病喘逆，饮邪留积不去，则上满而下痞坚，故宜苦寒之防己以泄下焦，甘寒体重之石膏以清胃热，又以心阳之不达也，用桂枝以通之；以津液之伤于吐下也，用人参以益之，此仲师用木防己汤意也。但此证胃中无宿垢，但有胃热上冲，阻水饮下行之路而喘满痞坚者为虚，故但于方剂中用石膏以清胃热，中脘已无阻碍，盖即阳明虚热用白虎汤之义也。若胃中有宿垢，虽经石膏清热，上冲之气稍平，但一经复发，此方即无效力，故必去清虚热之石膏，加茯苓以利水道，芒硝以通腑滞，膈间支饮，乃得由胃中下走小肠、大肠，而一泄无余，盖即阳明实热用大承气汤之义也，此虚实之辨也。

【医案举例】

杜某，男，50岁。咳嗽气喘，心下痞满而硬，病已然数月之久，在西医院诊断为"风湿性心脏病"，治疗14天未见明显效果。现全身浮肿，面色黧黑，喘息而不得卧，咳痰黏稠，口干渴而不欲饮，小便短赤，大便秘结，舌质

淡红而有齿痕，苔白而厚，脉浮弦而数，此证为内宿痰饮
兼有郁热，治宜清热、益气、散结，方用木防己汤加味。
方药：木防己、桂枝、党参、莱菔子、枳壳、半夏各10克，
石膏（杵、先煎）、瓜蒌各30克。日1剂，连服两天。复诊：
咳嗽减轻，浮肿稍退，大便仍干燥，上方加茯苓10克、芒
硝（另冲）18克。服2剂后，三诊：大便通畅，浮肿消退，
咳喘已平，舌淡红苔少，边有齿痕，脉细数。原方加玄参、
麦门冬各12克，再用2剂。四诊：上症基本好转，唯疲乏
无力，动则气短而喘，心中动悸，食欲不振，舌淡少苔，
脉细数，此乃气阴两伤，治宜益气养阴，调治7天而愈。

六、己椒苈黄丸

【组成及服法】

防己、椒目、葶苈、大黄各一两。

炼蜜丸如梧桐子大，饭前服一丸，一日三次，口中有
津液。如果口渴，再加芒硝半两。

【治则及方解】

病机：肠间饮聚成实，邪热上扰心神。

治则：化饮利水，攻泻实浊，清心宁神。

方义：方中防己、椒目配伍，能导水饮之邪从前窍随小
便排出；大黄、葶苈合用，则逐水饮浊邪从后窍随大便排出。
故本方功用特点是攻坚逐饮，化气行水，前后分消。

【辨证指要】

己椒苈黄丸证的辨证要点为素盛今瘦，水走肠间，沥沥有声，腹满，口舌干燥，二便不利等症，所治之腹满，口舌干燥等症均因"肠间有水气"所致。

【仲景原文】

《金匮要略·痰饮咳嗽病脉证并治第十二》：腹满，口舌干燥，此肠间有水气，己椒苈黄丸主之。

【注家新论】

1. 赵以德《金匮方论衍义》：肺与大肠，合为表里。而肺本通调水道，下输膀胱，今不输膀胱，仅从其合，积于肠间，肠间水积则金气不宣，膹郁成热为腹满，遂津液不上行，以成口燥舌干。是以用防己、椒目、葶苈，皆能利水，行积聚结气，而葶苈尤能利小肠，然肠胃是水谷之器，若邪实而腹满者，非轻剂所能独治，加芒硝以泻之。

2. 曹颖甫《金匮发微》：腹满一证，以时减为太阴虚寒，不减为阳明实热；虚寒当温，实热当泻，此其易知者也。若绕脐剧痛之寒疝，当用大乌头煎者，以易与大实满之大承气证混淆；若夫水在肠间之腹满，抑又难为辨别。师但言腹满，口舌干燥，又不言脉之何似，几令人疑为阳明燥实。要知太阳水气，不能由肺外出皮毛，留于膈间心下，久乃与太阴之湿混杂。湿本黏腻，与水相杂，遂变水痰。肺与大肠为表里，由表入里，水痰并走肠间，因病腹满。且腹未满之时，肠中先辘辘有声，权其巅末，即可知口舌干燥，为里寒不能化气与液，其脉必见沉弦。仲师主以己椒苈黄丸者，防己、椒目以行水，葶苈、大黄，兼泄肺与大肠也；所以先食饮而服者，则以水邪在下部故也。

【医案举例】

王某，男，45 岁。患痢疾后出现腹胀、腹水、下肢浮肿，医院诊断为"肝硬化"，已近两个月。现见低热乏力，腹胀纳差，头晕恶心，右胁胀痛，口苦咽干，舌红苔黄，脉弦数。证属里热水停，治当清热利水，可投己椒苈黄丸合大柴胡汤加减。方药：木防己 10 克，葶苈子 10 克，川椒目 10 克，大黄 6 克，柴胡 12 克，半夏 10 克，黄芩 10 克，枳壳 10 克，白芍 10 克，生姜 10 克，大枣 4 枚。服药两天后，大便日两次，小便也增多，第 3 天下肢浮肿明显减轻，腹胀亦减轻。一周之后腹水已不明显，原方加减：去利水药，加丹参、茵陈、当归等养肝和血药。后检查各项指标均正常。

第十五章　瓜蒌薤白汤类

一、瓜蒌薤白白酒汤

【组成及服法】

瓜蒌实一枚，薤白半斤，白酒七升。

三味，同煮，分温服。

【治则及方解】

病机：上焦阳虚，阴寒内盛，阴乘阳位，痹阻胸阳。

治则：宣痹通阳。

方义：方中瓜蒌苦寒滑利，豁痰下气，宽畅胸膈；薤白辛温，通阳散结以止痹痛；白酒辛温通阳，并宣行药势。诸药同伍，使痹阻得通，胸阳得宣，则诸症可解。

【辨证指要】

辨证要点为喘息咳唾，胸背痛，短气，寸口脉沉而迟，关上小紧数。

【仲景原文】

《金匮要略·胸痹心痛短气病脉证治第九》：胸痹之病，喘息咳唾，胸背痛，短气，寸口脉沉而迟，关上小紧数，瓜蒌薤白白酒汤主之。

【注家新论】

1. 沈明宗《金匮要略编注》：故用瓜蒌苦寒，润肺消痰而下逆气；薤白辛温，行阳散郁；以白酒宣通营卫，使肺通调，则痹自开矣。盖此论，当以寸口脉沉而迟，为虚寒之证；关上小紧数，瓜蒌薤白白酒汤为寒实之证，另作一节解，否则，岂有迟、数二脉同见之理哉？

2. 李彣《金匮要略广注》：薤白辛而滑，能散结气；瓜蒌甘而润，能荡涤胸中垢腻痰饮；不用冽酒而用白酒者，虚人饮冽酒力不能胜，多致气逆而喘，今胸痹短气，不可再令气喘，故但用白酒，取其通行痹气足矣。《内经》所谓气薄则发泄，厚则发热，味厚则泄，薄则通是也。李时珍曰：仲景治胸痹及结胸证，皆用瓜蒌实，取其甘寒不犯胃气，能降上焦之火，使痰气下降也。成无己云：瓜蒌泻热，盖不尝其味厚不苦，随文附会耳。

【医案举例】

病者为一缝工，经常于寒夜伛偻制裘，裘成稍觉胸闷，久乃作痛。现但言胸背痛，其脉沉而涩，关上尺中俱紧，无咳吐喘息，其病机应为上焦阳虚，阴寒内盛，阴乘阳位，寒凝心脉，胸阳痹阻。治宜宣阳通痹，方用瓜蒌薤白白酒汤。

方药：瓜蒌五钱，薤白三钱，高粱酒一小杯。水煎服。方中瓜蒌苦寒滑利，豁痰下气，宽胸畅膈；薤白辛温，通阳散结而止痹痛；白酒辛温通阳。诸药同伍，使痹阻得通，胸阳得宣，则诸症可解。服2剂之后，痛止。

二、瓜蒌薤白半夏汤

【组成及服法】

瓜蒌实一枚，薤白三两，半夏半斤，白酒一斗。
同煮，去滓，分温服。

【治则及方解】

病机：痰浊闭阻，胸阳不振，气滞血瘀。
治则：通阳散结，豁痰化瘀。
方义：瓜蒌、薤白化痰通阳，行气止痛；半夏化痰理气，白酒辛温通阳，并宣行药势。

【辨证指要】

本条为痰气痹阻胸阳的重证，主症为：胸痛彻背，不得卧，喘息咳唾，短气。

瓜蒌薤白半夏汤证与瓜蒌薤白白酒汤证的鉴别。瓜蒌薤白半夏汤证言"胸痹不得平卧"，较瓜蒌薤白白酒汤证"喘息咳唾"重；"心痛彻背"较瓜蒌薤白白酒汤"胸背痛"剧，其痹尤甚。究其致病之因，是痰浊壅塞较盛，故于瓜蒌薤白白酒汤中加半夏以逐痰饮。

【仲景原文】

《金匮要略·胸痹心痛短气病脉证治第九》：胸痹，不得卧，心痛彻背者，瓜蒌薤白半夏汤主之。

【注家新论】

1.王廷富《金匮要略指难》：此条为气郁痰滞的胸痹证治。首冠胸痹，则有上条之喘息咳唾，胸背痛，短气等证具备。由于痰涎积结在胸中，肺气上壅，则出现喘息，以致不得平卧。心痛彻背，比上证之胸背痛为甚。因为心之俞在背，背者胸之腑，由于气滞痰结在心俞，气机不利，故心痛牵引到背，此证比前证稍甚，故于前方中加半夏，以开络涤痰。

2.周扬俊《金匮玉函经二注》：胸痹，痹在气。气在上焦，故即不言脉，而与上条无异，即证亦不甚相异也，所异者，止不得卧耳，经云，昼行于阳则寤，夜行于阴则寐，然则不得卧，以气之行于阳而不行于阴故也，经以小半夏汤覆杯即卧，非半夏为得寐药也，特以草生于夏，夏半为一阴初生，由阳入阴，使气归于肝，而血亦入焉，故于本汤增此一味，而能事毕矣，可不谓神乎。

【医案举例】

1.陈某，男，61岁。胸骨后刀割样疼痛，频繁发作4天，心电图提示急性前壁心肌梗死，收入病房。刻下胸痛彻背，牵引至手臂，胸闷气短，饮水泛恶欲吐，大便3日未行，舌苔白腻，脉小滑。病机分析：患者痰浊壅盛，清阳失旷，气滞血瘀，不通则痛，故见胸痛彻背；气机不畅，则胸闷气促、大便3日未行；痰饮内停，故不喜饮水，得水则作泛欲吐；苔白腻、脉小滑也都是痰浊内停之表现。故其病机应为痰浊闭阻，胸阳不振，气滞血瘀。治宜通阳散结，豁痰化瘀，方用瓜蒌薤白半夏汤加味。方药：瓜蒌实9克，薤白头6克，桃仁9克，红花6克，丹参15克，广郁金9克，制香附9克，制半夏9克，茯苓12克，橘红6克，全当归9克，生山楂12克。前后总共服药15剂，症状基本消失，心电图提示急性前壁心肌梗死恢复期，其后投生脉散益气养阴以善后。

2. 安某，女，74岁。病心绞痛一年有余，时常胸前剧痛，发作之时每每不能平卧，呼吸困难，大汗淋漓。经常服用硝酸甘油、氨茶碱，大便干，口干不思饮，舌苔白厚，脉弦细。辨为痰阻心胸，瘀血阻络，治当化痰通阳，祛瘀通脉，投瓜蒌薤白半夏汤加减。方药：瓜蒌45克，薤白27克，半夏70克，白酒60ml，桂枝10克，枳实10克，桃仁10克，陈皮30克，白芍12克。水煎服。服上药3剂后，痛减，但稍有劳累则发心区疼痛，上方加茯苓12克，继续服6剂，胸痛时作时休，仍然以上方稍作加减，服一月以后，胸痛未再发作。

三、枳实薤白桂枝汤

【组成及服法】

枳实四枚，薤白半斤，桂枝一两，厚朴四两，瓜蒌实一枚。

用水先煎枳实、厚朴，去滓，加入其余药物，煮数沸，去滓，分温服。

【治则及方解】

病机：胸阳不振，痰浊上泛，气机阻滞，以邪实为主。

治则：温阳祛痰，舒展中气。

方义：方用瓜蒌、薤白宣痹通阳；枳实、厚朴理气散结，消痞泻满；桂枝温阳化气，平冲降逆。

【辨证指要】

胸痹偏实者，多为阴寒痰浊偏盛，气滞不通，病势较急。主症为心中痞塞，胁下上逆抢心，胸满，腹胀，大便不畅，苔厚腻，脉弦紧。

【仲景原文】

《金匮要略·胸痹心痛短气病脉证治第九》：胸痹心中痞气，气结在胸，胸满，胁下逆抢心，枳实薤白桂枝汤主之；人参汤亦主之。

【注家新论】

1. 魏念庭《金匮要略方论本义》：胸痹自是阳微阴盛矣。心中痞气，气结在胸，正胸痹之病状也。再连胁下之气，俱逆而抢心，则痰饮水气俱乘阴寒之邪动而上逆，胸胃之阳气，全难支拒矣。前方以枳实、厚朴开郁温中，薤白、桂枝升阳益胃，微用瓜蒌实而不用根，以甘代苦，使作先驱，引阳入阴。犹必先后煮治，以融和其气味，俾缓缓荡除其结聚之邪，又治胸痹之一法也。再或虚寒已甚，无敢恣为开破者，惟以温补其阳气为主，正气得旺，而邪气自消，又治胸痹从本治之一法也。

2. 吴谦《医宗金鉴》：心中，即心下也。胸痹病，心下痞气，闷而不通者虚也。若不在心下而气结在胸，胸满连胁下，气逆撞心者实也。实者用枳实薤白桂枝汤主之，倍用枳、朴者，是以破气降逆为主也。虚者用人参汤（即理中汤）主之，是以温中补气为主也。由此可知痛有补法，塞因塞用之义也。

3. 唐容川《金匮要略浅注补正》：用药之法，全凭乎证，添一证则添一药，易一证亦易一药，观仲景此节用药，便知义例严密，不得含糊也……故但解胸痛，则用瓜蒌薤白白酒；下节添出不得卧，是添出水饮上冲也，则添用半夏一味以降水饮；再下一节又添出胸痞满，则加枳实以泄胸中之气，胁下之气亦逆抢心，则加厚朴以泄胁下之气。仲景凡胸满，均加枳实；凡腹满，均加厚朴。此条有胸满，胁下逆抢心证，故加此二味，与上二方又不同矣。其人参汤又与此方一攻一补，为塞因塞用之变法。

4. 曹颖甫《金匮发微》：枳实、瓜蒌实达痰下行，譬之雨；薤白通阳，譬之雷；厚朴燥湿，譬之风，而胸中阴霾之气乃一泄无余矣。上无所引，下无所吸，但得胸满一去，而胁下之逆抢自定。至于人参汤一方，乃服汤后调摄之方，而非胸痹正治，明者辨之。

【医案举例】

刘某，42 岁，会计。每日精打细算，无一时得闲。如伏案时久，则心胸极感不适，睡前微咳吐痰，尚无任何不适。近日，年关迫近，尤多操劳，初始只觉胸膈满闷，嗳气频作，继则出现喘咳痰唾，夜不得安，甚至胸背牵引作痛，服调气化痰之药不效，乃求诊治于余。现见不渴喘咳，胸背掣痛不止，无恶寒肢厥等证，舌苔白腻，脉弦滑。病机分析：患者年约四十，精气已然渐衰，由于久坐伤气，且耗神劳心，心肺俱伤，气血俱病，故见肺气不利，心脉痹阻。阳气不振，阴寒乘其阳位，痰浊上泛，弥漫上焦胸膈，导致气机阻滞，故而心胸不舒，甚则胸背牵引作痛；胸阳不振，痰阻气道，肺气不利而见喘咳痰多；舌苔白腻、脉弦滑，亦为痰浊内阻之象。其病机当为胸阳不振，痰浊上泛，气机阻滞。治宜温阳祛痰，宽胸散结，选用枳实薤白桂枝汤加半夏汤，服 3 剂。数日之后，病者来告，服药效验如神，果如所期。

第十六章　乌头汤类

一、乌头汤

【组成及服法】

麻黄、芍药、黄芪各三两，炙甘草三两，川乌（蜜煎）五枚。

水煎麻黄、芍药、黄芪、炙甘草，去滓，纳蜜煎中更煎之，再次煎取，分温服。

【治则及方解】

病机：寒湿痹阻筋骨经脉，气血运行不畅所致，且正气已虚。

治则：温经散寒，除湿宣痹。

方义：方中制川乌温经散寒除湿止痛；麻黄与黄芪配伍，通阳宣痹；芍药通血痹，与炙甘草相配，既能缓急止痛，又可酸甘化阴，防川乌、麻黄等温热辛散之品太过而化燥伤阴。诸药合用，使寒湿去，阳气通，血行畅，则诸痛可愈。

【辨证指要】

寒湿历节的辨证要点以身体多处关节疼痛，肿大，甚至屈伸不利，日久则见关节变形为主症。且以关节疼痛剧烈，其痛多为固定痛或呈冷痛，得温则减，遇寒加剧，或局部喜热敷为特点。病变关节不热不红，且可伴见舌质淡红，苔白或白滑或白腻，脉沉紧或弦紧或沉弦或弦缓等寒湿之象。

【仲景原文】

《金匮要略·中风历节病脉证并治第五》：病历节不可屈伸，乌头汤主之。

《金匮要略·腹满寒疝宿食病脉证治第十》：《外台》乌头汤治寒疝腹中绞痛，贼风入攻五脏，拘急不得转侧，发作有时，使人阴缩，手足厥逆。

【注家新论】

1. 赵以德《金匮方论衍义》：麻黄开玄府，通腠理，散寒邪，解气痹；芍药以理血痹；甘草通经脉以和药；黄芪益卫气，气壮则邪退；乌头善走，入肝，逐风寒，故筋脉之甚者，必以乌头治之。然以蜜煎，取缓其性，使之留连筋骨，以利其屈伸；且蜜之润，又可益血养筋，并制乌头燥热之毒也。

2. 徐忠可《金匮要略论注》：历节病，即行痹之属也，乃湿从下，挟风流注，故或足肿而必发热，且更不可屈伸而疼痛，故以甘、芍和阴，麻黄、黄芪通肌肉之阳气，而藉川乌之迅发，以行其痹着。

3.尤在泾《金匮要略心典》：此治寒湿历节之正法也。寒湿之邪，非麻黄、乌头不能去，而病在筋节，又非如皮毛之邪,可一汗而散者。故以黄芪之补,白芍之收,甘草之缓，牵制二物，俾得深入而去留邪。

4.沈明宗《金匮要略编注》：麻黄通阳出汗散邪，而开痹着；乌头驱寒而燥风湿；芍药收阴之正；以蜜润燥，兼制乌头之毒；黄芪、甘草固表培中，使痹着开而病自愈。谓治脚气疼痛者，亦风寒湿邪所致也。

【医案举例】

李某，52岁。双腕及双手多个关节肿痛，活动不利近一月有余，而且伴有晨僵。患者有类风湿关节炎病史20多年，曾经多次发作，双手指关节、双足趾关节呈类风湿性关节炎晚期特征性改变。此次是因劳累和接触冷水而发作，现双腕及双手指多关节肿胀疼痛，畏寒喜暖，得温有所稍减。舌质淡红，苔白滑腻，脉弦缓。辨为寒湿历节，因正气本虚，寒湿痹阻于筋骨经脉，气血运行失畅所致，治宜温经散寒，宣痹除湿,方用乌头汤加味。方药：制川乌6克,制草乌6克，炙麻黄10克，白芍20克，黄芪20克，桂枝10克，细辛3克，生甘草6克。水煎服，7剂。

二诊：双腕和诸指关节疼痛肿胀及晨僵均有减轻。药已奏效，效不更方，稍加调整：制川乌8克，制草乌8克，炙麻黄10克，白芍20克，黄芪20克，桂枝10克，细辛5克，苍术10克。水煎服，又服7剂，这次加重了辛热的川乌、草乌及细辛的用量，也增加了辛散苦燥的苍术，取其祛风散寒，尤长于除湿之特点，大大加强散寒除湿的力量。

三诊：患者自述服二诊方 2 剂之后疼痛顿减，肿胀大消，有如释重负之感，唯药后感全身欲汗出，同时鼻孔出热气。说明方中辛热之品奏效，应当继续散寒祛湿之法，守方调治两周。患者各项指标均恢复正常。既然标证已经得到控制，就宜及时扶正顾本，补益肝肾，故以六味地黄丸调治善后，其后渐愈。

二、乌头赤石脂丸

【组成及服法】

蜀椒一两，炮乌头一分，炮附子半两，干姜一两，赤石脂一两。

蜜丸如梧桐子大，饭前服一丸，不知，加重剂量。

【治则及方解】

病机：阴寒痼结，寒凝痹阻，阳虚欲脱。

治则：回阳救逆固脱。

方义：方中乌、附、椒、姜一派大辛大热之品，协同配伍，温阳逐寒止痛之力极强；复佐赤石脂，取其固涩之性，收敛阳气，以防辛热之品温散太过。

【辨证指要】

本证因阴寒痼结，痹阻胸阳，阳气有欲脱之势。因阴寒痼结，寒气攻冲故见心窝部与背部牵引作痛，痛势剧烈，并伴肢冷汗出等症，类似《灵枢·厥病》所述的"真心痛，手足青至节，心痛甚，且发夕死，夕发旦死"之证。与现代医学所述的心肌梗死先兆或心肌梗死相类似。

【仲景原文】

《金匮要略·胸痹心痛短气病脉证治第九》：心痛彻背，背痛彻心，乌头赤石脂丸主之。

【注家新论】

1. 尤在泾《金匮要略心典》：心痛彻背，阴寒之气，遍满阳位，故前后牵引作痛。沈氏云：邪感心包，气应外俞，则心痛彻背；邪袭背俞，气从内走，则背痛彻心。俞脏相通，内外之气相引，则心痛彻背，背痛彻心。即经所谓寒气客于背俞之脉，其俞注于心，故相引而痛是也。乌、附、椒、姜同力协济，以振阳气而逐阴邪，取赤石脂者，所以安心气也。

2. 唐容川《金匮要略浅注补正》：用乌头以去肝寒，附子以去太阳之寒，而背痛彻心之病愈；用蜀椒以去肺寒，用干姜以去胃寒，而心痛彻背之病愈；上用瓜蒌，取其宣通，此用石脂，取其堵塞，两面夹攻之病，若但注一面，安知圣师之旨？

3. 李彣《金匮要略广注》：心痛在内而彻背，则内而达外矣；背痛在外而彻心，则外而入于内矣。故既有附子温中，而复用乌头走表，干姜行阳散寒，蜀椒下气开郁。然心主血，不可无入血分之药以和之，赤石脂入心经血分，性温体重，性温则能生阳气于阴血之中，体重则能降痹气于胸膈之下矣。

4.周扬俊《金匮玉函经二注》：心痛彻背，背痛彻心，乃阴寒之气厥逆而上干者，横格于胸背经脉之间，牵连痛楚，乱其气血，紊其疆界，此而用气分诸药，则转益其痛，势必危殆，仲景用蜀椒、乌头，一派辛辣，以温散其阴邪，然恐胸背既乱之气难安，而即于温药队中，取用干姜之泥、赤石脂之涩，以填塞厥气所横冲之新队，俾胸之气自行于胸，背之气自行于背，各不相犯，其患乃除，此炼石补天之精义也，今人知有温气、补气、行气、散气诸法矣，亦知有堵塞邪气攻冲之窦，令胸背阴阳二气并行不悖者哉。

【医案举例】

吕某，女，62 岁。间歇性发作左胸疼痛两年，近来由于天气寒冷，开始自觉胸闷不适，今晨突然发作心绞痛，舌下含服硝酸甘油无效，故来诊治。患者自述心痛彻背，偶有昏厥，汗出肢冷伴有唇舌青紫，脉细而欲绝。心电图检查显示：急性下壁心肌梗死。辨证分析：患者间发左胸疼痛两年，遇寒后突发心痛彻背、偶有昏厥、汗出肢冷伴唇舌青紫、脉细欲绝等症状，当辨为寒凝痹阻，阳虚欲脱之证。因机分析：患者年迈体弱加之久病伤正，阳气重虚而阴气从之，故遇寒而突发心绞痛。寒邪入侵，阳气被阻，气机阻滞，血行不畅，故见心痛彻背；寒凝血瘀，故唇舌青紫；昏厥、大汗出、肢冷、脉细欲绝等均为阳虚欲脱之候。故而其病机为阴寒痼结，痹阻心脉，阳虚欲脱。治宜回阳救逆固脱，方用乌头赤石脂丸加味：乌头 10 克，乌附片 30 克，干姜 10 克，川椒 8 克，赤石脂 15 克，桂枝 15 克，红参 15 克。

水煎服。用 5 剂以后复诊，一昼夜急服 2 剂，心痛大减，汗止而肢温，昏厥亦未再现。共服 5 剂，心痛遂消失，唯感胸闷不适，舌淡红苔白、脉沉细。心电图复查提示窦性心动过缓，冠状动脉供血不足。危症已去，改投枳实薤白桂枝汤加丹参 20 克、瓜蒌 10 克、黄芪 20 克、红花 4 克，宣痹通阳，宽胸散结，益气活血而收功。

三、乌头桂枝汤

【组成及服法】

乌头五枚。

蜜煎乌头，去滓，加入桂枝汤。不效，适度加大剂量。

【治则及方解】

病机：内外皆寒，寒气充斥，内外合邪，阳气不行，营卫不和。

治则：祛寒通阳，调和营卫，双解内外寒邪。

方义：乌头温里散寒止痛；桂枝汤调和营卫，解肌散邪。乌头桂枝汤即大乌头煎与桂枝汤合方而成。大乌头煎峻逐阴邪，温里散寒止痛；桂枝汤调和营卫，祛风散寒解表。取两方煎液兑服，温里解表，并行不悖。临床用本方治暴寒伤阳，阴寒凝聚之寒疝腹痛证。

【辨证指要】

乌头桂枝汤治阴寒内聚之寒疝兼表证。症见腹中剧痛，四肢厥逆，或手足麻痹不仁，身体疼痛，或头痛，恶寒发热等。

【仲景原文】

《金匮要略·腹满寒疝宿食病脉证治第十》：寒疝腹中痛，逆冷，手足不仁，若身疼痛，灸刺诸药不能治，抵当乌头桂枝汤主之。

【注家新论】

1. 程林《金匮要略直解》：乌头煎，热药也，能散腹中寒痛；桂枝汤，表药也，能解外证身疼。二方相合，则能达脏腑而利荣卫，和气血而播阴阳，其药势翕翕行于肌肉之间，恍如醉状，如此则外之凝寒已行，得吐，则内之冷结将去，故为中病。

2. 尤在泾《金匮要略心典》：腹中痛，逆冷，阳绝于里也；手足不仁或身疼痛，阳痹于外也。此为寒邪兼伤表里，故当表里并治。乌头温里，桂枝解外也。

3. 曹颖甫《金匮发微》：乌头桂枝汤用乌头煎以回里阳，复加桂枝汤以救表阳，以蜜二升煎减半者，煎去蜜之半而止，复减其半，而取桂枝汤之半数相加，合得一升而又仅服五合，不知更服三合，又不知，更服五合，岂不慎之又慎，最后却云："其知者如醉状，得吐者为中病。"此非亲验者不能言，盖乌头性同附子，麻醉甚于附子，服后遍身麻木，欲言不得，欲坐不得，欲卧不得，胸中跳荡不宁，神志沉冥，如中酒状。顷之，寒痰从口一涌而出，胸膈便舒，手足温而身痛止矣。

【医案举例】

袁某，青年农妇。体甚健，经期准，育有子女四人。

一日少腹大痛，筋脉拘急，虽按亦不止，服调气行经药不效，迁延10余日，疼痛日益增剧。头身疼痛，四肢厥冷，时有汗出，舌润不渴，口吐清涎，无热恶寒，脐以下痛剧，加重时冷汗大出，时常自觉有冷气逼近阴户，痛处尤喜热敷，其脉沉紧。病机分析：本案中患者寒气搏结于内而不散，风冷邪气相搏，筋脉失于温煦，而成纯阴无阳之寒疝。阳气不达四末，故见四肢厥冷；寒气闭阻于内不得外出，故常有冷气逼近阴户；阴寒内盛，饮聚于内，故舌润不渴、吐清涎；寒邪痹阻于表，而见头身疼痛、脉沉紧。综合以上，其病机当为寒气充斥，内外皆寒，阳气不运，营卫不和。治宜祛寒通阳，调和营卫，方用乌头桂枝汤。方药：制乌头12克，桂枝18克，芍药12克，甘草6克，大枣6枚，生姜3片。水煎，兑蜂蜜一勺服用。3剂后复诊：痛减厥回，汗止而安，说明寒散阳运。换方当归四逆加吴茱萸生姜汤，以温经通络，清除余寒，其后病愈。

四、乌头煎

【组成及服法】

大乌头五枚。

先用水煎取乌头，去滓，加入蜜，再煎，令水气尽，视患者体质服用。效差，明日更服，不可一日服两次。

【治则及方解】

病机：阳虚阴寒内盛。

治则：破积散寒止痛。

方义：方用乌头大辛大热，功专复阳散阴，擅祛沉寒痼冷，但因乌头有毒，故当用白蜜解毒，缓急止痛，延长乌头之药效。若蜜煎不便，权以黑豆、甘草代之，功类白蜜。

【辨证指要】

以肚脐周围剧烈疼痛，恶寒，不欲饮食，伴手足厥逆不温，全身冷汗，脉沉而紧，或沉伏不显，唇青面白等为主症。

【仲景原文】

《金匮要略·腹满寒疝宿食病脉证治第十》：腹痛，脉弦而紧，弦则卫气不行，即恶寒，紧则不欲食，邪正相搏，即为寒疝。寒疝绕脐痛，若发则白汗出，手足厥冷，其脉沉弦者，大乌头煎主之。

【注家新论】

1. 尤在泾《金匮要略心典》：弦紧脉皆阴也。而弦之阴从内生，紧之阴从外得。弦则卫气不行而恶寒者，阴出而痹其外之阳也；紧则不欲食者，阴入而痹其胃之阳也。卫阳与胃阳并衰，而外寒与内寒交盛，由是阴反无畏而上冲，阳反不治而下伏，所谓邪正相搏，即为寒疝者也。绕脐痛，发则白津出，手足厥冷，其脉沉紧，皆寒疝之证。白津，汗之淡而不咸者，为虚汗也，一作自汗，亦通。大乌头煎大辛大热，为复阳散阴之峻剂，故云不可一日更服。

2. 程林《金匮要略直解》：乌头大热大毒，破积聚寒热，治脐间痛不可俛仰，故用之以治绕脐寒疝痛苦。治下焦之药味不宜多，多则气不专，此沉寒痼冷，故以一味单行，则其力大而厚，甘能解毒药，故纳蜜煎，以制乌头之大热大毒。

3.王廷富《金匮要略指难》：此条为总论寒疝病机和治法。先以弦紧脉之脉理而阐发寒疝之病理。其病理如徐氏说："卫外之阳，胃中之阳，下焦之阳，皆为寒所痹。"卫阳源于胃，胃阳虚则卫阳亦虚。卫阳不能卫外故恶寒，胃阳不振，寒不杀谷，故不欲食。元气根于下焦，阴寒内盛，以致阴寒搏结，邪正相争，即成寒疝。

【医案举例】

郭某，70余岁。自壮年患疝瘕，每过十日或五日必发。是年秋大发，腰脚挛急，睾丸偏大，且欲入于腹内，绞痛甚于不可忍，众人皆以为必死无疑。先生诊后，投大乌头煎（每剂重24克），饮之，须臾，瞑眩而气绝，又顷之，心腹鸣动，即吐水数升而复原，且其后不再发矣。

第十七章　百合地黄汤类

一、百合地黄汤

【组成及服法】

百合七枚，生地黄汁一升。

百合浸渍一宿，去水后，再以泉水煎取，去滓，加入地黄汁，再煎取，分温再服。中病，勿服，大便当如漆。

【治则及方解】

病机：阴血不足，心肺内热。

治则：润养心肺，凉血清热，安神定志。

方义：方中百合润肺清心，益气安神；生地黄益心营，清血热。

【辨证指要】

百合病临床表现有两组基本症状：一是神志、语言、感觉、饮食、行动、起居等精神异常特征；二是有口苦、小便赤、脉微数等常见的阴虚内热客观凭证。第一组症状指出了百合病精神意识错乱的特征；第二组症状指出了百合病心肺阴虚内热的表现，二者结合方能辨为心肺阴虚内热的百合病。

【仲景原文】

《金匮要略·百合狐惑阴阳毒病证治第三》：百合病不经吐、下、发汗，病形如初者，百合地黄汤主之。

【注家新论】

1. 赵以德《金匮方论衍义》：若不经吐、下、发汗，未有所治之失，病形得如初者，但佐之生地黄汁补血凉血。凉则热毒消，补则新血生，蕴积者，行而自大便出，如黑漆矣。

2. 尤在泾《金匮要略心典》：此则百合病正治之法也。盖肺主行身之阳，肾主行身之阴。百合色白入肺，而清气中之热；地黄色黑入肾，而除血中之热。气血既治，百脉俱清，虽有邪气，亦必自下。服后大便如漆，则热除之验也。《外台》云：大便当出黑沫。

【医案举例】

曾治一老妇，因虚火不时上升，自汗不止，心神恍惚，欲食不能，欲卧不得，口苦，小便不利，尿后即感头晕，从去年至今，更换诸医，每用一药，辄增一病。用白术则闷塞胀满，用橘皮则怔忡喘息，用远志则烦热躁扰，用木香则咽干腹热，用黄芪则迷闷不食，用枳壳则喘咳息促，用麦冬则小便失禁，用肉桂则咳逆颅胀，用补骨脂则后重燥结，用知、柏则小腹枯瘪，用芩、栀则脐下挛急，用香

蒿则目眩耳鸣，用大黄则脐下筑筑，少腹愈觉收引，终致
畏药如虎，只能每日用人参钱许，掺入米粥中和服，勉强
支撑。今春少阳郁火致使虚火倍增，火气一升则周身大汗，
神气虚烦欲脱，唯有倦极可少少安寝，适时汗不出而神思
稍宁。醒后少顷，则火气复升，汗亦随之而至，较之盗汗
大有不同，直至仲春，邀余诊之。见其脉微数，左尺与左
寸倍于他部，气口按之，似有似无。此证当为平时过度思
虑，损伤脾气，致使脾阴受困，而厥阴之火，尽归于心，
乃至于扰其百脉而致病，故而病名曰百合，此证唯仲景《金
匮要略》述之甚为详尽。原文指出，"诸药不能治，得药则
剧吐利"，故每服一药，辄增一病，百合地黄汤是专用之药，
然而病久中气亏乏，又经屡次误治而成坏病，当先以生脉
散加百合、茯神、龙齿以安神，再加吴茱萸、黄连以折其势，
数剂便已稍安，即令勿药，以养其胃气，但今日用鲜百合
煮汤服用，至于交秋之时，天气下降，火气渐伏，则可保
其无虞矣。迨后仲秋，竟欣然勿药而康。后又因劳心过度，
其火复有升动之意，或令服左金丸而安。

二、百合知母汤

【组成及服法】

百合七枚，知母三两。

百合浸渍一宿，去水后，再以泉水煎取，去滓；另以泉
水煎知母，去滓，两煎合在一起再煎后，分温服。

【治则及方解】

病机：热病后余热未清，阴虚燥热，气阴两伤。

治则：补虚清热，养阴润燥。

方义：方中百合润肺清心，益气安神；知母养阴润燥，清热除烦。

【辨证指要】

本方治疗百合病误汗后，阴虚而热，气阴两伤，而见心烦口渴者。

【仲景原文】

《金匮要略·百合狐惑阴阳毒病证治第三》：百合病发汗后者，百合知母汤主之。

【注家新论】

1. 尤在泾《金匮要略心典》：人之有百脉，犹地之有众水也。众水朝宗于海，百脉朝宗于肺，故百脉不可治，而可治其肺。百合味甘平微苦，色白入肺，治邪气，补虚清热，故诸方悉以之为主，而随证加药治之，用知母者，以发汗伤津液故也。

2. 李彣《金匮要略广注》：百合气味甘寒，入心、肺二经。《本草》称其有清心安神，保肺益气之功，则以之治百合病，乃仲景至精至巧之治，神而明之者也。但其热在脉，而不在皮毛，发汗则阴气既虚，复亡津液，知母入肺经而滋阴清热，以肺合皮毛，汗从皮毛中出则肺虚，故加知母以润肺也。

【医案举例】

陈某，男，42 岁。身热不已两周有余，头痛便闭。曾因副伤寒住院治疗，使用抗生素后，身热虽退，胃纳不开，思食却又不欲饮食，睡眠不佳，神情呆滞，少动懒言。曾用各种中西药无效。初诊时面色微黄，自诉口苦，大便不畅，小便黄赤，舌红苔薄，脉微数。病证辨析：患者之恍惚、呆滞、少言少动、不欲食等神志、语言、行动、饮食等异常表现说明当属百合病。此外该患兼有口苦，大便不畅，小便黄赤，舌红苔薄，脉微数等热病后余热未清之表现，此与百合病的误汗证表现基本是一致的，故而当辨为热病后期余热未清，气阴两伤之百合病。病机分析：患者热病后期，身热虽退，但余热未清，且因多次发汗，伤阴耗气，致使阴虚燥热加重，故于百合病基础之上，又见他症。心阴亏虚，虚热扰及心神，神无所归，故出现睡眠恍惚、神情呆滞、少言少动、思食而不欲食等表现；脾气虚弱，运化失司，气血生化无源，故胃纳不开、倦怠懒言；阴虚燥热，加之余热未清，故见口苦、大便不畅、小便黄赤、舌红苔薄、脉微数。治宜补虚清热，养阴润燥，方用百合知母汤加味。方药：百合 30 克，知母 9 克，生地黄 15 克，天水散 15 克。水煎服。服用 1 剂后，未见呕吐，又续服一周，前后共进药 8 剂，精神逐渐平稳，口苦已除，小便转清，可见热除而阴复，神志复常，又予和中健胃之药善后而愈。

三、百合鸡子黄汤

【组成及服法】

百合七枚，鸡子黄一枚。

百合浸渍一宿，去水后，再以泉水煎取，去滓，纳鸡子黄，搅匀，再煎，分温服。

【治则及方解】

病机：阴虚内热。

治则：滋阴养胃，降逆除烦。

方义：百合善滋阴润肺，清心安神；鸡蛋黄能养血滋阴，补中安胃，与百合煮汤，滋阴养血，安神和胃。

【辨证指要】

百合病的病机为心肺阴虚有热，不应该用吐法，若误用吐法，胃气失和，而见胃脘嘈杂、干呕等症。

【仲景原文】

《金匮要略·百合狐惑阴阳毒病证治第三》：百合病吐之后者，用百合鸡子汤主之。

【注家新论】

1. 徐忠可《金匮要略论注》：吐伤元气，而阴精不上奉。故百合病，在吐后者，须以鸡子黄之养阴者，同泉水以滋元阴，协百合以行肺气，则气血调而阴阳自平。

2. 尤在泾《金匮要略心典》：《本草》鸡子安五脏，治热疾，吐后脏气伤而病不去，用之不特安内，亦且攘外也。

3. 李彣《金匮要略广注》：吐则伤胃，鸡子黄纯是血液所成，能养胃气，以病邪在脉，脉者血之府，欲其入血分以和脉也。

【医案举例】

王某，男，44 岁。因肝炎后肝硬化先后两次腹水，第二次出现已经 9 个多月，于 1971 年 9 月 16 日入院。入院后经综合治疗，腹水消退，腹围减到 72cm。1972 年 1 月 18 日因食冷餐引起急性胃炎，给予禁食、输液治疗。1 月 21 日患者突然性格大变，一反平素少言寡语而喋喋不休，渐渐开始啼哭不宁，终于精神错乱。考虑肝昏迷 I 度。因心电图上有 V 波出现，血钾 3.26mmol/L，补钾后，心电图恢复正常，血钾升到 4.3mmol/L。同时用麸氨酸钠，每日 23～46 克，达 12 天之久，并用清心开窍、镇静安神之方。症状未有改变，清晨好转，午后开始狂乱，用安定剂不效，需用耳尖放血，才能渐渐平静入眠，但是精神错乱却一直如故。考虑到舌红脉虚，神志颠倒错乱，故而从百合病论治。2 月 1 日起加用百合鸡子黄汤：百合 30 克，鸡子黄 1 枚，日 1 剂，水煎服。2 月 2 日患者意识明显清楚一些了，继续用百合鸡子黄汤 1 剂。2 月 3 日患者神志完全恢复正常，用百合鸡子黄汤 2 剂之后，改服百合地黄汤（百合 30 克，生地黄 15 克），其后患者病情基本保持稳定。3 月 21 日出院之时，精神良好，一如常人，腹水征（－），肝功能化验基本正常。

四、百合洗方

【组成及服法】

百合一升。

水渍百合，渍之一宿，洗身。洗已，食煮饼，不要加入盐豉。

【治则及方解】

病机：肾中真阴亏于下，心阳浮于上，相火炽烈，龙雷不潜。

治则：养阴清热润燥。

方义：方中百合润肺清心，益气安神。肺主皮毛，朝百脉，皮毛壅滞，则肺气不宣，郁而生热，则见燥渴，洗身，则皮毛通畅，百脉通行，热而渴止。

【辨证指要】

用百合洗身治疗百合病日久不愈，阴虚内热加重，伤及胃津，而出现渴者。

【仲景原文】

《金匮要略·百合狐惑阴阳毒病证治第三》：百合病一月不解，变成渴者，百合洗方主之。

【注家新论】

1. 徐忠可《金匮要略论注》：渴有阳渴，有阴渴。若百合病一月不解，而变成渴，其为阴虚火炽无疑矣。阴虚而邪气蔓延，阳不随之而病乎。故以百合洗其皮毛，使皮毛阳分得其平，而通气于阴，即是肺朝百脉，输精皮毛，使毛脉合精，行气于腑之理。食煮饼，假麦气以养心液也。勿食盐豉，恐伤阴血也。

2. 吴谦《医宗金鉴》：百合病本不渴，今一月不解，变成渴者，外以百合汤浸洗其身，通表泻热；内食煮饼，勿以盐豉，不致引饮，而渴自止也。

3. 李彣《金匮要略广注》：热伏脉中，久则消烁津液，故变成渴，煮百合洗之，则血脉充畅，津液流通而渴止矣。按：百合病成渴者，心火上炎，肺金销铄也，然肺合皮毛而主气，故洗皮毛而气通。心合血脉，食面饼者，以麦入心经，心血既充，则脉病自解矣。勿以盐豉者，因病在血脉，《经》云咸走血，血病无多食盐是也。豉味苦而上涌，气多发越，能令人吐。又按：作豉法，杂姜、椒、盐、醋，醋味酸敛，盐味走血，姜、椒辛烈散气也。

【医案举例】

赵锡武老先生年轻行医之时，经常治疗 14~18 岁女性肺结核患者，一般都是令其煮百合口服。具体方法：选 3~5 枚百合，其大者，洗净水煮（水沸后变文火炖之）。百合带汤顿服，每日或隔日一服，常常收获良效。

第十八章　陷胸汤类方

一、大陷胸丸

【组成及服法】

大黄半斤，杏仁半升，葶苈子半升，芒硝半升。

先捣筛大黄和葶苈子，然后加入杏仁和芒硝，和散，加入甘遂末一钱匕，炼蜜为丸，温顿服之。服药后，过一晚上后出现下利，如果未见下利，再服一次，以下利为度。

【治则及方解】

病机：水热互结。

治则：逐水破结，峻药缓攻。

方义：本方由大陷胸汤加杏仁、葶苈子、白蜜而成。方中大黄苦寒，荡涤饮邪，泻下邪热，使水饮之邪从大便而去；葶苈子辛散苦降，性寒清热，泻胸肺水饮，使水饮之邪从小便而去；芒硝润燥软坚；杏仁宣肺利气；葶苈子泻肺通调水道；甘遂逐水饮，散结泻热；白蜜甘缓和中，使峻药缓攻。

【辨证指要】

本方除治疗心下硬满疼痛症外，还可见颈项部拘急不舒，俯仰不能自如，同时伴有发热、汗出等症。

【仲景原文】

《伤寒论》第 131 条：病发于阳，而反下之，热入因作结胸；病发于阴，而反下之，因作痞也；所以成结胸者，以下之太早故也。结胸者，项亦强，如柔痉状。下之则和，宜大陷胸丸。

【注家新论】

1. 成无己《注解伤寒论》：大黄、芒硝之苦咸，所以下热；葶苈、杏仁之苦甘，所以泄满；甘遂取其直达，白蜜取其润利，皆以下泄满实物也。

2. 方有执《伤寒论条辨》：名虽曰丸，犹之散耳，较之于汤，力有加焉，此诚因病制胜之良规，辟则料敌添兵之妙算。

3. 王子接《绛雪园古方选注》：捣为丸者，惟恐药性峻利，不能逗留于上而攻结也。不与丸服者，惟恐滞而不行也。以水煮之再纳白蜜者，又欲其缓攻于下也。

4. 梅国强《伤寒论讲义》：本方为大陷胸汤加葶苈子、杏仁、白蜜而成。大黄、芒硝泻热破结以荡实邪，甘遂峻逐水饮，葶苈、杏仁泻肺利气，白蜜甘缓和中，共奏泻热逐水之效。本方之力虽峻，但改汤为丸，又制小其服，并用白蜜同煎，是变峻泻为缓攻，且加入宣肺利气之品，故利于结胸证而邪偏于上者。

【医案举例】

罗某，素有茶癖，平日里习惯把壶长饮。体态肥胖，面光目亮，并每每以身健而自夸。冬天感受风寒以后，自服青宁丸和救苦丹，不起效而反胸中硬痛，呼吸不畅，项背拘急难受，俯仰实为困难。其脉弦而有力，舌苔白厚而腻。此为伏饮盘踞于胸膈之中，同时风寒之邪又化热入里，热与水结于胸上，故乃大陷胸丸证。方药：大黄9克，芒硝6克，葶苈子9克，杏仁9克。水2碗，蜜半碗，煎成多半碗，后下甘遂末1克。服1剂之后，泻下水样便两次，胸中顿觉爽快。又服1剂，泻下4次，从此病终告愈，而饮茶之嗜亦淡。

二、大陷胸汤

【组成及服法】

大黄六两，芒硝一升，甘遂一钱匕。

先煎大黄，去滓，纳芒硝，煮一两沸，纳甘遂末，温服，下利后，则停药。

【治则及方解】

病机：水热互结。

治则：泻热，逐水，破结。

方义：方中甘遂逐饮泻水，长于泻胸腹积水；大黄泻热荡实，使痰饮从下而去，与甘遂相伍，峻逐痰饮水湿使之从大小便而去；芒硝软坚泻热散结，荡涤顽痰，与甘遂相伍，荡涤胸膈脘腹之顽痰。

【辨证指要】

主症为心下痛，按之石硬，舌上燥热，心中懊憹，短气烦躁，脉沉而紧，按之有力者。其辨证指要是心下硬满，甚则从心下至少腹硬满而痛不可按，短气躁烦，头汗出，大便秘结，日晡所小有潮热，口渴不多饮，苔黄腻或黄厚而燥，脉沉紧。辨证属实热病邪结聚于胸腹者，均可酌情使用本方。

十枣汤与大陷胸汤都可治疗饮结证。十枣汤主治悬饮证，其病机为饮邪结于胸胁，病证以咳唾引胸胁痛，咳逆气喘，不得平卧为特点，治在攻逐水饮；而大陷胸汤所主为结胸重症，邪不仅结于胸中，而且可在胃、在腹，其病机为邪热与饮邪相结，既有邪热，又有饮邪，治疗重在泻热逐饮。

大承气汤与大陷胸汤都可治疗潮热，不大便之症。不同表现在于大承气汤所主之病在脐周，而大陷胸汤所主之病在胸胁、在胃、在腹或从心下至少腹；大承气汤所主为邪热与肠中糟粕相结，而大陷胸汤所主为邪热与饮邪相结。

【仲景原文】

《伤寒论》第134条：太阳病，脉浮而动数，浮则为风，数则为热，动则为痛，数则为虚，头痛发热，微盗汗出，而反恶寒者，表未解也。医反下之，动数变迟，膈内拒痛，胃中空虚。客气动膈，短气躁烦，心中懊憹，阳气内陷，心下因硬，则为结胸，大陷胸汤主之；若不结胸，但头汗出，余处无汗，剂颈而还，小便不利，身必发黄。

《伤寒论》第 135 条：伤寒六七日，结胸热实，脉沉而紧，心下痛，按之石硬者，大陷胸汤主之。

《伤寒论》第 136 条：伤寒十余日，热结在里，复往来寒热者，与大柴胡汤；但结胸，无大热者，此为水结在胸胁也，但头微汗出者，大陷胸汤主之。

《伤寒论》第 137 条：太阳病，重发汗而复下之，不大便五六日，舌上燥而渴，日晡所小有潮热，从心下至少腹硬满而痛不可近者，大陷胸汤主之。

《伤寒论》第 149 条：伤寒五六日，呕而发热者，柴胡汤证具，而以他药下之，柴胡证仍在者，复与柴胡汤，此虽已下之，不为逆，必蒸蒸而振，却发热汗出而解；若心下满而硬痛者，此为结胸也，大陷胸汤主之；但满而不痛者，此为痞，柴胡不中与之，宜半夏泻心汤。

【注家新论】

1. 尤在泾《伤寒贯珠集》：大陷胸与大承气……大承气专主肠中燥粪，大陷胸并主心下水食；燥粪在肠，必藉推逐之力，故须枳、朴，水食在胃，必兼破饮之长，故用甘遂。且大承气先煮枳、朴而后纳大黄，大陷胸先煮大黄而后纳诸药，夫治上者制宜缓，治下者制宜急，而大黄生则行速，熟则行迟，盖即一物而其用又有不同如此。

2. 陈修园《长沙方歌括》：大黄、芒硝，苦咸之品，借甘遂之毒，直达胸间之饮邪，不专荡胃中之邪秽也。汤与丸分者，丸恐下之太急，故连滓和蜜服之，使留中之邪从缓而下；汤恐下之不急，取三味之过而不留者，荡涤必尽也。

3. 梅国强《伤寒论讲义》：本方为泻热逐水之峻剂。甘遂峻逐水饮，破其结滞，大黄泻热荡实；芒硝泻热软坚破结，三药合用，共奏泻热逐水破结之功。

【医案举例】

1. 陈某，14岁。症见：高热，口干，自汗，右足不得伸屈，脉洪大，病当属阳明，只是口虽渴，但终不欲饮，胸膈如塞，不胀不硬，按之似痛，又类悬饮内痛。大便已五日未行，上湿下燥，由此可见，太阳之湿入于胸膈之中，与阳明内热同病，若不攻其湿痰，燥热难除。遂疏大陷胸汤，方药：制甘遂一钱五分，大黄三钱，芒硝二钱。1剂服后，大便畅通，燥屎与痰涎俱下，今已安适矣。其余诸恙，均各霍然。

2. 邬某，男，28岁。六七天之前，偶感风寒，以至于寒热倦怠，前医以解表法不效，继以润下之法又不见下，病势日趋严重，遂远道前来求治。现见头痛项微强，热甚而气促，未有咳嗽。按其脘腹胀满而痛，寸脉浮而关脉沉，舌苔黄糙，此应为伤寒大结胸之证也，遵仲景之法，法当下之，拟大陷胸汤方。方药：生大黄18克，玄明粉12克，甘遂9克，粳米一撮。患者借宿附近旅店，服药后约4个小时，大泻。傍晚其家属前来，容貌甚是喜悦，曰："是否继续服药？"告之，再服无害。2日后已能行起。

3. 唐某，男，52岁。身体向来康健，因发热恶寒，头痛身倦，曾服解表发汗之剂，但汗未出，寒热亦未解。

5 日之后，胸部硬满疼痛，不得重按，食少自汗，两脉沉滑，寸部尤甚。苔腻。予小陷胸汤 2 剂不效。胸部硬满加重，心中烦躁，呼吸短促。胸部透视结果显示：胸腔积液。此证应为邪热与水互结于胸下，治宜大陷胸汤加味。方药：瓜蒌仁 24 克，郁金、大黄、芒硝各 9 克，甘遂末 1.5 克（冲服）。晨起空腹服药，服后水泻 7 次，胸满遂大减。呼吸也明显通畅许多，食欲好转。间投宽胸和胃方药 2 剂（因前方药性剧烈，连服恐伤及中气）。仍与原方交替服用 3 次，胸中硬满之感完全消失，痛亦减轻，呼吸自如。后以宽胸通络清热之剂善后调理，终至痊愈。胸部透视胸水全部消失。

三、小陷胸汤

【组成及服法】

黄连一两，半夏半升，瓜蒌实一枚。

先煎瓜蒌，去滓，加入半夏和黄连，水煎服，去滓，分温服。

【治则及方解】

病机：痰热与水饮结于胸脘。

治则：清热涤痰开结。

方义：方中黄连苦寒，清泄胃中邪热，并除心下痞满；半夏辛温，燥湿和胃化痰；瓜蒌实清热涤痰，导痰热下行，既助黄连清热，又助半夏开结化痰。先煎瓜蒌，取其醇和之性，避其腻性，使药物充分发挥其治疗效果。

【辨证指要】

小陷胸汤证的辨证要点为：痞硬胀满，仅在心下胃脘，病位局限，按之则疼痛，不按不痛，脉浮数。

大、小陷胸汤的主要区别为大结胸汤治邪热内陷，与水互结之证，小结胸汤治邪热内陷，与痰互结之证。小结胸证病位在"心下"，而大结胸证不仅在"心下"，而且延及胁腹。大陷胸汤功在泻热逐水破结，而小结胸汤以清热化痰散结为主。

【仲景原文】

《伤寒论》第138条：小结胸病，正在心下，按之则痛，脉浮滑者，小陷胸汤主之。

【注家新论】

1. 成无己《注解伤寒论》：苦以泄之，辛以散之；黄连、瓜蒌实之苦寒以泻热，半夏之辛以散结。

2. 张锡纯《医学衷中参西录》：此证乃心君之火炽盛，铄耗心下水饮结为热痰（脉现滑象，是以知为热痰，若但有痰而不热，当现为濡象矣），而表阳又随风内陷，与之互相胶漆，停滞于心下为痞满，以杜塞心下经络，俾不流通，是以按之作痛也。为其病因由于心火炽盛，故用黄连以宁熄心火，兼以解火热之团结，又佐以半夏开痰兼能降气，瓜蒌涤痰兼以清热，其药力虽远逊于大陷胸汤，而以分消心下之痞塞自能胜任有余也。然用此方者，须将瓜蒌细切，连其仁皆切碎，方能将药力煎出。

【医案举例】

1.孙某，女，54岁。胃脘疼痛已经一月有余，痛处微微高起，按之则痛，西医怀疑是癌症，建议做钡餐造影，以便确诊。检查之前疼痛突然加重，遂来诊。其脉弦滑，苔黄稍腻，饮食尚可，大便不畅，小便色黄，心烦急躁。综合以上可知，弦滑脉主痰饮；苔黄腻，说明痰与热瘀互结；心下高起，按之则痛，当为痰热内结于心下之证。投小陷胸汤加味，方药：瓜蒌1枚（剪成条先煎），黄连9克，枳实9克，郁金9克，半夏15克。服1剂痛减大半，再服1剂，大便泻下大量黄涎，胃脘痛即止。

2.张某，男。患者嗜酒，两个月以前开始感到每次酒后胃脘部胀痛不适，其后渐至食后亦胀痛堵塞，其后不时或有发作，夜晚常常因痛胀而醒，食量大减，不敢再饮酒食辣，服用胃舒平等西药，效果不显著，X线钡餐透视之后确诊为"胃窦炎"。便结如羊屎状，现已五六日未有大便，诊其胃脘部，患者拒按，脉浮缓而虚。投小陷胸加枳实汤，方药：黄连6克，半夏9克，全瓜蒌9克，枳实6克。服3剂后，已显效，饭后及夜间脘痛减轻，恶寒怕冷，右脉滑大而缓，大便仍然稍干，此脾胃正气仍虚，寒热错杂之邪未能退去之象，改与甘草泻心汤加吴茱萸、柴、芍、龙、牡，阴阳并调后便得愈。

3.杨某，女，32岁。患者于初产后两个月患急性乳腺炎，经多方治疗无效，遂来求诊。现见右侧乳腺明显肿大，局部红肿发硬，患者疼痛难忍，脉数。方用小陷胸汤，方药：

全瓜蒌 9 克，半夏 6 克，黄连 3 克。水煎分两次服，服药 3 剂后复诊：患者服药之后，红肿渐渐开始消散，疼痛亦减轻，但脉仍数，效不更方，仍用上法，又服 3 剂后，诸症消失。

四、十枣汤

【组成及服法】

甘遂、芫花、大戟各等分。

先煎大枣十枚，去滓，加入甘遂、芫花、大戟三药的药末，强人服一钱匕，虚人服半钱，早上温服。得下利后，喝粥调养。

【治则及方解】

病机：邪热与水饮互结胸脘。

治则：攻逐水饮。

方义：本方为峻泻逐水代表方剂。方中合等量甘遂、大戟、芫花以攻逐水饮，其中大戟苦寒有毒，善泻脏腑之水邪，以治腹满急痛；甘遂苦寒有毒，善行经隧水湿；芫花辛温有毒，善消胸胁水邪。因三药皆有毒性，因此用肥大枣十枚煎汤调服，既可顾护胃气，缓和峻下之性，使邪去而不伤正，又可补益脾气，增强制水之功。

【辨证指要】

本方药性峻烈，峻逐饮邪，仲景用之以治悬饮证。以心下痞硬满，牵引胁下疼痛，干呕，咳逆短气，舌白润滑，脉沉弦或紧等为主症。

临床上，凡三焦饮停，结聚较重而正气不虚者，皆可酌情使用。现代临床主要用本方治疗渗出性胸膜炎、自发性气胸、腹膜炎、胸水、腹水、精神分裂症、颅内压增高症等。注意本方不可久服。

【仲景原文】

《伤寒论》第152条：太阳中风，下利呕逆，表解者，乃可攻之。其人漐漐汗出，发作有时，头痛，心下痞硬满，引胁下痛，干呕短气，汗出不恶寒者，此表解里未和也，十枣汤主之。

《金匮要略·痰饮咳嗽病脉证并治第十二》：病悬饮者，十枣汤主之。

《金匮要略·痰饮咳嗽病脉证并治第十二》：咳家其脉弦，为有水，十枣汤主之。

《金匮要略·痰饮咳嗽病脉证并治第十二》：夫有支饮家，咳烦胸中痛者，不卒死，至一百日或一岁，宜十枣汤。

【注家新论】

1. 成无己《注解伤寒论》：辛以散之，芫花之辛以散饮；苦以泄之，甘遂、大戟之苦以泄水。水者，肾所主也；甘者，脾之味也。大枣之甘者，益土而胜水。

2. 王子接《绛雪园古方选注》：攻饮汤剂，每以大枣缓甘遂、大戟之性者，欲其循行经隧，不欲其竟走肠胃也，故不名其方而名法，曰大枣汤。芫花之辛，轻清入肺，直从至高之分去菀除莝，以甘遂、大戟之苦，佐大枣甘而泄者缓攻之，则从心及胁之饮，皆从二便出矣。

【医案举例】

1. 张某，患水饮病。水气凌心则心悸，积于胁下则胁下痛，冒于膈上，则胸中胀满，双手脉均弦，观其症应属饮家，加之兼有干呕短气，其为水热互结胸胁无疑矣。投十枣汤，方药：炙芫花1.5克，制甘遂1.5克，大戟1.5克。上三味共研细末，分作两服，先用大枣10枚煎烂，去渣，入药末，略煎和服。

2. 胡某，男，84岁。咳嗽、咯血两月有余，医院确诊为"左下肺癌"。近一周以来胸闷、胁痛，呼吸困难，以至于完全不能平卧，面目及双下肢重度浮肿。检查显示：左胸腔存在大量积液，右胸腔也有少量积液。于左胸腔抽出血性胸水500ml，但是症状仍然不见缓解，小便量少，大便干结，舌苔白腻，脉弦而滑。证属痰饮结于胸胁，遂与十枣汤。方药：芫花、甘遂、大戟各10克，大枣500克。先煮大枣至烂，去皮核，再纳芫花、甘遂、大戟，上火再煮二沸，去滓，每服1小匙，每半小时服用1次。服至第4次的时候，连续大便稀水10余次，小便也连续不断。告知停止服药，第二天身体浮肿全部消失，已经能平卧入睡。4个月之后死于脑转移，胸水、浮肿未见复发。

3. 吴某，20岁。妊娠7个月时患热病，经中西医各种治疗未见好转，迁延20余日，症状愈加严重，遂来余处诊治。是时，病者高热咳喘，体温39.5℃，痰涎壅盛，大便秘结。初投之以香苏饮合凉膈散2剂，未见起效，恐病重药轻，继投十枣汤。方药：甘遂、大戟、芫花各2.4克，大枣 10 枚。服 1 剂后大便已通，但他症依旧。次日又邀他医会诊，其认为前药剂量太轻，遂将甘遂、大戟、芫花各加 0.6 克（即各用 3 克），服后泻下甚多，但各症均获良效，即喘平，痰消，热退，胎亦无故。

五、三物白散

【组成及服法】

桔梗三分，巴豆一分，贝母三分。

三物为散剂，白饮和服。强人服半钱，瘦弱者减之。

【治则及方解】

病机：水寒互结内实。

治则：温逐寒饮，除痰散结。

方义：方中巴豆大辛大热，攻逐寒饮，泻下冷积；贝母下气化痰，开郁散结；桔梗开提肺气，既可开肺散结祛痰，又可载药上行，使巴豆走上而攻饮。全方药性峻猛，巴豆辛热有毒，攻泻甚烈，且能催吐，故病势偏上者，邪实因吐而减；病势偏下者，邪结因利而解。

【辨证指要】

《金匮要略》用本方治疗肺痈属热实者，属寒实者较少应用，但若非确为寒痰阻滞于肺者，则未可轻投。凡见厥逆，大便不通，心下硬痛，咳痰，呕逆，脉沉滑，舌苔白腻等，即可考虑运用本方。服后，或吐或下，都逐邪外出的反应。若服药不利，则服热粥以助泻下，若下利不止，则服冷粥以止下利，因巴豆得热则行，遇冷则止故也。

本方为治寒实结胸的代表方，作用峻烈，不易掌握，现代临床运用相对较少。

【仲景原文】

《伤寒论》第 141 条：寒实结胸，无热证者，与三物小陷胸汤，白散亦可服。

《金匮要略·肺痿肺痈咳嗽上气病脉证治第七》:《外台》桔梗白散治咳而胸满，振寒脉数，咽干不渴，时出浊唾腥臭，久久吐脓如米粥者，为肺痈。

【注家新论】

1. 成无己《注解伤寒论》：辛散而苦泄。桔梗、贝母之苦辛，用以下气；巴豆之辛，用以散实。

2. 方有执《伤寒论条辨》：桔梗、贝母，能消饮而开膈，巴豆辛温，能散寒而逐水，所以寒结或重，而小陷胸不能解者，则此又可服也。

3. 吴谦《医宗金鉴》：是方治寒实痰水结胸，极峻之药也。君以巴豆极辛极烈，攻逐寒水，斩关夺门，所到之处无不破也。佐以贝母开胸之结，使以桔梗为之舟楫，载巴豆搜逐胸邪，膈上者必吐，膈下者必痢，使其邪悉尽无余矣。然惟知任毒以攻邪，不量强羸，鲜能善其后也，故羸者减之。不利进热粥，利过进冷粥，盖巴豆性热，得热则行，得冷则止，不用水而用粥者，藉谷气以保胃也。

4. 陈修园《长沙方歌括》：巴豆辛热，能散寒实而破水饮，贝母开胸结，桔梗开肺气，不作汤而作散，取散以散之之义也。进热粥者，助巴豆之热势以行之也，进冷粥者，制巴豆之热势以止之也。不用水而用粥者，藉谷气以保胃气之无伤也。

【医案举例】

1. 杨某，男，34 岁。主诉：咳吐黑痰巳一年余，曾经多方治疗，但都没有取得效果，今由其工友介绍前来就诊。刻诊：咳吐黑痰，偶有轻微气喘，但不见咳嗽，咽部发凉，且又怕受凉，受凉后咳黑痰明显加重，喜饮热水，偶尔感觉胸闷，舌淡苔薄略腻，脉沉。辨证当为寒痰凝结，法当温化寒痰，通畅气机，投以三物白散加味。方药：桔梗 10 克，巴豆 3 克，贝母 12 克，厚朴 12 克，麻黄 6 克，紫苏 15 克，生姜 15 克。水煎服，3 剂，日 1 剂。三天后复诊：咳黑痰明显减轻，咽喉发凉之感消失，又以前方 3 剂，继续缓解。之后又以前方 5 剂，病证悉除。随访半年，未再复发。

2. 张某，女，5 岁。春月之时患肺炎，经过输氧、输液治疗数日而疗效不佳。鼻翼煽动，口唇微绀，痰喘有如拉锯之声。两肺满布湿啰音，脉细数，舌苔斑剥而干。投三物白散 1.5 克，加麝香少许，冷开水调服。20 分钟之后，呕吐痰水约 100ml，呼吸立畅。翌日诸症大减，改投清肺益气化痰之药，并用青、链霉素注射，半月余康复。

第十九章　甘草汤类方

一、甘草汤

【组成及服法】

生甘草二两。

水煎服，日 1 剂，分两次温服。

【治则及方解】

病机：邪热客于咽喉。

治则：清热利咽。

方义：方中甘草用生甘草，以清热利咽，泻火解毒，消肿祛痰，缓急止痛，善治咽痛症。

【辨证指要】

本方所治咽痛，是邪热客于少阴之经，上逆咽喉而作痛。以病情轻浅。无下利，胸满，心烦等症。

【仲景原文】

《伤寒论》第311条：少阴病，二三日，咽痛者，可与甘草汤；不瘥，与桔梗汤。

【注家新论】

1. 许宏《金镜内台方议》：少阴之脉，循咽而止。寒热相搏不散，而成咽痛。故与甘草一味，以泄咽膈之气也。

2. 王子接《绛雪园古方选注》：一药治病，是曰奇方。甘草为九土之精，生用则凉，故可伐肾泻热。治咽痛者，功在缓肾急而救阴液也。

3. 徐大椿《伤寒约编》：生草一味，甘凉泻火，以缓其热，清其膈，使热缓膈清，则中气调，而外邪自解，咽痛无不退矣。

【医案举例】

1. 曾在山东之时，治一患者，咽喉痛如刀割，施用西药未效，仔细观察咽喉，局部不红肿，诊断为少阴病之咽痛。其病是由少阴经气不能舒展所致。投《伤寒论》之甘草汤，生炙甘草并用，以舒缓其痉挛，服后2日之后，其痛若失。

2. 苏某，男，42岁。因误食有毒的野草约250克。5小时之后出现腹痛、呕吐、头晕恶心、出冷汗、全身无力，于发病后两小时就诊。取甘草150克，浓煎。第1剂药后约10分钟即呕吐一次；30分钟以后，服第2剂药，2小时后腹痛、恶心等症状开始逐渐减轻，再服第3剂药，2小时后腹痛、恶心等症状完全消失，但仍感全身乏力、头晕，4小时以后患者腹泻一次，为黄褐色稀烂便；再服第4剂药，

6 小时之后，诸症逐渐消失，患者完全恢复正常。整个治疗过程中并未使用其他疗法。

3. 曾治一妇人，其阴部糜烂而肿胀，以至于疼痛难忍，予甘草汤外用，取甘草 200 克，浓煎，敷于患处，不一会儿疼痛逐渐减轻，直至停止，其后数天糜烂竟也慢慢消失，以至于痊愈。

二、桔梗汤

【组成及服法】

桔梗一两，甘草二两。
水煎服，日 1 剂，分两次温服。

【治则及方解】

病机：邪客少阴咽痛，风热壅肺。
治则：宣肺清热，利咽止痛。
方义：生甘草清热解毒，利咽缓痛；加桔梗辛开苦泄，利咽止痛。

【辨证指要】

桔梗汤多用以治疗风热客于咽喉，而见咽喉疼痛，红肿较甚者，在甘草汤的基础上加桔梗开提肺气，以利咽喉。

本方与甘草汤皆治热邪侵及少阴经所致咽痛证。两者在程度上有轻重不同。甘草汤证感邪轻微，故咽部肿痛较轻。桔梗汤证热邪较盛，故咽部红肿痛明显，甚则热毒深入，犯及肺脏而出现咳嗽胸满、咳脓痰、味腥臭、发热等症。

本方与麻杏石甘汤均有清热之功。但麻杏石甘汤重在宣肺气，以疗气分热证；而桔梗汤重在清泻肺热，用于治疗邪热迫及血分之脓血、脓痰证，有解毒排脓之功。

【仲景原文】

《伤寒论》第311条：少阴病，二三日，咽痛者，可与甘草汤，不瘥，与桔梗汤。

《金匮要略·肺痿肺痈咳嗽上气病脉证治第七》：咳而胸满，振寒脉数，咽干不渴，时出浊唾腥臭，久久吐脓如米粥者，为肺痈，桔梗汤主之。

【注家新论】

1. 成无己《注解伤寒论》：桔梗辛温以散寒，甘草味甘平以除热，甘梗相合，以调寒热。

2. 许宏《金镜内台方议》：少阴咽痛者，与甘草汤，若不瘥者，是邪气结甚，甘草不能下也。故用桔梗为君，桔梗能浮而治上焦，利肺痿，为众药之舟楫也，以甘草为臣佐，合而治之，其气自下也。

3. 王子接《绛雪园古方选注》：桔梗味苦平，苦主于降，辛主于散，功专开提足少阴之热邪，佐以甘草，载之于上，则能从肾上入肺中，循喉咙而清利咽嗌。张元素谓其为舟楫之剂者，譬之铁石，入水本沉，以舟载之，则浮于上也。

4. 陈修园《长沙方歌括》：甘草生用，能清上焦之火而调经脉。若不瘥，与桔梗汤以开提肺气，不使火气壅遏于会厌狭隘之地也。

【医案举例】

曾治一人，患喉癣，咽喉处之皮肉竟然渐渐腐去，饮食用面粉之烂者，但必仰口而咽，涕泣数然而行下。问曰：此非风火毒也，若少年曾患霉疮乎？答曰：未也。又问父母曾患霉疮乎？曰：然，愈三年而得我。此必误服升药之故……倘若不以治结毒之法治之，必难愈。以桔梗汤为君，少入山豆根、龙胆草、射干。每剂用土茯苓半斤浓煎，送下牛黄二分，半月而瘥。

三、芍药甘草汤

【组成及服法】

芍药、炙甘草各四两。

水煎服，日1剂，分两次温服。

【治则及方解】

病机：阴血不足，筋脉失于濡养。

治则：扶土抑木，和血养血，缓急止痛。

方义：芍药补血养阴以柔筋；甘草补益缓急，二药相伍，酸甘化阴而养血，柔筋缓急而舒筋，善治筋脉拘急。

【辨证指要】

其辨证关键在于阴血不足，筋脉失濡。临床上见脘腹胀痛，牵及两胁，四肢抽搐，痉挛疼痛等都可用本方治疗。

腹挛痛不拒按者及腿挛痛不红肿者，用白芍、炙甘草；腹满时痛拒按者及腿脚胀痛而红肿者，用赤芍、生甘草。

芍药、甘草配合可以治多种腹痛：夹热者加黄芩，夹寒者加干姜。芍药所治为实痛而非虚痛。其作用是泻而不是补。但芍药活血化瘀的力量较弱，比不上水蛭、虻虫之类，正因其作用和缓，所以虚者也可以用，而大实痛者反不能单单靠它一味得到解决。所以仲景用芍药治疗腹痛，除一律配以甘草外，虚证还要配以饴糖、当归等养气血的药物，大实者配以大黄、牡丹皮等活血药。

【仲景原文】

《伤寒论》第 29 条：伤寒脉浮，自汗出，小便数，心烦，微恶寒，脚挛急，反与桂枝欲攻其表，此误也；得之便厥，咽中干，烦躁，吐逆者，作甘草干姜汤与之，以复其阳；若厥愈足温者，更作芍药甘草汤与之，其脚即伸；若胃气不和，谵语者，少与调胃承气汤；若重发汗，复加烧针者，四逆汤主之。

《伤寒论》第 30 条：问曰：证象阳旦，按法治之而增剧，厥逆，咽中干，两胫拘急而谵语。师曰：言夜半手足当温，两脚当伸。后如师言，何以知此？答曰：寸口脉浮而大，浮为风，大为虚，风则生微热，虚则两胫挛，病形象桂枝，因加附子参其间，增桂令汗出，附子温经，亡阳故也。厥逆，咽中干，烦躁，阳明内结，谵语烦乱，更饮甘草干姜汤，夜半阳气还，两足当热，胫尚微拘急，重与芍药甘草汤，尔乃胫伸，以承气汤微溏，则止其谵语，故知病可愈。

【注家新论】

1. 成无己《注解伤寒论》：芍药，白补而赤泻，白收而赤散也。酸以收之，甘以缓之，酸甘相合，用补阴血。

2. 王子接《绛雪园古方选注》：此亦桂枝汤之变，偏于营分，纯一不杂之方。读《伤寒论》反烦、更烦，心悸而烦，皆用芍药止烦，不分赤白。孙尚、许叔微亦云白芍，唯许弘《方议》《圣惠方》是赤芍。今里气不和，阴气欲亡，自当用白芍补营，佐以甘草，酸甘化阴止烦。观其去姜、枣，恐生姜散表，大枣泄营，是用白芍无疑。

3. 柯韵伯《伤寒附翼》：脾不能为胃行其津液以灌四旁，故足挛急，用甘草以生阳明之津，芍药以和太阴之液，其脚即伸，此亦用阴和阳法也。

4. 陈修园《长沙方歌括》：芍药味苦，甘草味甘，苦甘合用，有人参之气味。所以大补阴血，血得补则筋有所养而舒，安有拘挛之患哉？

【医案举例】

1. 曾治一妇人，每多行走之时则脚会红肿疼痛，严重时会发紫，发病始于右足，继乃痛及左足。虽天寒之时，亦不可向火，见火则痛剧。故虽甚是恶寒，必得耐其寒冷。然而若天气过冷，则又痛。睡眠至清晨，而肿痛渐止，至夜则又痛如故。如若历节病足亦肿，但肿常不退。今有退时者，非历节也。唯痛甚时则筋挛，先用芍药甘草汤以舒筋。方药：赤白芍各30克，生甘草24克。服2剂病愈。

2.李某，男，25岁。右腿鼠溪部长有一肿物，如鸡卵般大小，表面不发红，曾用针管抽其内容物，无果，右腿拘紧，若伸却不能直，强伸则疼痛剧烈。其足跟不得着地。每到夜晚，小腿抽筋，痛苦不堪，脉弦细而数，舌红而少苔，脉证合参，可知本证属阴血不足，筋脉失其濡养，筋挛急而收引，故筋聚而成包块，腿难伸直，筋脉拘急而作痛。投芍药甘草汤，方药：白芍24克，炙甘草12克。嘱其服3剂，以观后效，仅1剂而筋不抽痛，夜得安睡，再进2剂，则鼠溪包块亦消退，服第3剂，足跟即能着地。又服1剂善后，而诸症皆除矣。

3.吕某，女，37岁。20多年以来间断性胃脘疼痛，甚则牵扯及两胁，又以饥饿之时疼痛为甚，伴有嗳气，纳差，矢气，大便燥结，无反酸，呕吐或黑便史。每于情绪波动时即发病，本次发病已有3个月，西药治疗无效，现已不能坚持日常工作，遂入院治疗。入院前钡餐造影见十二指肠球部龛影。患者呈慢性病容，舌苔薄白，脉弦，证当属肝气犯胃，治宜调肝和胃，给"溃疡合剂"（即加味芍药甘草汤，方药：杭白芍15克，甘草30克，香附15克）治疗。服药3剂之后，痛减，精神爽，但仍觉胃脘两胁胀满不舒，乃至窜及后背，于上方中加紫苏梗6克、沉香6克，继服3剂。药后腹满明显减轻，嗳气也已不明显，守上方治疗，患者共住院21天。出院时诸症皆消，但纳稍佳，二便调，舌苔退，脉缓和。嘱其出院后继服"溃疡合剂"巩固疗效。其后半月来院复查钡餐，十二指肠球部龛影消失，溃疡病已经完全治愈，患者已恢复正常工作。

4. 罗某，女，64岁。左侧面颊阵发性剧痛两周有余，曾在某医院诊断为"三叉神经痛"。近几日发作更为频繁，每次可因吞咽或说话之时而引发剧痛，痛甚之时闭目流泪，咬牙翘嘴，历10余秒后方可得暂时之缓解，旋止旋作，日渐精神萎靡，头晕目眩，食饮皆废，舌上无苔，中见裂纹，脉缓大。拟投养血祛风之法（四物汤加细辛、钩藤等），用2剂后乏效，乃改用芍药甘草汤。方药：芍药（酒炒）30克，甘草（蜜炙）12克。服2剂后疼痛若失，唯觉痛处尚有麻木之感，守原方续服2剂，诸症俱除。至今虽操劳家务，7个月以来未曾见复发。

5. 朱某，男，17岁。胃脘部阵发性疼痛，于近日加重，夜间犹甚，呈抽掣样发作，喜按，饮食无碍，二便正常，舌淡红，苔薄黄，脉弦略数。诊断为"急性胃痉挛"。拟方：白芍15克，甘草9克。水煎服，3剂。一服之后痛减，3小时后煎渣再服，症状消失。仅服2剂，痛即止而未复发。

四、芍药甘草附子汤

【组成及服法】

芍药三两，甘草三两，附子一枚。
水煎服，日1剂，分两次温服。

【治则及方解】

病机：误汗后阴阳两虚。

治则：扶阳益阴。

方义：方中以芍药、甘草舒挛缓急，加附子以温经壮阳。附子除能鼓舞心阳、促进血行外，且具有止痛作用。诸药相配，共奏阴阳双补之功。

【辨证指要】

本方阴阳双补，方中芍药、甘草各三两，有酸甘化阴之用，可用于阴虚不足诸般痛证；附子伍甘草，有辛甘化阳之效，于阳虚痛证者亦可用。芍药、甘草、附子同用，则有扶阳益阴之妙，对凡具备阴阳两虚病机的痛证，诸如腹痛腿脚拘挛痛，骨节疼痛，足冷，恶寒，脉沉微者，皆有良好效果。

【仲景原文】

《伤寒论》第 68 条：发汗，病不解，反恶寒者，虚故也，芍药甘草附子汤主之。

【注家新论】

1. 成无己《注解伤寒论》：芍药之酸，收敛津液而益荣；附子之辛温，固阳气而补卫；甘草之甘，调和辛酸而安正气。

2. 方有执《伤寒论条辨》：然荣者阴也，阴气衰微，故用芍药之酸以收之；卫者阳也，阳气疏慢，故用附子之辛以固之；甘草甘平，合营卫而和谐之，乃国老之所长也。

3. 王子接《绛雪园古方选注》：芍药甘草附子汤，太阳少阴方也。太阳致亡阳，本由少阴不内守；少阴表恶寒，实由太阳不外卫。故取芍药安内，熟附攘外，尤必藉甘草调和，缓芍、附从中敛戢真阳，则附子可招散失之阳，芍药可收浮越之阴。

4.陈修园《伤寒真方歌括》：未发汗而发热恶寒，宜汗之。既汗而表症仍在者，宜再汗之。今发汗后反恶寒，此因汗而亡阳也。然亡气中之阳，用四逆汤；亡血中之阳，用此汤，恶寒而厥，宜四逆汤；寒而不厥，宜此汤。

【医案举例】

王某，腹痛拘急，浑身冷汗，恶寒起粟，先后历时已有8年余。曾经某医治疗半年之多，服人参、鹿茸、四君辈，仅人参即服有一斤余，而于病则无寸功。后延予诊治，见其脉细涩，苔白腻。予忆起《伤寒论》所云："发汗，病不解，反恶寒者，虚故也。"与此证甚是相合。遂与芍药甘草附子汤。患者服后即感腹中雷鸣，下利青色黑水，烦躁尤甚。继之出一阵冷汗，随即诸症消失。又照原方服2剂痊愈。

第二十章　其他类方

一、黄连阿胶汤

【组成及服法】

黄连四两，芍药二两，鸡子黄两枚，黄芩二两，阿胶三两。

先用水煎黄连、芍药和黄芩，去滓，纳阿胶，再加入鸡子黄，搅匀，温服。

【治则及方解】

病机：少阴阴虚火旺。

治则：清热育阴，交通心肾。

方义：方中黄连清泻心火，使心气下交于肾；阿胶滋肾阴，使肾气上奉于心，与黄连相伍，交通心肾；黄芩清热，芍药补血养阴，与阿胶相用，养心血，育肾阴；鸡子黄清热之中以益阴，诸药相伍，心肾交通，水火和调，而阴阳共济。

【辨证指要】

黄连阿胶汤所治之证多为素体阴虚，感受外邪，邪入少阴，从阳化热，而致阴虚火旺者。症见心烦不寐，入夜尤甚，口干咽燥，舌质红绛少苔或光绛无苔，甚则舌尖红赤起刺，状如杨梅，脉细数或弦数。本方以苦寒为主，配以甘酸咸寒，清降心火，滋养肾水，后世称之为泻南补北方的代表。

【仲景原文】

《伤寒论》第303条：少阴病，得之二三日以上，心中烦，不得卧，黄连阿胶汤主之。

【注家新论】

1. 成无己《注解伤寒论》：阳有余，以苦除之，黄芩、黄连之苦以除热；阴不足，以甘补之，鸡子黄、阿胶之甘以补血；酸，收也，泄也，芍药之酸，收阴气而泄邪热。

2. 方有执《伤寒论条辨》：少阴本欲寐，反心中烦，不得卧者，风邪客于里，热甚而里不和也。黄连、黄芩，清膈以除风拥之里热；鸡子黄、阿胶，和血以益不足之真阴。然阿胶者，黑驴皮之膏液也，故能逐阴经之邪风；鸡子黄者，巽木禽之诞卵也，故能定邪风于少阴。芍药下气以和阴，所以为少阴风热之佐使也。

3. 许宏《金镜内台方议》：少阴三日以上，心中烦不得卧者，乃寒极热变也，热烦于内而然。故用黄连为君，黄芩为臣，以除内热；而阳有余，以阿胶、鸡子黄之甘，以补阴不足为佐；芍药之酸，以敛阴气而泄邪热为使也。

4. 王子接《绛雪园古方选注》：芩、连，泻心也；阿胶、鸡子黄，养阴也，各举一味以名其汤者，当相须为用也。少阴病烦，是君火热化，为阴烦，非阳烦也，芩、连之所不能治，当与阿胶、鸡子黄交合心肾，以除少阴之热。鸡子黄色赤，入通于心，补离中之气；阿胶色黑，入通于肾，补坎中之精。第四者沉阴滑利，恐不能留恋中焦，故再佐芍药之酸涩，从中收阴，而后清热止烦之功得建。

【医案举例】

1. 曾治一人，夏月进酸苦泻热，和胃通坠之法，其证为阳明厥阴，故而治其甚安。正值入秋之时，天高气爽，人亦应之，所谓天人相应，都呈渐渐收肃下降之势，本患缘其年高下亏，少阳肝木缺乏厥阴肾水之滋养，终成阴虚阳亢，亢而无制之风象，以至于相火之风旋转熏灼胃脘，冲逆为之呕逆，舌络被热气所熏，则绛赤如火，消渴、便结犹剩事耳。凡此皆属中厥根萌，当加慎养为宜。方药：生鸡子黄1枚，阿胶4.5克，生白芍9克，生地黄9克，天冬（去心）3克，川芎1克。

2. 李某，男，43岁。患者无明显诱因出现双下肢发凉，并逐渐向上发展直至腰部，同时向下蔓延至足心，患者自述犹如赤脚站立于寒冰之上，着实令人难以忍受，唯有活动之后，稍稍感到些许舒服；且伴下肢麻木，如虫行皮中之状。曾求治于北京各大医院，屡屡服用益气养血、补肾壮阳、调和营卫等汤剂200余剂，同时服过各种中成药如金匮肾气、五子衍宗及参茸药酒等，但均如投石入海，未见寸功；其后又接受连续针刺治疗4个月之久，但症状依然如故。最终转入我院内科治疗。察其面色红润且光亮，语声洪亮且目光炯炯。仔细询问其病情，除上述诸症悉具之外，患者尚有心烦躁扰、寝卧不安、性欲减退等症。见其舌质红艳而少苔，脉弦细而数。综合以上患者的病情和治疗经过，此乃心火不能下济肾水，肾水不能上滋心火，心火亢盛于上，阳气痹阻而不能下达，其下失于阳气之温煦，故见两腿发冷。法当清心火，降肾水，交通心肾，方用黄连阿胶汤。方药：黄连9克，白芍6克，黄芩3克，阿胶9克，鸡子黄2枚。先煮前3味，阿胶烊尽兑匀，稍凉之时纳入鸡子黄，搅令相得，分两次服用。服6剂之后，下肢寒凉麻木及心烦、失眠等症，皆尽减轻。但其舌质仍然红赤，脉弦且略数，效不更方，守原方加减。方药：黄连9克，阿胶10克，黄芩3克，白芍9克，鸡子黄2枚，牡丹皮6克。服法同前，服6剂之后，诸症基本获愈，继以上方加减化裁，又服10余剂，以图巩固善后。

3. 唐某，女，30岁。月经淋漓不尽已有半年之多，妇科检查未见异常，伴有心烦不得卧，惊惕而不安，自汗沾衣。观其前方，多是参、芪温补与涩血固经之药，基本未见任何效果。观其舌光红无苔，舌尖红赤有如杨梅；切其脉萦萦如丝，数而薄疾（一息六至有余）。细思之，脉细为阴虚，数为火旺，结合舌象，此乃水火不济，心肾不交，阴虚阳亢之象。法当泻南补北，清火育阴，安谧冲任，投黄连阿胶汤。方药：黄连10克，阿胶12克，黄芩5克，白芍12克，鸡子黄2枚（自加）。阿胶烊尽兑匀，稍凉之时纳入鸡子黄，搅令相得，分两次服用。服药至5剂之时，自述夜间已然心不烦乱，也能安然入睡，惊惕停止。再进5剂，则漏血之症亦止。

4. 李某，男，49岁。患失眠已有两年余，医院诊断为"神经衰弱"，曾服多种镇静安眠药物，收效甚微，患者自诉：入夜则心烦意乱，辗转反侧，不能成眠。烦甚之时以至于必须立刻跑到空旷无人之所大声喊叫，方觉一丝舒畅。询问其病由，向来喜欢深夜工作，疲劳至极之时，为了提神醒脑，常常饮用浓咖啡，习以为常，以至于入夜则兴奋不已难以成眠，白天则头目昏沉，乃至于精神萎靡不振。观其舌光红而无苔，舌尖红艳有如草莓之状，格外醒目；切其脉见弦细而数。脉证合参，此乃上火旺而下水亏，以致心肾不交所致。法当上清心火，下滋肾水，使坎离交济，心肾交通。方用黄连阿胶汤，方药：黄连12克，黄芩6克，阿胶（烊化）10克，白芍12克，鸡子黄2枚。阿胶烊尽兑匀，稍凉之时纳入鸡子黄，搅令相得，分两次服用。上药服至3剂，已能安然入睡，心神烦乱大减，继续服药3剂，其不寐之患从此而痊愈。

5. 吴某，15岁。发热不退，先后已11日，面红赤，口唇亦赤且焦，舌红苔薄黄而无津液，虚烦不得眠，饮食不进，口干渴而喜冷饮，小便短赤，大便干结，脉沉细而数。观其之前所服之方药，始为九味羌活汤，继则服之以黄连、黄芩、栀子、连翘、金银花、薄荷、桑叶等均未获效。此系温病，而误投辛温发散，又复用苦燥伤阴之药，由此而耗伤真阴以至于大亏，邪热为之郁于内，转为少阴阴虚热化之证，拟投黄连阿胶汤。方药：黄连10克，黄芩12克，杭芍24克，阿胶10克（烊化兑入），鸡子黄2枚。先煮芩、连、芍药为汤汁，稍凉后，兑入已烊尽之阿胶，再搅入鸡子黄2枚，和匀而服。服1剂后即得安静，烦渴亦止，唇舌转润，脉静身凉，继投生脉散加生地黄、玄参、黄连。上方连续服用2剂而病愈。

二、桃花汤

【组成及服法】

赤石脂（一半全用，一半筛末）一斤，干姜一两，粳米一升。

水煎服，米熟后，去滓，加入另一半赤石脂末，若服药后下利愈，停药。

【治则及方解】

病机：脾肾阳虚，下焦滑脱不禁。

治则：温涩固脱。

方义：方中重用赤石脂温涩固脱以止利。赤石脂一半筛末冲服，一半入汤剂，旨在使药力留着于肠中，充分发挥其温涩之功。干姜温中气而散里寒，粳米甘平，补脾胃而扶正。

【辨证指要】

本方用于治疗下焦下利，损伤血脉，而致脓血夹杂的滑脱不禁之证。其临床常见下利便脓血，脓血暗淡不鲜，甚则大便滑脱不禁，经久不愈，腹痛喜按喜温，精神倦怠，小便不利，舌质淡，脉沉迟或缓弱之症。其所治下利，大多病程长，迁延日久。

临床上见吐、衄、便、尿、崩等诸血证，或下利、带下等病证，只要病机相符，皆可斟酌用本方治疗。

本方与赤石脂禹余粮汤，均能温涩固脱，皆用于纯虚无邪、滑脱不禁之证。本方药用干姜、粳米，偏于温中补气；彼方药用赤石脂、禹余粮，偏于收敛固涩。

桃花汤与白头翁汤均可治下利便脓血证。白头翁汤所主下利便脓血，由肝热所致，病以口渴欲饮水、下利臭秽、口苦等为特点，治当清热凉肝；桃花汤所主下利便脓血，由肾阳虚不能固摄所致，病以口不渴或口渴不欲饮水、下利腥浊、口淡为主，治当温阳固脱。

【仲景原文】

《伤寒论》第 306 条：少阴病，下利便脓血者，桃花汤主之。

《伤寒论》第 307 条：少阴病，二三日至四五日，腹痛，小便不利，下利不止，便脓血者，桃花汤主之。

《金匮要略·呕吐哕下利病脉证治第十七》：下利便脓血者，桃花汤主之。

【注家新论】

1. 成无己《注解伤寒论》：涩可去脱，赤石脂之涩，以固肠胃；辛以散之，干姜之辛，以散里寒；粳米之甘，以补正气。

2. 方有执《伤寒论条辨》：石脂之涩，固肠虚之滑脱；干姜之辛，散胃虚之里寒；粳米甘平，和中而益胃。故三物者，所以为少阴下利便脓血之主治也。

3. 许宏《金镜内台方议》：少阴病，下利便脓血者，为下焦不约而里寒也。故用赤石脂为君，而固肠胃，涩可去脱也。干姜为臣，散寒温气，辛以散之也。粳米为佐使，以补正气而安其中，甘以缓之也。

4. 钱天来《伤寒溯源集》：桃花汤，非湿热暴利，积多气实之所宜，盖所以治阴寒虚滑之剂也。李时珍云：赤石脂，手足阳明药也，体重性涩，故能收湿止血而固下；味甘气温，故能益气生肌而调中。中者，肠胃肌肉惊悸黄疸是也；下者，肠泄利崩带失精是也。白入气分，赤入血分，故仲景用桃花汤治下利便脓血，取赤石脂之重涩，入下焦血分而固脱；干姜之辛温，暖中焦气分而补虚；粳米之甘温，佐石脂、干姜而润肠胃也。

5. 尤在泾《金匮要略心典》：此治湿寒内淫，脏气不固，脓血不止者之法，赤石脂理血固脱，干姜温胃驱寒，粳米安中益气。崔氏去粳米加黄连、当归，用治热利，乃桃花汤之变法也。

6. 陈修园《金匮要略浅注》：此为利伤中气及于血分，

即《内经》阴络伤则便血之旨也。桃花汤姜、米以安中益气，赤石脂入血分而利湿热。后人以过涩疑之，是未读《本草经》之过也。

【医案举例】

1. 胡某，男，68岁。患有下利脓血一年有余。情况时好时坏，起初没有太在意。最近情况大变，每日下利七八次之多，肛门似无半点约束，入厕稍微迟缓，随即便在裤中，万不得已，只好选择在痰盂里大便，能够随时取用，不至于措手不及。切其脉迟缓无力，观其舌质淡嫩无华，如此当辨为脾肾虚寒，下焦滑脱之利。拟桃花汤，方药：赤石脂60克（30克研末冲服，30克煎服），炮姜9克，粳米一大撮，煨肉蔻9克。水煎服，3剂而效，5剂而下利即止。又嘱改服四神丸，先后治有月余而病愈。

2. 程某，男，56岁。患肠伤寒住院治疗40余日，已经基本痊愈。唯剩大便泻下脓血之表现，便中血多而脓少，日三四行，偶有腹中疼痛，屡治而不效。其人面色素来不泽，手脚发凉，体疲而食减，六脉弦缓，舌淡而胖大。此证当为脾肾阳虚，寒伤血络，下焦失约，应属少阴下利便脓血而无疑也，且又因久利之后，不但大肠滑脱，而且气血虚衰亦在所难免。故而，治当温涩固脱以保元。方药：赤石脂30克（一半煎汤，一半研末冲服），炮姜9克，粳米9克，人参9克，黄芪9克。水煎服，3剂而血止，继续又服3剂，大便不泻而体力转佳，改用方为归脾汤加减善后，巩固疗效而收全功。

3.毛某忽患真寒证。见脘腹疼痛而自汗绵绵,四肢厥冷,诸医束手无策,予用回阳救急之法,立时而愈。吴石虹却曰:症虽暂愈,后必下脓血,则危矣。数日之后,果然下利如鱼脑之状,全无臭气,急投参、附而不应。忽而思及三物桃花汤,仲景之法也,为丸与之,只三四服即愈。方药:赤石脂30克,干姜3克,粳米30克。

三、乌梅丸

【组成及服法】

乌梅三百枚,干姜十两,黄连十六两,细辛六两,当归四两,桂枝六两,人参六两,炮附子六两,蜀椒四两,黄柏六两。

炼蜜为丸,服药期间禁生冷、滑物和臭食。

【治则及方解】

病机:胃热肠寒,寒热错杂。

治则:寒温并用,清上温下,安蛔止痛。

方义:本方重用乌梅、苦酒之酸,安蛔止痛;配伍蜀椒、桂枝、干姜、炮附子、细辛味辛性温以祛下寒;黄连、黄柏味苦性寒以清上热;人参、当归益气养血。本方寒热并用,清上温下,和胃安蛔,治疗蛔厥确有良效。但其酸涩偏重,且温清并用,故又可治寒热错杂之久利。

【辨证指要】

本方寒温并用,攻补兼施,具有清上温下,安蛔止痛之功，常用于治疗上热下寒、蛔虫内扰所致的蛔厥证或腹痛证，如胆道蛔虫症、肠道蛔虫症、蛔虫性肠梗阻、钩虫病、血吸虫病等。但本方重在安蛔止痛，和中缓急，杀虫之功不强，当症状消失后，续用驱蛔药以收全功。

此外，全方酸甘辛兼备，寒温互用，攻补兼施，又能治寒热错杂之久利证，如慢性痢疾、慢性结肠炎。后世医家据其酸泄酸敛的配伍特点，将其用于治疗妇女崩漏、带下、功能性子宫出血、慢性盆腔炎、阴道炎、更年期综合征、妊娠恶阻、不孕症等。

【仲景原文】

《伤寒论》第 338 条：伤寒脉微而厥，至七八日肤冷，其人躁无暂安时者，此为脏厥，非蛔厥也。蛔厥者，其人当吐蛔。今病者静而复时烦者，此为脏寒。蛔上入其膈，故烦，须臾复止，得食而呕，又烦者，蛔闻食臭出，其人常自吐蛔。蛔厥者，乌梅丸主之。又主久利。

《金匮要略·趺蹶手指臂肿转筋阴狐疝蛔虫病脉证治第十九》：蛔厥者，当吐蛔，今病者静而复时烦，此为脏寒，蛔上入膈，故烦。须臾复止，得食而呕，又烦者，蛔闻食臭出，其人当自吐蛔。

《金匮要略·趺蹶手指臂肿转筋阴狐疝蛔虫病脉证治第十九》：蛔厥者，乌梅丸主之。

【注家新论】

1. 成无己《注解伤寒论》：肺主气，肺欲收，急食酸以收之，乌梅之酸，以收肺气。脾欲缓，急食甘以缓之，人参之甘，以缓脾气。寒淫于内，以辛润之，以苦坚之，当归、桂、椒、细辛之辛，以润内寒。寒淫所胜，平以辛热，姜、附之辛热，以胜寒。蛔得甘则动，得苦则安，黄连、黄柏之苦，以安蛔。

2.许宏《金镜内台方议》：故用乌梅为君，其味酸能胜蛔。以川椒、细辛为臣，辛以杀虫。以干姜、桂枝、附子为佐，以胜寒气，而温其中。以黄连、黄柏之苦以安蛔；以人参、当归之甘，而补缓其中，各为使。以其蛔虫为患，为难比寸白虫等剧用下杀之剂，故用胜制之方也。

3.王子接《绛雪园古方选注》：乌梅渍醋，益其酸，急泻厥阴，不欲其缓也。桂、椒、辛、附、姜，重用辛热，升达诸阳，以辛胜酸，又不欲其收敛阴邪也。桂枝、蜀椒通上焦君火之阳，细辛、附子启下焦肾中生阳，人参、干姜、当归温中焦脾胃之阳，则连、柏泻心滋肾，更无亡阳之患，而得厥阴之治法矣。合为丸服者，又欲其药性逗留胃中，以治蛔厥，俾酸以缩蛔，辛以伏蛔，苦以安蛔也。至于脏厥，亦由中土不得阳和之气，一任厥阴肆逆也。以酸泻肝，以辛散肝，以人参补土缓肝，以连、柏监制五者之辛热，过于中焦而后分行于足三阴，脏厥虽危，或得温之散之，补之泻之，使之阴阳和平，焉有厥不止耶？

4.尤在泾《伤寒贯珠集》：蛔得甘则动，得苦则安。又曰：蛔闻酸则静，得辛热则止。故以乌梅之酸，连、柏之苦，姜、辛、归、附、椒、桂之辛，以安蛔温脏而止其厥逆。加人参者，以蛔动中虚，故以之安中而止吐，且以御冷热诸药之悍耳。

5. 李彣《金匮要略广注》：乌梅味酸，黄连、黄柏味苦，桂枝、蜀椒、干姜、细辛味辛，以蛔得酸则止，得苦则安，得甘则动于上，得辛则伏于下也。然胃气虚寒，人参、附子以温补之。吐亡津液，当归以辛润之，则蛔厥可愈也。

【医案举例】

1. 曾治一人。口渴甚，饮水不能自止，胸中热痛，气上而冲心，已经八九日矣。或作中暍，或作奔豚。予诊后曰：症似厥阴，曾吐蛔虫否？答曰：昨日曾吐蛔。予曰：审如是，则厥阴证是也。可喜者为脉来沉而缓迟耳。仲景云："厥阴之为病，消渴，气上撞心……饥而不欲食，食则吐蛔。"又曰："厥阴病，渴欲饮水者，少少与之愈。"今患者饮水过多，故而拟以茯苓桂枝白术甘草汤调治之，得止后，又投之以乌梅丸，数日而愈。方药：乌梅肉 15 克，细辛 3 克，干姜 6 克，黄连 9 克，当归 6 克，熟附片 3 克，蜀椒 6 克，桂枝 6 克，人参 9 克，黄柏 6 克。

2. 阮某，女，23 岁。腹中疼痛已经 7 日有余，饭后则会加重，时常呕吐酸水，亦吐不化之宿食，口渴却不欲多饮，昨晚曾吐蛔虫 3 条，其脉沉涩，舌苔白而干，当属厥阴蛔痛，仲师乌梅丸之意。方药：乌梅 5 枚，川椒 2 钱，黄连 2 钱，黄芩 2 钱，吴茱萸 3 钱，半夏 3 钱，川芎 3 钱，苦楝根皮 1 两，槟榔 6 钱，芜荑 4 钱。服药 2 剂之后，下蛔虫 2 条，各种症状尽皆消失。

3. 郑某，女，36 岁。患者突然脘腹疼痛累及胁肋部亦疼痛，甚者宛如刀绞，牵扯直至右侧肩背，四肢冰冷，汗出如珠，同时兼有恶心呕吐，吐出黄绿苦水，并吐蛔虫1条，之后胃中灼热嘈杂，脘腹痞满，烦躁不安，呻吟不止，终夜不能入睡。直至天明，其病情才稍有缓解，方才交睫，又复作痛如前，遂由家人护送至医院急诊。经过检查，诊断为"胆道蛔虫症"，住院治疗。余会诊之时，见患者脉紧而沉弦，舌青黯苔白腻，口不渴饮。此乃厥阴脏寒，肝胆气机郁滞，腹中蛔虫上扰而作痛，应属蛔厥之证。遵照仲景之法，当以乌梅丸主之。方药：附片30克，干姜15克，肉桂9克，当归15克，党参15克，黄连6克，黄柏9克，川椒（炒去汗）5克，细辛5克，乌梅3枚。水煎服，一服之后，疼痛稍减，三服尽已，疼痛呕吐均止，手足回温，夜间已能正常安睡。唯胃中仍嘈杂，脘腹尚有痞闷之感。口苦不思饮食，脉沉而弦，但已不似昨日兼有之紧象，腻苔稍稍退却，但舌质仍含青色。蛔虫虽安，但肝胆寒凝之气尚未退尽。照原方加川楝子9克、槟榔片9克。连续服2剂之后，便下蛔虫20多条，其后腹中便感到甚为舒缓，饮食渐渐恢复。脉缓，苔退。再改投香砂理中汤加荜茇、高良姜调理2剂善后，气机恢复，痊愈出院。

4. 莫某，男49岁。患者半年以来自感头顶疼痛，并伴有视物模糊，劳累之后有所加重，手足心发热，而且烦躁易怒。有慢性肝炎病史，近一个月以来肝功已转正常，舌质暗苔薄白，脉弦细。拟方乌梅丸，方药：乌梅15克，黄柏3克，黄连8克，干姜4.5克，党参3克，桂枝3克，川椒2克，细辛3克，附子3克，当归2克。水煎服，分两次服药，3 剂之后复诊，患者自述感觉头痛已经减轻，但视物仍旧模糊不清，舌质淡，苔薄白，脉弦细。效不更方，再服 3 剂，再次复诊时，巅顶已经不再疼痛，视力也大为好转，自感头脑较前清爽许多，继用上方 3 剂，以善其后。

四、炙甘草汤

【组成及服法】

炙甘草四两，麦门冬半斤，生姜三两，生地黄一斤，人参二两，桂枝三两，阿胶二两，麻仁四两，大枣三十枚。

加入清酒和水一起煎除阿胶以外的其余药物，去滓，加入阿胶，温服。

【治则及方解】

病机：心阴阳两虚。

治则：滋阴养血，温阳益气。

方义：方中生地黄、阿胶、麦门冬、麻仁，滋润多汁补血。此四味，借辛温之桂枝载而奉心化赤为血；炙甘草、大枣、人参、生姜，补脾土而为血之源；酒体阴而用阳，入胃之后，畅通百脉，取其见效之速。方名为"炙甘草汤"，是取土为万物之母，虚则补其母之义；一名"复脉汤"者，阴阳气血皆不足，脉行不畅，中有凝阻，此能补气血，壮通脉道。

【辨证指要】

本方临床应用非常广泛，现代内、外、妇、儿、眼科等多有运用报道，主要抓住其气血不足，阴阳两虚之病机，不管有无外感及结代脉，均可应用。

使用本方时应注意以下几点：①方中以炙甘草为主药，具有通经脉、利血气之功，但用量宜大，至少用 18 克，可逐渐加量。若其量较大时，可倍加茯苓，既可宁心，亦可避其肿满。②本方多用以治疗各种原因导致的心阴阳两亏，气血不足之脉结代，心动悸之证。一般而言，非器质性病变者，治之较易，器质性病变者，治之较难，且常有反复，宜常服、久服。③本方煎煮时用清酒，或米酒、黄酒等，酒能够畅利血行，有利于复脉，而且可以作为溶媒，促使药物有效成分析出，用时须久煎，使其气不峻。但是某些有器质性心脏病的患者，不耐酒力，用时宜慎，或可不用。

本方与小建中汤均可治疗心悸证。本方所治之证病机为阴阳气血俱不足，心失气之推动、血之滋养、阳之温煦、阴之濡润而空虚无主，悸动不安；小建中仅治血虚所致心悸、心烦等症，悸仅为自觉症。

【仲景原文】

《伤寒论》第 177 条：伤寒脉结代，心动悸，炙甘草汤主之。

《金匮要略·肺痿肺痈咳嗽上气病脉证治第七》：《外台》炙甘草汤治肺痿涎唾多，心中温温液液者。

【注家新论】

1. 成无己《注解伤寒论》：补可以去弱，人参、甘草、大枣之甘，以补不足之气；桂枝、生姜之辛，以益正气。《圣济经》曰：津耗散为枯，五脏痿弱，荣卫涸流，温剂所以润之。麻仁、阿胶、麦门冬、地黄之甘，润经益血，复脉通心也。

2.方有执《伤寒论条辨》：脉结代而心动悸者，虚多实少，譬如寇欲退散，主弱不能遣发而反自彷徨也。人参、甘草、麦门冬益虚以复结代之脉；地黄、阿胶、麻仁，生血以宁动悸之心。桂枝和荣卫以救实，姜、枣健脾胃以调中，清酒为长血气之助，复脉乃核实义之名。然则是汤也，必欲使虚者加进，而驯至于实，则实者自退散，而还复于元之意也。

3.柯韵伯《伤寒附翼》：用生地黄为君，麦门冬为臣，炙甘草为佐，大剂以峻补真阴，开来学滋阴之一路也。反以甘草名方者，藉其载药入心，补离中之虚以安神明耳。然大寒之剂，无以奉发陈蕃秀之机，必须人参、桂枝，佐麦门冬以通脉；姜、枣佐甘草以和营；胶、麻佐地黄以补血；甘草不使速下，清酒引之上行，且生地黄、麦门冬，得酒力而更优也。

4.陈修园《长沙方歌括》：方中人参、地黄、阿胶、麦门冬、大枣、麻仁皆柔润之品以养阴，必得桂枝、生姜之辛以行阳气，而结代之脉乃复。尤重在炙甘草一味，主持胃气以资脉之本原，佐以清酒，使其捷行于脉道也。其煮法用酒七升，水八升，只取三升者，以煎良久，方得炉底变化之功。

5.徐忠可《金匮要略论注》：肺痿证，盖属津枯热燥，此方乃桂枝汤去芍，加参、地、阿胶、麻仁、麦门冬也，不急于去热，而以生津润燥为主，盖虚回而津生，津生而热自化也。至桂枝乃热剂，而不嫌峻者，桂枝得甘草，正所以行其热也。

【医案举例】

1. 曾治疗一患者，伤寒八九日之时，医见其热甚，以凉剂下之，患者又食梨甚多，伤及脾胃，四肢厥冷，时时昏愦。余诊其脉，动而有中止之时，心中动悸，呃逆不绝，色变青黄，精神不济，目不欲开，蜷卧少言。拟投炙甘草汤，恐伤阳气，故而减生地黄，嘱服之却无效。再令其于市铺之中选尝气味厚者，再煎服之，病遂减其半，再服1剂病即愈。方药：炙甘草9克，人参9克，阿胶（烊化冲服）9克，生姜9克，桂枝3克，麦门冬9克，火麻仁9克，生地黄30克，大枣6克，清酒30克。

2. 姚某，一日尝来就诊，睡眠、饮食俱无恙，唯按其脉有结代之象，10余至一停，或二三十至一停不等，又以其事繁杂，心常跳跃不宁。此当为仲师所谓之"心动悸、脉结代，炙甘草汤主之"之证是也。因书经方与之，服十余剂而瘥。

3. 施某，男，50岁。患者气喘之证已有一年余，由渐而剧，以至于夜不得卧，而坐以待旦，干咳，又有咳痰清稀而不爽，口干而纳呆，心悸胸闷，善太息。脉沉迟结代，舌淡苔白。此系痰饮内伏，射肺而凌心，以致心阳不足，阴血亏损，心脉失于充养。法当温心阳，滋阴血以复脉，温化痰饮而肃肺。拟炙甘草汤加减，方药：炙甘草12克，桂枝9克，炒潞党参9，生地黄12克，麦门冬9克，炒丹参30克，焦白芍9克，炙细辛3克，炙五味子3克，淡干姜3克，半夏9克，茯苓9克，陈阿胶（烊化冲）9克，红枣5枚。

水煎服。服上方 3 剂之后，气喘略减，脉结代亦有所改善，唯只见脉迟涩。连续服用 3 剂，气喘乃平。又经一月调治善后，诸恙皆愈，脉象亦恢复正常。

4. 张某，女，57 岁。早些年右眼患病而青盲失明。近几年左眼亦感昏蒙，视物如在云雾之中，最为主要的是眼前茧星满目，时而白光发如闪电，时而红光发如火焰，红白交替，飞舞眩目，因致头晕目眩，睛痛而眉棱骨酸楚不止，以至于心烦不已。病名曰神光自现，阳光越散，亦青盲之象也。脉象沉细，舌光绛无苔，责之阴精亏损，虚阳上潜，而致心神不宁，孤阳飞越，故而光发乱散，不得内敛。治宜补阴益血，宁神潜阳。拟炙甘草汤加龙骨、牡蛎。水煎服。服上药数剂，病情大见好转，患者自述红、白二光几近消失。但云雾尚可见，予补益之药善后以收功。

五、猪肤汤

【组成及服法】

猪肤一斤。

水煎，去滓，加白蜜和白粉，熬香，温服。

【治则及方解】

病机：下利伤阴，虚火上炎，虚热内扰。

治则：滋肾，润肺，补脾。

方义：本方为滋润平补之剂。方中猪肤甘润微寒，滋肾水而润燥，善解阴虚内热及咽痛；白蜜甘润微寒，滋阴以清热，生津以止渴；白粉甘淡，补脾和中而止利。三药相伍，清而不寒，滋而不腻，共同发挥滋阴润肺之功。

【辨证指要】

本方甘平凉润，滋阴清热，为治疗虚热咽痛的有效方剂。临床上凡久病劳伤，肾精亏虚，虚火上炎，伤于咽喉而见咽痛、音哑等症，均可用本方配伍治疗。临床上见音哑，咽痛并伴有烦热咽干、腰酸乏力、耳鸣寐少等症者，均可用本方加减应用。

【仲景原文】

《伤寒论》第310条：少阴病，下利，咽痛，胸满心烦，猪肤汤主之。

【注家新论】

1. 成无己《注解伤寒论》：猪，水畜也，其气先入肾。少阴客热，是以猪肤解之。加白蜜以润燥除烦，白粉以益气断利。

2. 方有执《伤寒论条辨》：猪属亥，宜入少阴，肤乃外薄，宜能解外，其性则凉，固能退热，邪散而热退，烦满可除也。白蜜润燥以和咽，咽利而不燥，痛可愈也。白粉益土以胜水，土王水制，利可止也。

3. 王子接《绛雪园古方选注》：肾应彘，而肺主肤，肾液下泄，不能上蒸于肺，致络燥而为咽痛者，又非甘草所能治矣，当循猪肤润肺肾之燥，解虚烦之热，白粉、白蜜缓于中，俾猪肤比类而致津液从肾上入于肺中，循喉咙，复从肺出，络心注胸中，而上中下燥邪解矣。

4. 许宏《金镜内台方议》：少阴之脉循咽，若阳经之邪传于少阴者，则必咽痛，乃阴虚客热所结也，故胸满心烦而自下利。故与猪肤为君，入少阴之经而解客热也；以白粉为佐，白蜜为使，润燥除烦而止利也。

【医案举例】

1. 曾治一人。向来阴虚而多火热，且有脾约便血之症。今年10月间患冬温，发热咽痛，前医投麻仁、杏仁、半夏、枳壳、橘皮之类，遂致喘逆倚息不得卧，音哑，头面赤热如火，手足逆冷若冰，右手寸关虚大微数，此证为热伤手太阴气分也，但与玉竹、甘草等，却均不应，故而为之制猪肤汤一瓯，令隔汤顿热，少量频服，3日后声音渐清，药尽而痛如失。方药：猪肤500克，白蜜90克，米粉90克。

2. 张某，阴损3年以至于不复，入夏后开始咽痛不止而拒按，投寒凉清热，反加泄泻，如此则知是龙相上腾，若电光火灼一般，虽倾盆暴雨亦难以扑灭，必身中阴阳协和方可平息，此草木无情难以奏效耳，当从仲景治少阴咽痛之法，用猪肤汤主之。

3. 曾治一女学生，22岁。因唱歌而致咽喉疼痛，声音嘶哑。屡服麦门冬、胖大海之类药物无效。适值即将演出之际，心情甚为焦虑。患者舌红少苔，脉细。遂断为肺肾阴虚，虚火上扰"金破不鸣"之证。拟猪肤一味熬汤，调鸡子白，徐徐呷服，尽1剂则咽痛止而音哑除。

4.马某，女，10岁。素体较孱弱，扁桃腺屡屡发炎。二十天之前患麻疹病，曾高热、神昏谵语，虽病瘥，但其后精神不振，纳食不佳，干咳而少痰，咽部灼热痒痛，似有物阻隔之，常作"呢呢"声，入夜尤甚，时常索水饮之，但是饮而不多。扁桃腺Ⅰ度肿大，其色淡红，舌质嫩红少苔，脉细且数。此证系病后余邪未清，真阴不足，热邪直犯少阴所致。治当滋肾以泻热，仿猪肤汤凉润法。方药：猪肤30克，粳米15克，雪梨1个（去皮核）。水煎汤饮，每日少量多次频频服用。连进7剂，诸恙悉平。

5.李某，男，36岁。声音低沉，甚或嘶哑，已历时三载有余。初时因感冒未愈之时，劳累过度而声音嘶哑。虽经治疗有所好转，但嗣后却屡屡发作。近一年以来，音哑一直不愈，咽部微痛，灼热喉痒，呗咯而少痰。伴虚烦少寐，手足心热，腰酸体倦，耳鸣遗精，舌红干少苔，脉细数。此当属肺肾亏虚，咽喉失于濡养，虚火为之上炎，声门开合不利之证。法当滋补肺肾，拟方猪肤汤加味。方药：猪肤30克，粳米、明党参各15克，麦门冬9克，杏仁6克。煎汤去渣加白蜜一羹匙调服。服上药10剂之后，声音较前响亮，咽干、喉痒已去，但是夜寐多梦，腰酸耳鸣依然如故。因其肾精亏损已极，当仿叶氏味咸以入肾之法。方药：知母、黄柏各6克，熟地黄15克，龟板20克，莲肉、芡实、山药各9克，猪骨髓30克。水煎服。服药5剂之后，诸症为之大减。改上方如下，去知母、黄柏继服，每周5剂，停两日，又进20剂，诸症悉除。

六、茵陈蒿汤

【组成及服法】

茵陈蒿六两，栀子十四枚，大黄二两。

先煎茵陈蒿，后入栀子和大黄，去滓，分温服。

【治则及方解】

病机：阳明瘀热在里。

治则：清肝利胆，利湿退黄。

方义：方中茵陈蒿清利湿热，疏利肝胆以退黄；栀子苦寒，清热除烦；大黄苦寒，寒以清热，苦以燥湿，推陈致新，导湿热下行，使湿热之邪从大便而去。

【辨证指要】

茵陈蒿汤为治疗黄疸病阳黄之专方。临床辨证只要属湿热内郁，胶结不解，热象明显者，症见身黄，目黄，黄色鲜明如橘子色，小便黄赤而短少，发热，口渴，心烦，脘腹痞满不适，大便秘结，汗出不畅，舌苔黄腻，脉滑数，或弦数者，可用茵陈蒿汤治疗。

【仲景原文】

《伤寒论》第236条：阳明病，发热汗出者，此为热越，不能发黄也。但头汗出，身无汗，剂颈而还，小便不利，渴引水浆者，此为瘀热在里，身必发黄，茵陈蒿汤主之。

《伤寒论》第260条：伤寒七八日，身黄如橘子色，小便不利，腹微满者，茵陈蒿汤主之。

《金匮要略·黄疸病脉证并治第十五》：谷疸之为病，寒热不食，食即头眩，心胸不安，久久发黄为谷疸，茵陈蒿汤主之。

【注家新论】

1. 成无己《伤寒明理论》：小热之气，凉以和之；大热之气，寒以取之。发黄者，热之极也，非大寒之剂，则不能彻其热。茵陈蒿味苦寒，酸苦涌泄为阴，酸以涌之，苦以泄之，泄其热者，必以苦为主，故以茵陈蒿为君。心法南方火而主热，栀子味苦寒，苦入心而寒胜热，大热之气，必以苦寒之物胜之，故以栀子为臣。大黄味苦寒，宜补必以酸，宜下必以苦，推除邪热，必假将军攻之，故以大黄为使。苦寒相近，虽甚热大毒，必祛除，分泄前后，复得利而解矣。

2. 方有执《伤寒论条辨》：茵陈逐湿郁之黄，栀子除胃家之热，大黄推壅塞之瘀，三物者，苦以泻热，热泄则黄散也。

3. 柯韵伯《伤寒来苏集》：茵陈禀北方之色，经冬不凋，受霜承雪，故能除热邪留结。栀子以通水源，大黄以调胃实，令一身内外之瘀热，悉从小便出，腹满自减，而津液无伤，此茵陈汤为阳明利水之妙剂也。

4. 钱天来《伤寒溯源集》：茵陈性虽微寒，而能治湿热黄疸及伤寒滞热，通身发黄，小便不利。栀子苦寒泻三焦火，除胃热时疾黄病，通小便，解消渴，心烦懊恼，郁热结气。更入血分，大黄苦寒下泄，逐邪热，通肠胃，三者皆能蠲湿热，去郁滞，故为阳明发黄之首剂云。

5. 王子接《绛雪园古方选注》：茵陈散肌表之湿，得大黄则兼泻中焦之郁热；山栀逐肉理之湿，得大黄则兼泻上焦之郁热。唯其性皆轻浮，故与大黄俱入气分，泻热利小便，建退黄之功，与调胃承气仅泻无形之热同义。无枳实、芒硝，不能疾行大便，故不得妄称为下法。

【医案举例】

1. 孙某，55岁。3年以前浴后汗出，养慎不当，食橘之后突感胸腹之中灼热而不堪忍受，从此便不能食荤腥，甚则不能饮热，犯之则胸腹间顿发灼热，烦扰不止，须饮冷才始得其安。严重之时，虽隆冬亦只能饮冷而不得饮热，多方求治从未取效。诊后方知平素里口干咽燥，腹胀，小便短少而黄，大便干燥，数日一行。视其舌质红绛，苔白腻，切其脉弦而滑。据脉证之特点，辨为胆热之病，即《金匮》所谓之"谷疸"。乃脾胃湿热蕴蒸，影响到肝胆正常的疏泄而为病。法当清热利湿，通六腑，疏利肝胆，助疏泄。拟方柴胡茵陈蒿汤，方药：柴胡15克，黄芩10克，茵陈蒿15克，炒栀子10克，大黄4克。水煎服。服药7剂之后，自觉胃中舒适，大便所下秽浊甚多，腹中胀满则减半。口渴欲饮冷水，舌红苔白腻，脉滑数等症，此乃湿热交蒸之邪气，仍然未能驱尽，改用芳香化浊、苦寒清热之法。方药：佩兰12克，黄芩10克，黄连10克，黄柏10克，炒栀子10克。水煎服，服7剂后，口渴饮冷已解，舌脉恢复正常，食欲亦大大恢复，食后胸腹灼热和烦闷之症状也顿然消解，其胆热之病从此而愈。

2. 叶某，男，42岁。口苦一周，伴纳差、恶心，身目发黄，尿黄，大便稍干，舌红苔黄腻，脉象弦滑。查体发现：肝大于肋弓下2cm，且有压痛。诊为"急性传染性肝炎，重型、黄疸型"。此证为湿热发黄，故与之茵陈蒿汤加味。方药：茵陈蒿45克，炒栀子10克，大黄10克，柴胡10克，黄芩10克，白芍12克，枳实6克，生姜10克，大枣（去核）4枚。水煎服，日1剂。在整个门诊治疗过程中，共服用16剂，之后患者自觉先前诸多症状消失，各项化验指标均转为正常。舌苔转为滑腻，脉象依然弦滑，改用茵陈五苓散，服用20剂之后，临床基本治愈。随访7年如常，未再发。

3. 李某，男，10岁。患者头晕恶心，食欲不振，胸胁胀满，脘腹满闷不适，面色发黄，巩膜黄染，查体：心肺（-），肝肋下2cm有触痛，结合相关化验，确诊为"黄疸型传染性肝炎"。因暂时没有病床，未能收其住院，故而建议服中药治疗。依照病历所载之情况，并见大便稍溏，小便色深黄而量少，脉沉滑，舌苔黄腻，辨为湿热郁结导致胃气上逆，拟方茵陈蒿汤合四苓散，法当清热利湿，退黄解毒。方药：茵陈蒿18克，山栀6克，酒大黄（后入）5克，茯苓9克，猪苓9克，炒白术6克，泽泻6克，滑石9克，生甘草3克，大枣5枚。水煎服。上方服4剂之后复诊：头晕、呕吐均已瘥，胸胁舒畅，纳谷正常，唯大便溏泄，偶有不禁，小便黄赤。效不更方，仍守前方加减。方药：茵陈蒿18克，山栀6克，猪苓6克，黄柏4克，茯苓12克，炒白术9克，泽泻6克，陈皮4克，生甘草3克，大枣5枚。水煎服。上方连进4剂，胃口大开，大便恢复正常，但巩膜黄染尚未尽退，午后尚有低热。仍宗前方加减，方药：茵陈12克，山栀6克，泽泻6克，陈皮4克，黄柏4.5克，茯苓9克，猪苓6克，炒白术6克，金银花12克，白薇9克，白通草3克，生甘草3克，大枣5枚。水煎服。再进4剂，巩膜黄染及低热全部消失，胃纳、二便均转正常，精神活跃，仅感右胁不适，舌苔薄白，脉滑，以逍遥散加味。方药：柴胡4.5克，杭白芍6克，当归6克，炒白术9克，茯苓9克，栀子5克，黄柏2克，生甘草3克，薄荷1克，生姜1片。水煎服。上方继服3剂，病告痊愈。

七、瓜蒂散

【组成及服法】

瓜蒂一分，赤小豆一分。

分别捣筛，为散，取一钱匕，加入豆豉，用热汤煮，去滓，顿服。不吐者，少少加，得吐后即止。

【治则及方解】

病机：痰涎或宿食阻塞胸中，壅阻气机。

治则：因势利导，涌吐痰实。

方义：方中瓜蒂味苦，涌吐痰涎、宿食、毒物；豆豉宣达胸腹、胃脘之气机，协助瓜蒂涌吐升散，又豆豉兼能安中和胃，以免涌吐伤胃；赤小豆味酸而降，能祛湿除烦，涌吐而不峻伤胃气。

【辨证指要】

瓜蒂散为涌吐剂代表，古代医家常用此方治疗各种实邪阻滞于胸中膈上之病证。现代临床有误用大量瓜蒂而中毒死亡的报道，因此，临床运用时必须慎重。

【仲景原文】

《伤寒论》第 166 条：病如桂枝证，头不痛，项不强，寸脉微浮，胸中痞硬，气上冲喉咽，不得息者，此为胸有寒也，当吐之，宜瓜蒂散。

《伤寒论》第 355 条：患者手足厥冷，脉乍紧者，邪结在胸中，心下满而烦，饥不能食者，病在胸中，当须吐之，宜瓜蒂散。

《金匮要略·腹满寒疝宿食病脉证治第十》：宿食在上脘，当吐之，宜瓜蒂散。

【注家新论】

1. 成无己《伤寒明理论》：瓜蒂味苦寒，湿气在上，以苦吐之，寒湿之气，留于胸中，以苦为主，是以瓜蒂为君。赤小豆味酸涩，酸苦涌泻为阴，分涌膈实，必以酸为佐，是以赤小豆为臣。香豉味苦寒，苦以涌泄，寒以胜热，去上膈之热，必以苦寒为辅，是以香豉为使，酸苦相合，则胸中痰热涌吐而出矣。其于亡血虚家，所以不可与者，以瓜蒂散为峻剂，重亡津液之药。亡血虚家，补养则可，更亡津液，必不可全，用药君子，必详究焉。

2.许宏《金镜内台方议》：用瓜蒂为君，味苦寒；赤小豆为臣，味酸温；淡豉为臣。佐三味之酸苦，合而用之，以吐其上膈之实者也。经曰：酸苦涌泄为阴，此其用焉。

3.王子接《绛雪园古方选注》：瓜蒂散乃酸苦涌泄重剂，以吐胸寒者，邪结于胸，不涉太阳表实。只以三物为散，煮作稀糜，留恋中焦以吐之，能事毕矣。瓜蒂性升，味苦而涌，豆性酸敛，味苦而泄，恐其未必即能宣越，故复以香豉汤陈腐之性，开发实邪，定当越上而吐矣。

4.黄元御《伤寒悬解》：香豉行其滞，小豆泄其湿，瓜蒂涌其寒痰，若诸亡血虚家，血惯上逆，不可与也。

【医案举例】

1.王某，女，3岁。因食盐太过，得齁喘之疾，乳食俱不进，因其家贫，无法请医。有一道人过门，见病女如此，喘而不止，便教其取甜瓜蒂7枚，研为末，以冷水半茶杯许，调澄取其清汁，呷一小呷，遵如其言，才刚饮竟，即吐痰涎，若胶黏状，胸次即宽，齁喘亦定，少日再作，便又服之，随手而愈。凡此三进药，病根如扫。

2.蔡某，男，20岁。晚餐后半时许，卒然腹中疼痛，入于阴囊，阴囊挺胀非常，其痛如剁，以至于身体不能屈伸，闷乱阵阵，叫喊振伏。诊之，其脉弦，三动一止，或五动一止。四肢微冷，腹热如燔，阴囊大如瓜，按之石硬。病者昏愦之中，竟愀然而告曰：心下有一物，如欲上冲咽喉者。先生闻之，乃释然抚掌而谓之曰：汝言极是。遂与瓜蒂散3克，旋即涌出寒痰一升余。其后又与紫圆三分，泻下五六行，其后乃安，熟睡直至天明，前日之病顿如忘。

3. 曾治一舟子。病伤寒发黄，鼻内酸痛异常，身与目红赤如金，小便不黄，大便如常。或欲与茵陈五苓散。而许曰：非其治也。小便和，大便如常，知病不在脏腑。今眼睛疼痛，鼻内酸痛，是病在清道之中也，若下之以大黄，必腹胀为逆。宜瓜蒂散，先含水，次搐之，鼻中黄水则尽，故乃愈。

4. 李某，女，时年二十许，其病状如癫痫，卒倒地而不省人事，少顷复自苏，年发四五次之多，病起于幼年，经百治而不效，予用瓜蒂末五分，以齑汁送下，顷刻吐黏痰一升有余，臭不可言，病顿愈，其后未曾复发。

八、赤石脂禹余粮汤

【组成及服法】

赤石脂一斤，禹余粮一斤。
水煎服，日1剂，分两次温服。

【治则及方解】

病机：下元不固，滑脱下利。
治则：温涩固脱止利。
方义：方中赤石脂温涩而止利，主肠癖脓血；禹余粮涩肠止泻，收敛止血。二药相用，善治下焦虚寒滑脱下利证。

【辨证指要】

本方临床用于治疗下元不固，滑脱不禁之证，常用于治疗大肠咳，咳而遗屎者，或崩中漏下，或肠澼滑脱，或泄泻，痢疾，脱肛，或肠伤寒误下而出血等病。临床应用时需注意：本方收涩，宜于纯虚无邪之证，若余邪未尽，不可乱投。

桃花汤与赤石脂禹余粮汤都可治疗滑脱下利不止之证，桃花汤所主滑脱下利由肾阳虚弱，统领固摄大肠之气不足，病以肾阳虚为主，治以温肾固脱；赤石脂禹余粮汤所主滑脱下利之证，由大肠虚寒，传导失职，病以下利日数十行，肛门重坠为特点，治以温涩固脱以止利。

【仲景原文】

《伤寒论》第 159 条：伤寒服汤药，下利不止，心下痞硬，服泻心汤已，复以他药下之，利不止，医以理中与之，利益甚。理中者，理中焦，此利在下焦，赤石脂禹余粮汤主之；复不止者，当利其小便。

【注家新论】

1. 成无己《注解伤寒论》：涩可去脱，石脂之涩以收敛之；重可去怯，余粮之重以镇固。

2. 方有执《伤寒论条辨》：禹余粮甘平，消痞硬而镇定其脏腑；赤石脂甘温，固肠虚而收其滑脱。

3. 柯韵伯《伤寒来苏集》：利在下焦，水气为患也。唯土能制水，石者，土之刚也。石脂、禹粮，皆土之精气所结。

石脂色赤入丙，助火以生土；余粮色黄入戊，实胃而涩肠。虽理下焦，实中宫之剂也。且二味皆甘，甘先入脾，能坚固防而平水气之亢，故功胜于甘、术耳。

4.王子接《绛雪园古方选注》：仲景治下焦利，重用固涩者，是殆以阳明不阖，太阴独开，下焦关闸尽撤耳。若以理中与之，从甲己化土，复用开法，非理也。当用石脂酸温敛气，余粮固涩胜湿，取其性皆重坠，直走下焦，从戊己化土阖法治之。故开太阳以利小便，亦非治法。唯从手阳明拦截谷道，修其关闸，斯为直捷痛快之治。

【医案举例】

1.陈某，患肠风下血近30余年，向来体肥身健，一直不以为意。近冬之时，忽然下血数斗，盖谋虑忧郁过度而伤及肝脾。延至春月，血尽而始下尘水，水尽而去肠垢，其状直出如箭般，肛脱三五寸之多，昼夜下利二十余行。见其头面浮肿，口唇焦燥，咽燥舌干，鼻孔煤黑，咸云不治矣。喻独以为有五可治：若果然为阴血脱尽，当目盲而无所视，观其双眸尚炯，故而其所脱者下焦之阴也，而上焦之阴犹存也，此其一也。若果然为阳气脱尽，当大汗淋漓，目前汗出不过偶有，而见鬼亦止一两次，故而是所脱者，为脾中之阳，而他脏之阳犹存也，此其二也。胃中尚可纳谷少许，并未显现呕吐哕逆之症，可见其相连脏腑，未自交绝，此其三也。夜间眠睡虽然困顿，然交睫之时亦多，更不见其有发热之候，此其四也。脉虽已虚软无力，而偶有一激之间亦可鼓指，是禀受原自丰厚，不易为之摧朽，此其五也。但脾脏已然大伤，阳陷入于阴，故有大股热气从肛门涌泄而出，如火之烙，则阳气之去绝不远耳！此生死大关，全在于脾气之阳气，复与不复而定之。若阳气渐复，则食可渐化，而肛亦可渐收，泄亦可渐止。其用药唯有参、术无疑也，复气即寓生血，只嫌其药才入胃中，即从肠出。故而先以人参汤调赤石脂末服之，次以人参、白术、赤石脂、禹余粮为丸，服之以至痊愈。

2. 张某，今春便血后，大便开始时溏时秘，食减而气衰，脉濡细而无神。盖春夏之交，阳气方升，阴弱而不主摄纳，拟用甘酸固涩之剂，以阖其阳明，若投东垣益气之属，升阳恐阴液愈耗，于法非宜。方药：赤石脂 6 克，禹余粮 6 克，宣木瓜 3 克，人参 4.5 克，陈粳米 1 盏，炒乌梅 3 个。水煎服。

3. 徐某，女，劳倦发热。时而微热，倦怠嗜卧，午后更甚，前医用发散之剂，以致咳嗽不绝，胁痛如锥，其后更用清金泻火之药，反而泻利不止，不食亦不寐者旬日之多，现其两手厥冷，面色白而无华，目光散大无神，舌淡胖嫩苔滑，脉象细软，沉取则缓大，此乃劳倦伤脾，气虚发热之证。初时若用补中益气一二剂便可愈。奈何误治，以致于咳嗽痛利。综上，胃阴被劫于前而中气重伤于后，方药：人参 30 克，熟地黄 30 克，白术 30 克，附子 9 克，炮姜 9 克，赤石脂 15 克，禹余粮 15 克，炙甘草 15 克。浓煎两大碗。徐徐服完一碗，即已睡去，巳刻至戌始瘥，咳、利俱除，胁痛若失，能饮粥安。复用前药之后，胃气渐开，用调中益气之法善后，生金滋水而愈。

九、白头翁汤

【组成及服法】

白头翁二两，黄柏三两，黄连三两，秦皮三两。

水煎服，日1剂，分两次温服。

【治则及方解】

病机：热毒深陷血分，纯血下利。

治则：清热燥湿，凉肝解毒。

方义：方中白头翁苦寒清热解毒，凉血止利；秦皮入肝，清热凉肝，为治厥阴热利之要药；黄连、黄柏苦寒清热燥湿，坚阴厚肠为佐，诸药合用，清上泻下，对肝经湿热痢疾，效果卓著。

【辨证指要】

本方以苦寒清热，坚阴厚肠，凉肝解毒为显著特征。临床上除下利，里急后重外，尚可见心烦口渴，渴欲饮水，脉弦滑，小便赤涩等症。

【仲景原文】

《伤寒论》第371条：热利下重者，白头翁汤主之。

《伤寒论》第373条：下利欲饮水者，以有热故也，白头翁汤主之。

《金匮要略·呕吐哕下利病脉证治第十七》：热利下重者，白头翁汤主之。

【注家新论】

1. 吴谦《医宗金鉴》：君以白头翁寒而苦辛，臣以秦皮寒而苦涩。寒能胜热，苦能燥湿，辛以散火之郁，涩以收下重之利也。佐黄连清上焦之火，则渴可止。使黄柏泻下焦之热，则利自除也。治厥阴热利有二，初利用此方，以苦燥之，以辛散之，以涩固之，是谓以寒治热之法；久利则用乌梅丸之酸以收火，佐以苦寒，杂以温补，是谓逆之从之，随所利而行之，调其气使之平也。

2. 钱天来《伤寒溯源集》：白头翁，《神农本经》言其能逐血止腹痛；陶弘景谓其能止毒利；东垣李杲曰：仲景治热利下重，用白头翁汤。盖肾欲坚，急令苦以坚之，即成氏之说也。又云：治男子阴疝偏坠，盖亦厥阴专经之药，故仲景用之为君，以治厥阴热利。黄连苦寒，能清湿热，厚肠胃；黄柏泻下焦之火，若中气虚寒及寒湿下利者最忌。热利则非此不可，故以之为臣。秦皮亦属苦寒，李时珍云：秦皮色青，气寒味苦性涩，乃厥阴肝、少阳胆经药也，治下利崩带，取其收涩也。以此推之，则创法立方之义，殆可见矣。

3. 魏荔彤《伤寒论本义》：白头翁、秦皮俱有解散之性，用以领黄连、黄柏之苦寒下入厥阴阴分，阴气开而阳出，寒药行而热退，热退而下利自止，津复而渴自息，亦治厥阴阴分热气有余之神术也。

【医案举例】

1. 米某，女，78岁。素来体气壮实，现见热利下重，夜无安寐，诊其脉见其左右两脉均大，观其舌红苔黄，宜投白头翁汤为主方。方药：白头翁9克，生川军（后下）9克，芒硝（另冲）6克，秦皮9克，川连1.5克，枳实3克，桃仁泥9克。服此之后，得快利下重自除，得安寐躁扰自去，复何求者？依法，病后当安心调理。但复以劳师远驾，心中着实不安，但只能任之。其后竟复健康如中年之人。

2. 欧某，男，48岁。下利已有十余日，始为小腹疼痛，伴有里急后重，大便呈黏液状，近日所下多为脓血，日行竟有二十余次，肛门有灼热之感，口中干燥而苦，时时欲呕，饮食尚可，小便短赤而涩热。此证当系湿热内聚于胃肠，挟肝胆之相火上逆，以致口燥干苦而欲呕，若其火下迫以为赤痢。其饮食尚可，则知非噤口痢，故而治从清热利湿，兼以疏肝利胆。方药：小柴胡汤二两，白头翁四钱，秦皮三钱，黄连二钱，黄柏二钱。水煎服，服1剂后复诊：大便次数减为一日十余次，里急后重之感稍稍减轻，余症同前。继续予方：白头翁四钱，秦皮三钱，柴胡三钱，赤芍三钱，大黄四钱，黄芩、枳壳、半夏、黄柏、生姜各二钱，黄连一钱五分。又连服2剂，其后下利基本得到控制，腹痛欲呕均瘥。

3. 林某，男，71岁。因小便闭，腹胀严重而住院。入院之前二便下血已经十数天，继而却大便秘结，小便点滴而不通，小腹胀痛越来越甚，口不渴，舌质红，脉细数。此证当为癃闭。法当清利湿热，拟投八正散汤剂，日服2剂，大便得通，但小便仍然不甚畅快，复投 2 剂亦周效。遂乃改滋肾通关散汤剂，日服 2 剂，服药两天依然无效。细思此证，乃因于湿热蕴结于下焦膀胱，导致气化失司而成，遂改投白头翁汤加桔梗汤治之。方药：白头翁、秦皮、黄柏各 10 克，黄连 8 克，桔梗 15 克。日服 2 剂，小便得通，再投 2 剂巩固疗效，其后病愈出院。

十、牡蛎泽泻散

【组成及服法】

牡蛎、泽泻、蜀漆、葶苈子、商陆根、海藻、瓜蒌根各等分。

为散剂，白饮和服，小便利，则停药。

【治则及方解】

病机：痰热互结，水停心下。

治则：清热利水，软坚散结。

方义：方中牡蛎软坚散结，祛湿热结聚；泽泻利水气，通小便，渗利湿热；海藻咸能润下，寒能清热利水，使邪从小便而去；葶苈子破坚逐邪，通利水道；蜀漆辛以行散，寒以清热，苦以泻湿，善于荡涤湿热胶结及水气相搏；商陆根通利大小便而祛水湿，善疗小便不利之肿胀；瓜蒌根生津育阴，并制约商陆根、葶苈子等利水太过而伤阴。

【辨证指要】

现代临床常用本方治疗肝硬化腹水、慢性肾炎、肾病综合征等疾病所致的水肿、腹水，辨证属湿热壅滞，水气郁结，而体质壮实者。如病后或体质虚弱者可暂服，或与补益剂交替用之。

本方用时一般以散剂为主，用量成人每次 10 克，每日 3 次。其中蜀漆、商陆根之量各得 1/7，其量虽小，但不可久服。若作汤剂，则因其用量较大，临床可适当化裁，或改用他药。

五苓散、猪苓汤与牡蛎泽泻散都可用治小便不利。五苓散所主之小便不利，重在气化不利，病以消渴为特点；猪苓汤所主之小便不利，重在阴虚有热，病以心烦，失眠为特点；而牡蛎泽泻散所主之小便不利，重在湿热壅滞，湿壅膀胱则欲尿而不得，湿热外溢则四肢浮肿，下肢为甚，治当清热利水。

【仲景原文】

《伤寒论》第 395 条：大病瘥后，从腰以下有水气者，牡蛎泽泻散主之。

【注家新论】

1. 沈明宗《伤寒六经辨证治法》：此余邪壅肾致水也。但真阳虚而不能摄水，脾肾虚寒，风寒袭肾，而成水肿者，乃为阴水，当以补阳温散，如《金匮》麻黄附子汤之类。此因大病瘥后，余邪未清，肾虚气滞，胃邪挟湿，下流于肾，壅闭胃关，水气泛滥，则腰以下肿，是为阳水，故以泽泻散之，牡蛎咸寒收阴，壮水之正，以泽泻、商陆峻逐浮水下行，海藻、葶苈宣通气、血二分之壅，瓜蒌根、蜀漆以清湿壅气分痰热之标，是非真阳衰惫，所以用此峻逐耳。

2. 张锡驹《伤寒论直解》：牡蛎水族而性燥，故能渗水气；泽泻久服能行水上，其行水之功可知。蜀漆乃常山之苗，有毒，《本经》主治咳逆者，乃肺气不能通调水道，下输膀胱，上逆而咳，故取治水气，乃从阴出阳之品也；海藻气味咸寒，生海中……故能下十二水肿；瓜蒌根引水液而上升，不升则不降也；商陆苦寒，其性下行，故本经主治水肿；葶苈上利肺气，清水之上源也。诸药性烈而下水最捷，不可多与，故曰小便利止后服，不必尽剂也。

【医案举例】

1. 曾治一人。脉如涩，大凡阳气动时则遗。右胁下汩汩有声，坠入少腹之中，可知其肿胀非阳道不利也，乃是阴道实之过，即水谷之湿热不化也，议用牡蛎泽泻散。方药：左牡蛎、泽泻、花粉、川桂枝木、茯苓、厚朴。

2. 朱某，女，53岁。曾患脾虚下泄以至于缠绵月余而不愈，一直未见好转，后服用健脾利水并固摄之剂，投20余剂之后下利始愈。愈后不到两周，发现下肢逐渐水肿，并有蔓延之势，下肢两踝部按之有较深凹痕，腹部亦肿，脘腹胀满而气短，小便不通畅。脉象沉伏而有力，舌苔滑腻。本患应当是脾不运化，水邪停潴之证。前医曾用健脾利水之剂罔效，故而改投牡蛎泽泻散，并用补气健脾消腹胀之剂送服。方药：生黄芪15克，炒白术19克，厚朴6克，大腹皮10克，茯苓15克，生山药15克，木香6克，生薏苡仁15克。水煎服，取汁送服牡蛎泽泻散10克。连服三日，小便逐渐增多，下肢水肿之形似见松皱，腹满减轻，食欲渐渐好转。后黄芪加至30克，连服20剂肿消而病愈。

3. 贵某，女，56岁。患者有慢性支气管炎病史。入院前一周开始发热，继则咳嗽有痰，痰色黄而咳之不畅，气短、胸闷且痛。胸透示右下胸腔积液。故以胸膜炎收入病房。体检：体温38℃，呼吸较为短促，无发绀，气管居中，右下肺背部第八肋开始叩之浊音，呼吸音下降，支气管语音和语颤均下降，舌苔薄，舌边尖有瘀斑，脉沉而细。次日拍摄胸片证实：右下胸腔有积液。入院当天辨证为痰饮日久，新感引动宿疾，饮停于胸胁而脉络受阻。治当以牡蛎泽泻散为主，合小陷胸汤加减。服药3剂之后，体温逐渐降至正常，胸闷、胸痛慢慢消失，右下肺背部听诊呼吸音有所改善，叩诊浊音也有所好转，支气管语音、语颤也都有增强。进药5剂之后，两肺呼吸音几近相等、并逐渐恢复正常，右下肺背部叩诊转为清音，支气管语音、语颤也都恢复正常，当即复查胸片，显示：右下胸腔积液已经全部吸收。其胸水吸收之快，着实令人惊叹。

十一、文蛤散

【组成及服法】

文蛤五两。

为散剂，用沸汤送服少量。

【治则及方解】

病机：水热之邪闭结体表。

治则：清热利湿，调和营卫。

方义：方中文蛤性寒清热而生津，苦能燥湿泻邪，相互为用，生津不助湿，燥湿益津，可治疗脾胃津伤证。

【辨证指要】

文蛤者，贝壳也，取类比象，与肌肤营卫相类而司外也。因此本方对湿留肌肤营卫者有其专治之特长。临床上本方可以治疗皮肤对潮湿氤氲空气过敏症，淋浴后肌肤凸起症，过敏性风团疹，以及皮肤结核、结疖、胃炎等而见上述风证者。

【仲景原文】

《伤寒论》第 141 条：病在阳，应以汗解之，反以冷水潠之，若灌之，其热被劫不得去，弥更益烦，肉上粟起，意欲饮水，反不渴者，服文蛤散。若不瘥者，与五苓散。寒实结胸，无热证者，与三物小陷胸汤，白散亦可服。

《金匮要略·消渴小便不利淋病脉证并治第十三》：渴欲饮水不止者，文蛤散主之。

【注家新论】

1. 方有执《伤寒论条辨》：文蛤，即海蛤之有文理者。咸寒走肾而利水，以之独专任者，盖取督肾而行水也。

2. 徐忠可《金匮要略论注》：渴欲饮水，此里有热也；不止，则其热之结坚矣。文蛤性咸，而为至阴之物，能软坚，能润燥，能除热，故主之。然只一味，取其专而下入，以清中下焦之燥热也。

3. 尤在泾《金匮要略心典》：热渴饮水，水入不能消其热，而反为热所消，故渴不止。文蛤味咸性寒，寒能除热，咸能润下，用以折炎上之势，而除热渴之疾也。

【医案举例】

李某，女，21岁。因子宫偏小、月经稀发就诊。患者平素月经量较多，经色鲜红，并夹带有血块，面部多发痤疮，大便干结，近3天以来突发烦渴，然却饮而不解渴。舌质淡红，苔薄白，脉细。法当养阴生津止渴，拟方文蛤散合瓜蒌牡蛎散加味。方药：文蛤60克，瓜蒌根15克，牡蛎30克，石斛12克，知母10克，牡丹皮10克，益母草12克。水煎服，服药6剂后，烦渴即除。

十二、泽泻汤

【组成及服法】

泽泻五两，白术二两。
水煎服，去滓，分温服。

【治则及方解】

病机：中阳不足，升降失司，饮邪上泛，蒙蔽清窍。
治则：利水除冲，健脾益气。
方义：方中重用泽泻利水除饮以导浊阴下行；白术健脾燥湿以制水饮上泛，二药合用，使饮去而阳气自达。原书泽泻汤用泽泻五两、白术二两，两药用量比例5：2。仲景重用泽泻，直达肾与膀胱以渗利水湿，体现了利水除饮为主，健脾制水为辅的论治思路。泽泻性味甘、淡、寒，功能利小便，清湿热，多用于小便不利，水肿胀满之症，尤善治痰饮眩晕。

【辨证指要】

泽泻汤主治脾虚水泛，蒙蔽清阳所致之头晕目眩，亦可治咳嗽气喘，倚息，短气不得卧，胸胁支满，小便不利等症。

【仲景原文】

《金匮要略·痰饮咳嗽病脉证并治第十二》：心下有支饮，其人苦冒眩，泽泻汤主之。

【注家新论】

1.程林《金匮要略直解》：《内经》曰：清阳出上窍。支饮留于心膈，则上焦之气浊而不清，清阳不能走于头目，故其人苦冒眩也。白术之甘苦以补脾，则痰不生，泽泻之甘咸以入肾，则饮不蓄，小剂以治支饮之轻者。

2.李彣《金匮要略广注》：地气上为云，则天汉为之昏沉。支饮熏蒸于上，则头目为之眩冒。《内经》云：清阳出上窍。以支饮浊气上蒸，蔽其清明之气故也。泽泻行饮，白术补土以制饮也。

【医案举例】

1.朱某，男，50岁。头目昏眩两年之久，百般治疗无效。

现症：头目冒眩，终日昏沉，如入云雾之中，懒于睁眼，双手颤抖，不能握笔写字，舌肥厚大而异常，舌苔白滑而根部略腻，脉弦而软。辨为中阳不足，升降失司，饮邪上泛，蒙蔽清窍。治以健脾益气，渗利饮邪，处以泽泻汤。方药：泽泻24克，白术12克。水煎服。服第1剂之后，无任何之效果，患者言此方药仅两味，早虑其无效。服第2剂之后，覆杯未久，患者顿觉周身及前胸后背濈濈然汗出，以手拭汗甚为黏腻，而后感到头目清爽无比，原方续服2剂，又微汗出少许，久困之疾从此即愈。

2. 陈某，男，51岁。阳痿多年。眩晕头昏，胸中有如伤油腻之状，饮水多则感胃中不快，六脉弦细，此乃伏饮眩冒之症。先与泽泻汤逐其饮，再议缓治湿热之阳痿之症。方药：白术二两，泽泻二两。煮3杯，分3次服用。已效而未尽除，再服原方十数剂而愈。

十三、酸枣仁汤

【组成及服法】

酸枣仁二升，甘草一两，知母二两，茯苓二两，川芎二两。

先煎酸枣仁，后入其他药物，水煎，去滓，分温服。

【治则及方解】

病机：思虑劳倦太过，伤及心脾，肝阴心血不足，内生虚热，神魂不安。

治则：滋养阴血，清热安神。

方义：酸枣仁补肝养血安神，川芎理血疏肝，茯苓、甘草健脾宁心安神，知母益阴清热除烦。

【辨证指要】

酸枣仁汤治疗虚劳阴虚失眠证，其主症为心烦，失眠，伴有潮热，惊悸，盗汗，口舌生疮，舌质红，脉细数等。

【仲景原文】

《金匮要略·血痹虚劳病脉证并治第六》：虚劳虚烦不得眠，酸枣仁汤主之。

【注家新论】

1. 徐忠可《金匮要略论注》：虚劳虚矣，兼烦是挟火，不得眠是因火而气亦不顺也，其过当责心；然心之火盛，实由肝气郁而魂不安，则木能生火，故以酸枣仁之入肝安神最多为君；川芎以通肝气之郁为臣；知母清肺胃之气，甘草泻心气之实，茯苓导气归下焦为佐。虽曰虚烦，实未尝补心也。

2. 尤在泾《金匮要略心典》：人寤则魂寓于目，寐则魂藏于肝，虚劳之人，肝气不荣，则魂不得藏，魂不藏，故不得眠。酸枣仁补肝敛气，宜以为君。而魂既不归容，必有浊痰燥火乘间而袭其舍者，烦之所由作也，故以知母、甘草清热滋燥，茯苓、川芎行气除痰。皆所以求肝之治，而宅其魂也。

3. 喻嘉言《医门法律》：虚劳虚烦，为心肾不交之病，肾水不上交心火，心火无制，故烦而不得眠，不独夏月为然也，方用枣仁为君，而兼知母之滋肾为佐，茯苓甘草调和其间，芎劳入血分，而解心火之躁烦也。

4. 张璐《伤寒缵论》：肝虚而火气乘之也，特取酸枣仁以安肝胆为主，略加芎劳调血以养肝，茯苓、甘草培土以荣木，知母降火以除烦，此平调肝脾之剂也。

【医案举例】

张某，女性，65 岁。失眠已有多年，久治无效。现症见头晕、心悸、口干、心烦、汗出，轻则虽得暂时以入睡，但梦扰绵绵，重则连续一两日不得睡眠，舌红苔白而少津，脉虚数，以左脉为甚。其证当属血虚，阳不得入于阴，治当以养血安神之法，拟酸枣仁汤加生龙牡。方药：酸枣仁 30 克，知母 12 克，茯苓 15 克，川芎 10 克，炙甘草 6 克，生牡蛎 24 克，生龙骨 12 克。水煎服。服上药 3 剂以后，睡眠已得稍安，但心悸烦、自汗出、头晕口干不欲饮等仍较为明显，上方再加当归 10 克、白芍 12 克、桂枝 10 克、白术 10 克。连续服药 3 剂，一切症状均已消失。

十四、胶艾汤

【组成及服法】

川芎、阿胶、甘草各二两，芍药四两，生地黄四两，艾叶、当归各三两。

加入清酒和水煎除阿胶以外的其余药物，去滓，加入阿胶，温服。

【治则及方解】

病机：冲任虚损，阴血不能内守。

治则：调补冲任，养血安胎。

方义：胶艾汤又名芎归胶艾汤、胶艾四物汤。方中阿胶甘平，养血止血；艾叶苦辛温，温经止血，二味皆为调经安胎，治崩止漏之要药；久漏致瘀，瘀血不去，血不归经，瘀祛生新，当归、白芍、生地黄、川芎养血调经，化瘀生新，以防止血留瘀。本方配伍特点为标本兼顾，用阿胶、艾叶止血以治标，四物汤调肝养血以治本，全方以养血固冲为主，而达止血固崩之效；养血止血之中配性温暖宫之艾叶，使补中寓温，寓活血于养血。

【辨证指要】

其辨证要点为妊娠下血，血色多浅淡或黯淡，质清稀，并常伴头晕目眩、神疲体倦、舌质淡、脉细等症。

【仲景原文】

《金匮要略·妇人妊娠病脉证并治第二十》：师曰：妇人有漏下者，有半产后因续下血都不绝者，有妊娠下血者。假令妊娠腹中痛，为胞阻，胶艾汤主之。

【注家新论】

1. 尤在泾《金匮要略心典》：妇人经水淋沥及胎产前后

下血不止者，皆冲任脉虚，而阴气不能守也，是唯胶艾汤为能补而固之，中有芎、归，能于血中行气，艾叶利阴气，止痛安胎，故亦治妊娠胞阻。胞阻者，胞脉阻滞，血少而气不行也。

2.曹颖甫《金匮发微》：胶艾汤方，地黄、阿胶以养血，川芎、艾叶以升陷而温寒，炙草以扶统血之脾，归、芍以行瘀而止痛，而下血腹痛愈矣。尝记丁巳年治潘姓漏下证，用仲师方治，改两为钱，服后腹中胀甚，二日而漏下止，二十日后生一男，今十七岁矣。

【医案举例】

于某，女，40 岁。患者平素月经量偏多，近几月以来淋漓不断。经质稀色鲜红，头晕乏力，腰酸腿困，口苦而干渴，大便干结，舌体胖大，边有齿痕，苔白，脉沉按之无力。此当属冲任失调，气血两虚兼有虚热之证。正如古人所云：冲为血海，任主胞胎。今冲任不固，阴血自然不能内守，而成崩漏之证。法当养血止血，益气养阴调经，拟方胶艾汤加味：阿胶 12 克（烊化），炒艾叶炭 10 克，川芎 10 克，当归 15 克，白芍 15 克，生地黄 20 克，麦门冬 20克，太子参 18 克，炙甘草 10 克。水煎服。服药 7 剂而出血量已然大减，但是依旧口苦，腰酸，大便偏干，两日一行，于上方之中加入火麻仁 12 克，又服 7 剂，诸症俱安。

十五、当归芍药散

【组成及服法】

当归三两，茯苓四两，白术四两，芍药一斤，泽泻半斤，川芎三两。

为散剂，和酒服。

【治则及方解】

病机：肝脾失调，气郁血滞湿阻。

治则：调和肝脾，化瘀利水。

方义：方中芍药养血柔肝，缓急止痛；归、芎调肝和血；茯苓、白术、泽泻健脾利湿。

【辨证指要】

当归芍药散治疗妊娠肝脾不和的腹痛，条文中只指出"怀妊，腹中疠痛"，根据病机，临床应用时，应掌握两点：①面唇少华，眩晕耳鸣，爪甲不荣，肢体麻木，腹痛绵绵或拘急而痛，或月经量少、色淡，甚则闭经，脉象弦细等肝虚血少证。②有纳呆食少，带下清稀，面浮肢肿，泄泻或小便不利等脾虚湿停证。

【仲景原文】

《金匮要略·妇人妊娠病脉证并治第二十》：妇人怀娠，腹中疠痛，当归芍药散主之。

《金匮要略·妇人杂病脉证并治第二十二》：妇人腹中诸疾痛，当归芍药散主之。

【注家新论】

曹颖甫《金匮发微》：妇人怀孕，全恃养胎之血。因怀孕之故，周身气血环转较迟，水湿不能随之运化，乃停阻下焦而延及腹部，此即腹中疗痛所由来。方用芎、归、芍以和血，并用茯苓、泽泻、白术以泄水而去湿，但令湿去而血分调，疗痛自止……当归芍药散之治孕妇疗痛，亦犹是耳。

【医案举例】

1. 刘某，女性，50 岁。47 岁时行子宫切除术，术后诸多不适，时发腹胀汗出，或有腹痛，屡经中西医多方治疗，未有效果。近来头晕心悸、失眠明显，大便色黑且不畅，全身不适，血压 200/110mmHg，舌苔白润，脉沉细。证当属瘀血内阻，痰饮上犯，法当活血祛饮，拟与当归芍药散加减。方药：白芍 24 克，当归 10 克，川芎 10 克，茯苓 30 克，泽泻 5 克，白术 10 克，桂枝 12 克，桃仁 10 克，牡丹皮 10 克。水煎服。服上药 5 剂之后，诸症均减，血压亦下降为 180/102mmHg。继续加减服用 11 月余，患者自述已无明显不适，血压为 128/85mmHg。

2. 朱某，女，34 岁。患痛经已有一年余，每每月经将来时，就会先行腹痛、腹泻，经来量少，过两天之后，经行始畅，痛泻方罢。平日里胃纳较差，腰痛，有白带，脉象左弦右缓。此为肝脾失调之候无疑，法当调理肝脾。前医曾用逍遥散、归芍六君之类，于法颇相近似，可惜缺少利经之药，而且服药又在经行之后，故而无效。遂拟用当归芍药散，方药：当归、白芍、白术各 10 克，川芎 5 克，茯苓、泽泻各 10 克，陈皮 6 克。共研为末，嘱于每月行经之前服用，每日 3 次，每次 10 克，白酒调下。此方中当归、川芎调肝和血，白芍敛肝和营而止痛，更配以茯苓、白术、泽泻健脾利湿，诸药合用，共奏调和肝脾、调理气血、通利水湿之功。方中加陈皮，以增加行气之力。经前服用，则可促进活血利水，其效甚佳。3 个月之后，经行正常，白带亦止。

十六、麦门冬汤

【组成及服法】

麦门冬七升，人参三两，炙甘草二两，半夏一升，粳米三合，大枣十二枚。

水煎，去滓，分温服。

【治则及方解】

病机：肺胃津伤有热，脾气虚弱。

治则：滋养肺胃之阴，培土生金，以降逆气。

方义：方中重用麦门冬养阴清热；半夏降气化痰，半夏之性虽偏辛温燥，但与大量麦门冬相伍则可克此弊性，同时又可防麦门冬之滋腻；人参、炙甘草、大枣、粳米等养胃益气，助化源，俾气能布津，津液充沛，则上逆之火气得降。

【辨证指要】

虚热肺痿的辨证要点是咳吐浊唾，或阵发性呛咳，刺激性干咳，咽喉干燥不利，或咽中有异物感而吭咯动作，欲得凉润等症，且每因食辛辣刺激性食物而诸症加重，或舌红少苔，脉数虚等。病程较长，病势较缓，多见虚证，亦可见虚中夹实之证。

【仲景原文】

《金匮要略·肺痿肺痈咳嗽上气病脉证治第七》：大逆上气，咽喉不利，止逆下气者，麦门冬汤主之。

【注家新论】

1. 张璐《伤寒缵论》：此肺中津液干枯，虚火上炎之候，凡肺病有胃气则生，无胃气则死。胃气者，肺之母气也，故与竹叶石膏汤中偏除方名二味，而加麦门冬数倍为君，人参、粳米、甘草以滋肺母，使水谷之精微皆得上注于肺，自然沃泽无虞，当知大逆上气，皆是胃中痰气不清，上溢肺隧，占据津液流行之道而然，是以倍用半夏，更加大枣通津涤饮为先，奥义全在乎此。若浊饮不除，津液不致，虽日用润肺生津之剂，焉能建止逆下气之勋哉？俗以半夏性燥不用，殊失仲景立方之旨。

2. 沈明宗《金匮要略编注》：此阴火上逆也。真阴之虚，阴火上逆刑金，为火逆上气，咽喉不利，惟当壮水之主，以镇阳光，曰止逆下气，故用麦门冬、人参、甘、米、大枣滋培后天胃气，以生肺金，即生阴水而降火邪，惟以半夏涤痰下逆，余窃拟为肺痿之主方也。

3. 尤在泾《金匮要略心典》：火热挟痰致逆，为上气，为咽喉不利，与表寒挟饮上逆者悬殊矣。故以麦门冬之寒治火逆，半夏之辛治饮气，人参、甘草之甘以补益中气。盖从外来者，其气多实，故以攻发为急；从内生者，其气多虚，则以补养为主也。

4.曹颖甫《金匮发微》：火逆一证，为阳盛劫阴，太阳上篇所谓"误下烧针，因致烦躁"之证也。盖此证胃中津液先亏，燥气上逆，伤及肺脏，因见火逆上气。胃中液亏，则咽中燥。肺脏阴伤，则喉中哽塞，咽喉所以不利也。麦门冬汤，麦门冬、半夏以润肺而降逆，人参、甘草、粳米、大枣以和胃而增液，而火逆可愈。喻嘉言不知肺胃同治之法，漫增清燥救肺汤，则不读书之过也。

【医案举例】

李某，女，75岁。患者年高体弱形瘦，平素向来不禁风寒，也不耐劳作。每每稍受外感则易发热咳嗽，稍有劳累则又息促气喘。这一回于半月之前因外感又引起发热、咳嗽，未得到及时治疗，迁延日久，至今虽然外邪已然自解，但口干咽燥，气喘息促，咳嗽频繁，吐出大量白色涎沫。又见其面色萎黄，纳食不多，口淡乏味，精神疲惫，卧床不起。舌质淡红而少苔，脉虚而缓弱。辨为肺胃津虚有热，脾气虚弱，治当滋养肺胃之阴，培土生金，以降逆气。拟麦门冬汤加味，方药：麦门冬12克，党参12克，制半夏6克，炙甘草10克，大枣7枚，茯苓10克，粳米一把（自加）。水煎服。上方服3剂之后复诊：纳食有所增加，口干、咳嗽好转，精神亦好转，能起床活动，说明其肺气得以舒展，阴津渐渐回复，内热已然渐轻。但是仍然面色萎黄，苔薄白而略干，脉右关虚大而缓，表明脾胃化源若要完全恢复仍需时日。故再用前方加山药 12 克、炙黄芪 10 克以增其健脾益气、滋养胃阴之功效。连服 7 剂之后，诸症悉除，已能操持家务。

十七、肾气丸

【组成及服法】

桂枝一两，炮附子一两，干地黄八两，泽泻三两，薯蓣四两，茯苓三两，山茱萸四两，牡丹皮三两。

炼蜜为丸，和酒服。

【治则及方解】

病机：肾阳虚衰，温煦摄纳无权。

治则：温补肾阳，兼滋肾阴。

方义：方中熟地黄、山药、山茱萸滋阴益精；茯苓、泽泻、牡丹皮利水泻浊；桂枝、炮附子温阳暖肾，以益命门之火，以化膀胱之气。气化水行，痰饮自消，其病自愈。

【辨证指要】

本方所治之症，可见腰痛，少腹拘急，小便不利，但尿过多或无尿，以及夜间尿多均可应用。也可用于糖尿病、肾萎缩、肾炎浮肿、前列腺肥大等病。

【仲景原文】

《金匮要略·血痹虚劳病脉证并治第六》：虚劳腰痛，

少腹拘急，小便不利者，八味肾气丸主之。

《金匮要略·痰饮咳嗽病脉证并治第十二》：夫短气有微饮，当从小便去之，苓桂术甘汤主之；肾气丸亦主之。

《金匮要略·消渴小便不利淋病脉证并治第十三》：男子消渴，小便反多，以饮一斗，小便一斗，肾气丸主之。

《金匮要略·妇人杂病脉证并治第二十二》：问曰：妇人病，饮食如故，烦热不得卧而反倚息者，何也？师曰：此名转胞，不得尿也，以胞系了戾，故致此病。但利小便则愈，宜肾气丸主之。

【注家新论】

1. 程林《金匮要略直解》：小便多则消渴，《内经》曰：饮一溲二者不治。今饮一溲一，故与肾气丸治之。肾中之气，犹水中之火，地中之阳，蒸其精微之气达于上焦，则云升而雨降，上焦得以如雾露之溉，肺金滋润，得以水精四布，五经并行，斯无消渴之患。今其人也，摄养失宜，肾水衰竭，龙雷之火不安于下，但炎于上而刑肺金，肺热叶焦，则消渴引饮，其饮入于胃，下无火化，直入膀胱，则饮一斗，尿亦一斗也，此属下消。

2. 曹颖甫《金匮发微》：饮食如故，则脾胃无病可知；烦热不得卧，又似阳明热证，若果阳明生燥，上膈决无水气湿痰，岂有反倚息如病痰饮咳逆之理？此甚可疑也。然究其所以倚息之故，则以小便不通之故。盖下流不通，则上源壅塞，其所以不通者，则以转胞了戾之故。通其小便，则上膈水气下行而倚息自平。所以烦热不得卧者，则以下焦闭结，而少阳之热上熏也，泄其水则邪热之上熏者息矣。然则何以不用泄水之五苓散？曰：此阴阳两虚之证，恐其愈泄而愈不通也。尝见有气闭而小便不通者，以木通、车前、猪苓等药治之，百无一效，或用白归身一两、川芎五钱，佐以柴胡、升麻，一服即通，可见地黄、山萸、山药之补阴，桂、附之扶阳，为至不可少，必非专用茯苓、泽泻同等之药所能奏功也，用丹皮者，所以通壅塞也（"肠痈篇"有大黄牡丹汤，可为明证）。

【医案举例】

1. 州守王用之，因其脘腹胀满，不思饮食，遂服二陈、枳实之类，以致小便不利，大便溏泄，咳痰而腹胀；又投淡渗破气之剂，使手足俱冷。此足三阴虚寒之证也，当用金匮肾气丸，果然不月而愈。

2. 一妇人，产后10月，产后即病脚气，连续用维生素 B_1 肌注无效，现症：下肢及下腹部麻木，两下肢疲惫无力，行走困难，饮食、二便可，时伴有气短，无心慌，嘱其停肌注维生素 B_1，只服肾气丸，渐感下肢有力，麻木感消失，用药8周痊愈。

十八、葶苈大枣泻肺汤

【组成及服法】

葶苈，大枣十二枚。

先以水煎大枣，去枣，加入葶苈再煎，去滓，顿服。

【治则及方解】

病机：痰饮内阻，肺气壅塞，心血瘀滞，虚实夹杂。

治则：泻肺逐饮。

方义：葶苈苦寒开泻肺气，逐饮平喘；大枣甘温安中扶正，缓和药性。

【辨证指要】

葶苈大枣泻肺汤开泻肺气，逐饮平喘，辨证要点除咳嗽气喘，不得息外，还当有胸满或张口抬肩，口吐稀涎，咽干不欲饮，脉滑数等症。

肺痈病因为风热，支饮病因为饮邪，两者病因虽异，但热邪可灼津成痰，饮邪可郁而化热，由于两病病位均在肺，病机均为痰（饮）郁肺，肺气壅滞，症状均有胸部胀满，喘咳不得卧，短气不得息，肺痈多伴发热，咳痰黏稠。治疗肺痈时本方配伍清热解毒、化痰活血之品；支饮多伴咳痰清稀、呕吐、眩晕，治疗时本方配伍化饮降逆，健脾利水之药。

【仲景原文】

《金匮要略·肺痿肺痈咳嗽上气病脉证治第七》：肺痈，喘不得卧，葶苈大枣泻肺汤主之。

《金匮要略·肺痿肺痈咳嗽上气病脉证治第七》：肺痈胸满胀，一身面目浮肿，鼻塞清涕出，不闻香臭酸辛，咳逆上气，喘鸣迫塞，葶苈大枣泻肺汤主之。

《金匮要略·痰饮咳嗽病脉证并治第十二》：支饮不得息，

葶苈大枣泻肺汤主之。

【注家新论】

1. 尤在泾《金匮要略心典》：肺痈喘不得卧，肺气被迫，亦已甚矣，故须峻药顿服，以逐其邪。葶苈苦寒，入肺泄气闭，加大枣甘温以和药力，亦犹皂荚丸之饮以枣膏也。

2. 吴谦《医宗金鉴》：肺痈者，谓口中辟辟干燥，胸中隐隐作痛，脉数实也。而更加喘不得卧，是邪壅肺甚急，故以葶苈大枣泻肺汤，大苦大寒，峻泻肺邪，恐稍迁延，脓成则死矣。

3. 孙思邈《千金方衍义》：肺痈已成，吐如米粥，浊垢壅遏清气之道，所以喘不得卧，鼻塞不闻香臭，故用葶苈破水泻肺，大枣护脾通津，乃泻肺而不伤脾之法，保全母气，以为向后复长肺叶之根本。然肺胃素虚者，葶苈亦难轻试，不可不慎。

【医案举例】

张某，女，61岁。患咳嗽多年，每值秋冬发作，虽经多方治疗，但却逐年加重，诊断为"肺心病"。接诊之时，慢性病容，神气衰微，萎靡不振，呼吸困难，已不得平卧，面色紫黑，全身浮肿，身有微热，汗出而小便不利，大便干燥，心悸，食纳较差，咳大量黄黏痰液。舌质红干而无苔。脉弦细而数疾。病情重危（西医诊断：慢性肺源性心脏病，4级心衰）。病机分析：患者咳嗽日久，肺气日渐虚衰，气不布津而痰浊内生。痰饮壅肺，肺气不利，故渐呼吸困难、咳痰量多、不得平卧；肺失于通调则水气逆行，故见小便不利、全身浮肿；影响大肠之降泄传导故大便干燥；水气凌心，故心悸、面色紫黑；痰饮化热，故痰黄质黏稠、身热汗出；神气衰微、萎靡不振、舌质红干无苔、脉弦细而数疾均为痰饮化热兼有虚衰之征。法当泻肺逐饮，拟方葶苈大枣泻肺汤。方药：葶苈子 10 克，大枣 12 枚。水煎服，一日 3 次。并嘱咐患者注意气候变化，及时加减衣物防寒保暖，饮食以清淡为主，忌食辛辣、生冷、油腻及发物，注意调畅情志，多多休息。服上方 2 剂，疗效显著，咳嗽、喘、心悸、气短均已好转大半，后又服 4 剂始能平卧，全身水肿消除五分之二，病情暂告缓解。

十九、温经汤

【组成及服法】

吴茱萸三两，人参、桂枝、牡丹皮、阿胶、生姜、甘草各二两，当归、川芎、芍药各二两，半夏半斤，麦门冬一升。

水煎服，去滓，温服。

【治则及方解】

病机：冲任虚损，瘀血内留，胞宫失养。

治则：温经散寒，养血行瘀。

方义：方中吴茱萸、生姜、桂枝温经散寒；芍药、当归、阿胶养血活血；川芎、牡丹皮活血祛瘀；人参、甘草、半夏益气补虚和中；麦门冬养阴润燥而清虚热。使经寒者得温，气血虚者得补，瘀者得行，则新血自生矣。全方温经散寒而不留瘀，活血化瘀而不伤正。

【辨证指要】

本证以少腹里急，腹满或疼痛拒按，崩漏不止或月经后期，量少甚或闭经，经期腹痛等，并兼有气血不足证为辨证要点。

【仲景原文】

《金匮要略·妇人杂病脉证并治第二十二》：妇人年五十所，病下利数十日不止，暮即发热，少腹里急，腹满，手掌烦热，唇口干燥，何也？师曰：此病属带下，何以故？曾经半产，瘀血在少腹不去，何以知之？其证唇口干燥，故知之。当以温经汤主之。

【注家新论】

1.尤在泾《金匮要略心典》：妇人年五十所，天癸已断而病下利，似非因经所致矣；不知少腹旧有积血，欲行而未得遽行，欲止而不能竟止，于是下利窘急，至数十日不止。暮即发热者，血结在阴，阳气至暮，不得入于阴，而反浮于外也，少腹里急腹满者，血积不行，亦阴寒在下也。手掌烦热病在阴，掌亦阴也。唇口干燥，血内瘀者，不外荣也。此为瘀血作利，不必治利，但去其瘀而利自止。吴茱萸、桂枝、丹皮，入血散寒而行其瘀，芎、归、芍药、麦门冬、阿胶以生新血，人参、甘草、姜、夏以正脾气，盖瘀久者营必衰，下多者脾必伤也。

2. 曹颖甫《金匮发微》：据《内经》女子七七四十九而天癸绝，则妇人年五十所而病下利，数十日不止，似与月事无关，但营气夜行于阳，病者暮即发热，病在血分可知，加以少腹里急，则瘀当在膀胱血海，腹满为脾湿下陷，手掌烦热，唇口干燥，脾精不得上行之象也。以病源论，当用大黄䗪虫丸；以现状论，当用附子理中丸，然则师何以指为带下证？所用者乃为温经汤，治远因而不据近因，不可不求其故也。盖带下之证，寒湿下注而浮阳上升，下寒故少腹急，上燥故唇口干燥；盖此妇旧有淋浊，少腹常急，唇口常燥。究其远因，则以曾经半产，少腹留积败血，久而腐化，乃下白物，寒湿从之，历年不愈，津液下渗，故唇口燥；积瘀不尽，故少腹急，此二证，为未经下利时所恒有。今淋沥中止而病下利，知其血寒湿胜，陷入大肠，瘀血业经腐烂，故不用大黄䗪虫丸；病不在中而在下，故不用附子理中汤；用温经汤者，推其源以为治也。方中芎、归、芍、胶、丹皮以和血而通瘀；桂枝以达郁而通阳；生姜、半夏以去水；麦门冬、人参、甘草以滋液而润上燥；吴茱萸疏肝燥脾、温中除湿，故不治利而利可止也。予按：此为调经总治之方，凡久不受胎，经来先期、后期，或经行腹痛，或见紫黑，或淡如黄浊之水，施治无不愈者。

【医案举例】

1. 刘某,女性,23岁。左手麻木、无力一年有余,伴头晕、身倦、面色苍白无华,时时欲呕,口咽干而不思饮,舌红无苔,脉细滑稍数。辨为津血不足，瘀血阻滞，筋脉失养，拟方温经汤。方药：吴茱萸6克，当归10克，川芎6克，党参10克，桂枝10克，阿胶10克，牡丹皮6克，生姜10克，炙甘草6克，半夏10克，麦门冬18克。水煎服。服上药3剂复诊：头晕、呕逆均已好转，继续服10剂，诸症已。

2.周某，女，51岁。患者已停经3年有余，却于半年之前偶见漏下，未经治疗，一个月以后，病情逐渐加重，经水淋漓不尽，经色浅淡，夹有血块，时见少腹冷痛。西医院诊为"功能性子宫出血"，经注射止血针，并服用止血药，虽止血数日，但少腹胀满时时疼痛，且停药后复漏下不止。又服中药数十剂，亦无效果。身体日渐消瘦，遂来京就诊。诊见面色㿠白，五心烦热，午后潮热，口燥咽干，大便秘结，舌质淡红，苔薄白，脉细涩。辨为冲任虚寒，瘀血内停。法当温经散寒，养血行瘀，投方温经汤。方药：吴茱萸9克，当归9克，川芎6克，白芍12克，党参9克，桂枝6克，阿胶（烊化）9克，生姜、牡丹皮、炙甘草、半夏各6克，麦门冬9克。水煎服。服7剂后，复诊：述其漏下及午后潮热减轻，继续服用上方20剂，之后复诊：漏下忽然加重，同时夹有紫黑色血块，经色深浅不一，满腹疼痛时轻时重，脉象沉缓，此时虽然下血加剧，但五心烦热、口燥咽干等症大减，脉象也由细涩转为沉缓，应系服药之后，正气渐充而血行顺畅之故也，为正气欲祛邪外出之佳兆。此正所谓瘀血不去，则新血不生。继续服用原方11剂，隔日1剂。先后调治两月有余，下血、腹满胀痛诸症悉除而痊愈。

二十、黄芪桂枝五物汤

【组成及服法】

黄芪、芍药、桂枝各三两，生姜六两，大枣十二枚。

水煎服，日1剂，分两次温服。

【治则及方解】

病机：气血亏虚，风寒痹阻于肌肤，血行涩滞。

治则：益气养血，祛风散寒，调和营卫。

方义：方用黄芪甘温益气；桂枝辛温通阳；芍药和营理血，引诸药入血分以行痹，且可防桂枝、生姜辛温之品动血耗阴；桂枝、芍药相伍，通阳除痹；生姜、大枣调和营卫，且生姜辛温，可助桂枝走表散邪，大枣补中益气，助黄芪鼓舞卫阳以助血行。诸药相合可振奋阳气，温通血脉，调畅营卫。共奏补益气血，祛邪行痹之效。

【辨证指要】

本方主治气血亏虚，风寒痹阻于肌肤，血行涩滞所致局部肌肤麻木不仁，伴轻微疼痛。

黄芪桂枝五物汤与桂枝汤均为调和营卫之方，不同点在于桂枝汤解肌祛风，调和营卫为主，桂枝和白芍相配，调和营卫。黄芪桂枝五物汤除去甘草的补中，倍用生姜，加入黄芪，桂枝、芍药相配调和营卫，舒畅血行，生姜和大枣以温阳辛散。倍用生姜，加入黄芪偏重于走表益卫、温阳行痹，与用针刺来引动阳气是同一意思。

【仲景原文】

《金匮要略·血痹虚劳病脉证并治第六》：血痹阴阳俱微，寸口关上微，尺中小紧，外证身体不仁，如风痹状，黄芪桂枝五物汤主之。

【注家新论】

1.尤在泾《金匮要略心典》：阴阳俱微，该人迎、趺阳、太溪而言。寸口关上微，尺中小紧，即阳不足而阴为痹之象。不仁者，肌肤顽痹，痛痒不觉，如风痹状，而实非风也。黄芪桂枝五物和营之滞，助卫之行，亦针引阳气之意。以脉阴阳俱微，故不可针而可药，经所谓阴阳形气俱不足者，勿刺以针而调以甘药也。

2.李彣《金匮要略广注》：五物汤以和阴阳而祛邪气……脉微、体不仁，则荣卫不通，黄芪肥腠理以实卫气；芍药敛阴气而和荣血；桂犹圭也，宣导骋使，为通阴阳气血之品；姜、枣合用，行津液而和荣卫，为治血痹之良剂。

【医案举例】

1.马某，女，65岁。患者曾于两月前跌倒后四肢不能正常活动，十多天之后恢复活动，但右臂仍然无力，两手麻木不能紧握，口干却又不思饮，舌苔白而少津，脉弦数。辨为荣卫气血俱虚之血痹，可与黄芪桂枝五物汤。方药：生黄芪15克，桂枝10克，生姜10克，白芍10克，大枣4枚，生石膏30克。水煎服，服上药6剂复诊：两手麻木有所减轻，但仍然提握不紧。上方黄芪加量至24克，因其脉仍数，故仍加生石膏 30 克。继服 6 剂，两手麻木之感又有减轻，左手已经能正常握拳，继续服上方调理，以至痊愈。

2. 沈某，女，35 岁。产后半个月，当时先觉上肢麻木，后又觉下肢麻木，时有酸楚之感。患者现有之表现：上下肢常觉麻木不仁并伴有酸楚之感，恶风怕冷，时已初夏但依然身着棉衣而不能脱，多汗体倦，面色无华，心慌头眩，舌淡苔白，脉虚大。辨为气血虚弱，风寒湿痹阻。法当益气养血，祛风散寒，调和营卫，投以黄芪桂枝五物汤加减。方药：黄芪 12 克，芍药 10 克，桂枝 10 克，生姜 3 片，大枣 3 枚，当归 10 克，川芎 5 克。水煎服。上方服 10 剂后复诊：肢体麻木、酸楚诸症均已除，说明风寒得祛，气血和调，遂告病愈。

二十一、黄土汤

【组成及服法】

甘草、白术、炮附子、阿胶、干地黄、黄芩各三两，灶中黄土半斤。

水煎服，日 1 剂，分两次温服。

【治则及方解】

病机：中气不足，脾失统摄，血溢肠中。

治则：温阳健脾摄血。

方义：方中灶心土又名伏龙肝，温中涩肠止血，可用赤石脂代替；白术、甘草健脾补中；制附子温阳散寒，虽无止血作用，却可助中阳恢复而达到止血作用；干地黄、阿胶滋阴养血以止血；配伍苦寒之黄芩，目的有三：①反佐，恐血恶燥，历代医家皆以诸药过于温燥反佐本品；②苦寒坚阴，缓减灶心土、白术、炮附子燥热之性，防其刚燥动血之弊。③清肝止血，防其木旺乘土，对吐衄上逆之血起苦降之功。

【辨证指要】

黄土汤证的辨证要点为先便后血，血色黯紫，腹痛便溏，面色无华，神疲倦怠，四肢不温，腹痛下利，微有浮肿，舌质淡脉细。凡脾气虚寒，统摄无权的吐血、衄血、崩漏、泄泻、尿血等出血证，用之良效。

黄土汤和泻心汤均能止血。可用于上消化道出血。

泻心汤泻上部实热出血，血色鲜红，势急迫，量多，伴有烦躁亢奋。黄土汤温摄下部虚寒出血，血色暗淡，势缓量少，伴有精神萎靡不振。

【仲景原文】

《金匮要略·惊悸吐衄下血胸满瘀血病脉证并治第十六》：下血，先便后血，此远血也，黄土汤主之。

【注家新论】

1. 徐忠可《金匮要略论注》：下血较吐血，势顺而不逆，此病不在气也，当从腹中求责；故以先便后血知未便时，血分不动，直至便后努责，然后下血，是内寒不能温脾，脾元不足不能统血。脾居中土，自下焦而言之，则为远矣；故以附子温肾之阳，又恐过燥，阿胶、地黄壮阴为佐，白术健脾之气，脾又喜凉，故以黄芩、甘草清热，而以经火之黄土，与脾为类者，引之入脾，使暖气于脾中，如冬时地中之阳气，而为发生之本，真神方也。脾肾为先后天之本，调则荣卫相得，血无妄出，故又主吐衄，愚谓吐血自利者尤宜之。

2.尤在泾《金匮要略心典》：下血先便后血者，由脾虚气寒，失其统御之权，而血为之不守也。脾去肛门远，故曰远血，黄土温燥入脾，合白术、附子，以复健行之气，阿胶、生地黄、甘草，以益脱竭之血；而又虑辛温之品，转为血病之厉，故又以黄芩之苦寒，防其太过，所谓有制之师也。

3.曹颖甫《金匮发微》：脾寒不能统血，则下陷而便血，尤在泾谓脾去肛门远，故曰远血是也。黄土汤方治，温凉并进，以血之下泄，久久必生燥热也，故用地黄、黄芩、阿胶以润而清之；以脾脏之虚寒下陷也，故用甘草、白术以补虚，炮附子以散寒，更用灶中黄土以去湿，而其血当止。辛未八月，曾治强姓饭作同事下利证，所下之血如水，昼夜不食，几死矣，方用灶中黄土四两、炮附子五钱、干姜四钱，五剂后，利止能食，盖即黄土汤之意也。

【医案举例】

1.王某，男，39岁。胃脘疼痛，大便下血已经9年未愈，经各种检查最后诊断为"结肠炎出血"。目前见症：时有黑便，或紫黑血，常感左腹疼痛并胃脘部隐痛，夜晚之时心烦口干而欲饮，却又饮不多，纳食尚可，却又食不香，时有头晕，常感四肢发凉，苔白腻，脉沉细。证当属饮久而生内热、伤络血溢，法当温化寒饮、养血止血，拟方黄土汤加减：生地黄24克，党参10克，白术10克，干姜6克，当归10克，川芎6克，艾叶10克，川附子6克，炙甘草6克，伏龙肝60克(煎汤代水)。水煎服。上药服9剂后复诊，腹痛、胃脘痛已，便血渐止。

2. 李某，男，45岁。曾患胃溃疡，经治后好转。近一月胃脘疼痛，以饭前明显，口干不思饮，头晕乏力，大便溏，呈黑色，潜血试验（＋），苔薄白，脉沉细弦。辨为脾胃虚寒，血失统摄。治以黄土汤加减。方药：炮姜、附子、党参、阿胶、炒白术、当归、艾叶各9克，生地黄炭24克，赤石脂15克，川芎6克，白芍9克，黄芩9克。服药3剂，胃痛止，6剂后，潜血试验（－），病告痊愈。

二十二、橘皮竹茹汤

【组成及服法】

橘皮二升，大枣三十枚，生姜半斤，竹茹二斤，甘草五两，人参一两。

水煎服，日1剂，分两次温服。

【治则及方解】

病机：胃虚有热，气逆不降。

治则：降逆和胃，滋养胃阴，益气清热。

方义：方中橘皮辛苦性温，行气和胃以止呃；竹茹甘寒，清热安胃以止呕，两药相伍既能降逆止呕，又可清热安胃；生姜辛温，理气和胃，降逆止呕；久病脾虚，故用人参益气补中，与橘皮相合，行中有补；甘草和大枣相配益气和胃，助人参补益中土。只用竹茹清热，重用姜、枣、草、橘皮伍人参理气温胃，补中益气为主。

【辨证指要】

呃逆之证皆由胃气上逆而致，但有寒热虚实之分，本方所治呃逆属虚寒多而郁热少之证，属于胃虚有热证，以呃逆，呃声细而短，干呕，胃脘痞闷，舌红嫩，脉虚数为辨证要点，其症当伴有虚烦不安、少气、口干、手足心热等。

【仲景原文】

《金匮要略·呕吐哕下利病脉证治第十七》：哕逆者，橘皮竹茹汤主之。

【注家新论】

1. 徐忠可《金匮要略论注》：呕兼哕言，则以哕为重矣。彼有因元气败而哕者，此肾虚欲绝也；若从干呕来，虽手足厥，明是胃家寒气结，不行于四肢，故以橘皮温胃为主，而含生姜以宣散其逆气也。

2. 程林《金匮要略直解》：干呕、哕，则气逆于胸膈间，而不行于四末，故手足为之厥，橘皮能降逆气，生姜为呕家圣药，小剂以和之也。然干呕非反胃，厥非无阳，故下咽气行即愈。《内经》曰：胃为气逆为哕，上证但干哕而未至于逆，今哕逆者，即《内经》所谓诸逆冲上，皆属于火。

胃虚而热乘之，作哕逆者欤？夫除胃热而专主呕哕，必以竹茹为君，橘皮下逆气为臣，生姜止呕逆为佐，人参、甘草、大枣用以缓逆为使。

【医案举例】

高某，72 岁。于一个月以前无明显诱因周身皮肤出现黄染，并且逐渐加重，伴有消瘦、皮肤瘙痒等症状。查体如下：神清语明，一般状态尚可，生命体征平稳，身黄目黄，小便黄，其色如豆油，大便灰白，右上腹明显压痛，行核磁共振胆胰管造影见肝胰壶腹部有一肿物，但胰管全程扩张，胆胰管于汇合处中断，诊断为"壶腹癌"。当下即决定行胰十二指肠切除术。术后第三天排气，但患者出现呃逆，频繁发作，呃呃连声，不能自制，以至于影响睡眠。见其舌质嫩红，脉虚大而数。针刺足三里、内关等穴，又肌注阿托品均无效果。病机分析：患者年老体衰，正气已虚弱，又加之大病伤阴，阴虚以化热，胃中虚热抵冲气而上逆，故发为本病，而出现呃逆；热扰心神，故虚烦不安；舌质嫩红、脉虚大而数为阴虚内热之象。法当降逆和胃，滋养胃阴，益气清热。拟方橘皮竹茹汤加味：橘皮 20 克，竹茹 15 克，生姜 15 克，人参 10 克，甘草 10 克，大枣 10 枚，麦门冬 15 克，石斛 15 克，半夏 10 克。水煎服。服药 4 剂之后复诊，诸症悉消，说明药已中的，虚热已除，正气已复，胃气降而哕逆自愈。

二十三、橘枳姜汤

【组成及服法】

橘皮一斤，枳实三两，生姜半斤。

水煎服，日1剂，分两次温服。

【治则及方解】

病机：肺胃气滞，气阻饮停，重在气滞。

治则：宣通阳气，散饮降逆。

方义：方中橘皮理气化痰，燥湿行滞，和胃，为芳香健胃药；生姜温通散寒，蠲饮止呕，是辛辣健胃药；橘皮、生姜合用，能使胃气健运，痰湿消除；又用枳实行气散结，消胀满。三药合用，正本清源，气塞等症状便会消除。

【辨证指要】

本方用于饮停胸膈，肺气被郁，宣降失常，症见胸痹、胸中心下痞闷窒塞为主，兼见咽喉发痒，有痰，呕吐少食，舌苔白腻，脉沉滑。

【仲景原文】

《金匮要略·胸痹心痛短气病脉证治第九》：胸痹，胸中气塞，短气，茯苓杏仁甘草汤主之，橘枳姜汤亦主之。

【注家新论】

1.周扬俊《金匮玉函经二注》：胸痹既有虚实，又有轻重，故痹之重者，必彻背彻心者也，轻者不然，然而何以言痹？以其气塞而不舒，短而弗畅也。然一属手太阴肺，肺有饮则气每壅而不利，故以茯苓逐水，杏仁散结，用之当矣。又何取于甘草？盖以短气则中土不足也，土为金之母也。一属足阳明胃，胃中实，故君橘皮以理气，枳实以消满，且使积滞去而机窍通，更加生姜之辛，无处不宣，靡有遏抑，庶邪去而正自快。此同一实证中，又有脏腑之别也。

2. 曹颖甫《金匮发微》：胸中气塞，其源有二，一由水停伤气，一由湿痰阻气。水停伤气，以利水为主，而用茯苓为君，佐杏仁以开肺，甘草以和中，而气自顺。湿痰阻气，以疏气为主，而君橘皮、枳实以去痰，生姜以散寒，而气自畅，证固寻常，方亦平近，初无深意者也。

【医案举例】

何某，男，34岁。咳嗽5年，经中西医多方治疗，久治而未愈。细询之，咳虽久但并不剧，痰也不多，其主要表现为入夜后胸中似有气上冲至咽喉之中，呼吸作声，短气不足以息，胃脘、胸胁及背部均隐隐作痛，畏寒，纳减，舌苔薄白，脉迟细。投以橘枳生姜汤加味，方药：橘皮12克，枳实12克，生姜15克，姜半夏12克，茯苓12克。水煎服。服上方3剂之后复诊：诸症消退，唯胃脘尚有隐痛，效不更方，故再拟原方加减，方药：橘皮12克，枳实9克，生姜12克，桂枝6克，薤白9克，全瓜蒌12克。水煎服。又服5剂复诊，已基本痊愈，痛亦缓解，再以上方去薤、蒌、桂枝，加半夏、茯苓、甘草以善其后。

二十四、橘皮汤

【组成及服法】

橘皮四两，生姜半斤。

水煎服，日1剂，分两次温服。下咽即愈。

【治则及方解】

病机：胃寒气冲，上逆动膈。

治则：散寒降逆，通阳和胃。

方义：方用橘皮理气和胃；生姜温胃散寒，降逆止呃。生姜两倍于橘皮。

【辨证指要】

呃逆属胃寒气逆的当以一时性呃逆，呃声沉缓，或干呕，或嗳气，或呕吐，或恶心，脘腹疼痛，遇寒则剧，得热则减为特征。可伴见手足厥逆，舌淡，苔白腻，脉弦滑或沉缓有力。本方常用于治疗胃寒气逆所致的干呕、呃逆。

【仲景原文】

《金匮要略·呕吐哕下利病脉证治第十七》：干呕，哕，若手足厥者，橘皮汤主之。

【注家新论】

曹颖甫《金匮发微》：干呕及呃，皆出于胃气不和，但病之来源不同，故治法亦异。胃主四肢，胃气阻塞不能旁达四肢，故手足厥，要其所以致此者，不可以不辨也。水胜血寒，阳气不达四肢者，手足必厥，但必有兼证，或为吐利交作，或为下利，其脉必细弱无力，此宜四逆理中者也。或湿痰与宿食交阻中脘，阳气不达于四肢，则手足亦厥，其人或咳或悸，或小便不利，或腹中痛而泄利下重，此宜四逆散者也。若但见干呕、呃之证，其脉必不微细，亦必无泄利下重之辨，胃中阳气所以不达四肢者，要不过气机阻塞耳。故但用生姜以散上膈之郁，橘皮以发胃气之闭，温服一升，而下咽部即愈矣。

【医案举例】

1. 何某，女，18岁。初诊：连日降雨，晨起之时猛然吸入一口凉气之后即呃逆频频，已有半日，呃声高亢，引胸膈间疼痛，面色如常，精神尚可。舌质淡，苔白腻，脉弦滑。病机分析：患者发病正逢连日降雨，寒湿之气较重，加之晨起猛然吸入湿冷之气，寒气动膈而胃气上逆，故而卒发呃逆频频；病属实寒，同时正气未虚，故其起病急而呃声高亢；寒邪凝滞气机，气血运行不畅，故引胸膈间疼痛；舌质淡、苔白腻、脉弦滑等均是寒邪为病之征象。法当散寒降逆，通阳和胃。拟用橘皮汤加味，方药：橘皮12克，姜半夏12克，生姜12克，茯苓12克，甘草3克。水煎服。服药后约半小时呃逆即止，胸膈疼痛亦消失，说明寒邪已散，气降以顺，胃气调畅，药已中的。嘱将上方服完，以巩固疗效。后经随访未再复发。

2. 尝治一男子，暑月霍乱吐泻虽已止，但干吐未止，兼有发哕，手足微厥，脉细以至欲绝，更医数人均不见效，凡附子理中汤、吴茱萸汤、四逆加人参汤、参附、参姜之类，殆尽其术，尽皆无果。余最后至，诊之，确为少有所见，即作橘皮汤令煮，斟取澄清者，适温，细细啜之，余整日留连于病家，再四诊视，指令服药之度，移时，药达，稍安静，遂得救治。

二十五、奔豚汤

【组成及服法】

李根白皮一升，黄芩二两，芍药二两，葛根五两，甘草、川芎、当归各二两，半夏四两，生姜四两。

水煎服，日1剂，分两次温服。

【治则及方解】

病机：肝气郁结，化热上冲。

治则：疏肝泻热，降逆平冲。

方义：方用李根白皮平冲降逆，为治奔豚气病之专药，并助黄芩清泻肝热；当归、白芍、川芎养血疏肝；白芍配甘草酸甘化阴，柔肝缓急止痛；生姜、半夏和胃降逆。

【辨证指要】

本条论肝郁化热奔豚的证治。辨证要点为气上冲胸，腹痛，往来寒热，心烦易怒，善太息，善惊易恐。但此条所见之往来寒热是奔豚气发于肝的特征，并非奔豚必具之症。

【仲景原文】

《金匮要略·奔豚气病脉证治第八》：奔豚气上冲胸，

腹痛，往来寒热，奔豚汤主之。

【注家新论】

1. 张璐《伤寒缵论》：气上冲胸腹痛者，阴邪上逆也，往来寒热者，邪正交争也，奔豚虽曰肾积，而实冲脉为患，冲主血，故以芎、归、芍、草、芩、半、生姜，散其坚积之瘀，葛根以通津液，李根以降逆气，并未尝用少阴药也。设泥奔豚为肾积，而伐肾之剂则谬矣。

2. 周扬俊《金匮玉函经二注》：气上冲胸较冲咽喉稍缓，然腹痛明系木来乘土，若往来寒热，少阳本病，以厥阴与少阳相表里也。故以作甘者益土为制水，半夏、生姜消散积滞，以辛温祛寒，以苦寒解热，当归益营，芍药止痛，凡发于惊者，皆以本汤主治，故即以病名汤。

3. 尤在泾《金匮要略心典》：此奔豚之气发于肝邪者，往来寒热，肝脏有邪而气通于少阳也。肝欲散，以姜、夏、生葛散之；肝苦急，以甘草缓之；芎、归、芍药理其血；黄芩、李根下其气。桂、苓为奔豚主药，而不用者，病不由肾发也。

4. 李彣《金匮要略广注》：奔豚者，阴气上攻，故冲胸腹痛也，往来寒热，邪正相搏也……心气虚，则奔豚，肾邪得而凌之。芎劳辛以行气；当归温以和血；芍药酸以敛阴，配甘草又止腹痛，皆所以助心行气，使不上冲也；甘草甘以缓之；李根白皮苦辛，止心烦逆气；生葛发散寒热；黄芩苦以降逆；半夏、生姜辛以散逆也。李玮西曰：奔豚加桂枝，宜也，此用黄芩凉剂，何欤？不知往来寒热，尚有半表半里证在，黄芩与半夏、甘草、生姜同用，即小柴胡汤例也，芎䓖入肝经，散寒热与用柴胡无异。

【医案举例】

张某，男，47岁。患者于4年之前自觉左胸部闷痛，经检查，诊断为"早期冠心病"，故而曾按胸痹论治，用枳实薤白桂枝汤治疗获愈。近日以来，又因思虑过度，情志不舒，导致胸痛之症又作，每次发作时自觉有气从少腹上冲咽喉，胸痛而室闷难忍，持续十多分钟后始得缓解，过后却一如常人，每日发作一两次，且易发于夜间，影响睡眠。患者因疑其为冠心病复发，忧虑重重，遂服前方数剂，但未获寸效。遂来求治。其舌红苔薄黄，脉弦细。患者首次发生左胸闷痛，以枳实薤白桂枝汤治愈，然而第二次又发生胸痛，继服原方数剂，却未获寸功，究其原因，即所谓症同而因异也。前者由痰饮痹阻胸阳所致，后者却是因肝郁化热上逆，引动冲脉之经气上冲于胸而使然，二者病因迥异，故以原方治后者，结果可想而知。思虑太过而致肝气不舒，气郁化火上逆，引动冲气沿冲脉上冲胸腹，所以胸痛室闷难忍、夜间难以入眠；此外，冲气致病有阵发之特点，当冲气复还于下焦，则痛止，故而发作过后，一如常人；观其舌红苔薄黄、脉弦细，尽皆肝郁化热之象。治当疏肝泻热，降逆平冲。拟方奔豚汤，方药：当归10克，白芍10克，川芎10克，甘草6克，黄芩10克，生葛根15克，生姜10克，半夏12克，李根白皮15克。水煎服。服3剂之后复诊：疗效尚好，诸症自平，但时隔十余日后冲气又发，诸症如故，遂仍守前方3剂，以观后效。服药后诸症复除，后未再复发。

二十六、旋覆代赭汤

【组成及服法】

旋覆花三两，代赭石一两，生姜五两，人参二两，炙甘草三两，半夏半升，大枣十二枚。

水煎，去滓，再煎，温服。

【治则及方解】

病机：胃虚痰阻气逆。

治则：降逆化痰，益气和胃。

方义：方中旋覆花性温而能下气消痰，降逆止嗳，是为君药；代赭石质重而沉降，善镇冲逆，但味苦气寒，故用量稍小为臣药；生姜于本方用量独重，寓意有三：一为和胃降逆以增止呕之效，二为宣散水气以助祛痰之功，三可制约代赭石的寒凉之性，使其镇降气逆而不伐胃；半夏辛温，祛痰散结，降逆和胃，并为臣药。人参、炙甘草、大枣益脾胃，补气虚，扶助已伤之中气，为佐使之用。诸药配合，共成降逆化痰，益气和胃之剂，使痰涎得消，逆气得平，中虚得复，则心下之痞硬除而嗳气、呕呃可止。

【辨证指要】

本方证因胃气虚弱，痰浊内阻所致胃脘痞闷胀满，频频嗳气，甚或呕吐，呃逆，或见纳差，呃逆，恶心，甚或呕吐，舌苔白腻，脉缓或滑。

【仲景原文】

《伤寒论》第161条：伤寒发汗，若吐若下，解后心下痞硬，噫气不除者，旋覆代赭汤主之。

【注家新论】

1. 王子接《绛雪园古方选注》：旋覆代赭石汤，镇阴宣阳方也，以之治噫。噫者，上焦病声也。脾失升度，肺失降度，阴盛走于胃，属于心而为声，故用旋覆咸降肺气，代赭重镇心包络之气，半夏以通胃气，生姜、大枣以宣脾气，而以人参、甘草奠安阳明，不容阴邪复遏，则阴宁于里，阳发于表，上中二焦皆得致和矣。

2. 许宏《金镜内台方议》：汗吐下后，大邪虽解，胃气已弱而未和。虚气上逆，故心下痞硬，而噫气不除者，与旋覆花下气除痰为君，以代赭石为臣，而镇其虚气，以生姜、半夏之辛，而散逆气，除痞散硬为佐，人参、大枣、甘草之甘，而调缓其中，以补胃气而除噫也。

【医案举例】

白某，男性，48岁，1966年1月19日初诊。胃脘胀痛、心下堵闷已有3年，经检查诊为"十二指肠溃疡，胃下垂"，经多方治疗，均不效。现症：噫气、呕吐、口干却不思饮，舌苔白腻，脉沉弦而细。知其为胃虚有饮之故，遂以益胃化饮之法治之，投旋覆代赭汤加味。方药：旋覆花（包）10克，半夏15克，生赭石10克，乌贼骨15克，党参10克，炙甘草6克，生姜15克，大枣4枚，川贝母10克。水煎服。服药3剂知，6剂诸症减轻。

主要参考书目

1. 王子接《绛雪园古方选注》

2. 许宏《金镜内台方议》

3. 陈修园《长沙方歌括》

4. 陈修园《金匮方歌括》

5. 尤在泾《金匮要略心典》

6. 刘渡舟《伤寒论十四讲》

7. 周扬俊《金匮玉函经二注》

8. 曹颖甫《伤寒发微》

9. 曹颖甫《金匮发微》

10. 许宏《金镜内台方议》

11. 赵守真《治验回忆录》

12. 胡希恕《胡希恕经方医案集》

13. 沈明宗《金匮要略编注》

14. 谢映庐《谢映庐得心集医案》

15. 钱天来《伤寒溯源集》

16. 李家庚、蒋跃文《李培生》

17. 陈尧道《伤寒辨证》

18. 俞根初《通俗伤寒论》

19. 汪琥《伤寒论辨证广注》

20. 沈明宗《伤寒六经辨证治法》

21. 张锡驹《伤寒论直解》

22. 王子接《伤寒古方通》

23. 魏荔彤《伤寒论本义》

24. 尤在泾《伤寒贯珠集》

25. 吴谦《医宗金鉴》

图书在版编目（CIP）数据

学经方　做临床 / 窦志芳，赵琼主编 . — 太原：
山西科学技术出版社，2022.12
ISBN 978-7-5377-6211-3

Ⅰ . ①学… Ⅱ . ①窦… ②赵… Ⅲ . ①经方－临床应
用 Ⅳ . ① R289.2

中国版本图书馆 CIP 数据核字（2022）第 173942 号

学经方　做临床

出 版 人	阎文凯	
主　　编	窦志芳　赵　琼	
策 划 人	宋　伟	
责 任 编 辑	杨兴华　翟　昕	
助 理 编 辑	文世虹	
封 面 设 计	吕雁军	

出 版 发 行　山西出版传媒集团·山西科学技术出版社
　　　　　　　地址：太原市建设南路 21 号　邮编　030012
编辑部电话　0351-4922078
发行部电话　0351-4922121
经　　销　各地新华书店
印　　刷　山西基因包装印刷科技股份有限公司

开　本　880mm×1230mm　　1/32
印　张　17
字　数　382 千字
版　次　2022 年 12 月第 1 版
印　次　2022 年 12 月山西第 1 次印刷
书　号　ISBN 978-7-5377-6211-3
定　价　56.00 元